건강과 운동

건강과 운동
웰빙을 위한 과학적 운동

지은이 강성훈 · 남상우 · 박성태 · 박세윤 · 박희근 · 신기옥 · 윤대현 · 이상기 · 이왕록 · 전병환 · 정덕조 · 현광석
발행일 2024년 9월 1일 발행인 김정겸
펴낸곳 충남대학교출판문화원 주소 대전광역시 유성구 대학로 99
전화 042-821-6045 홈페이지 http://www.cnupress.co.kr E-mail cnupress@cnu.ac.kr

ISBN 979-11-6503-289-0 03690
정가 15,000원

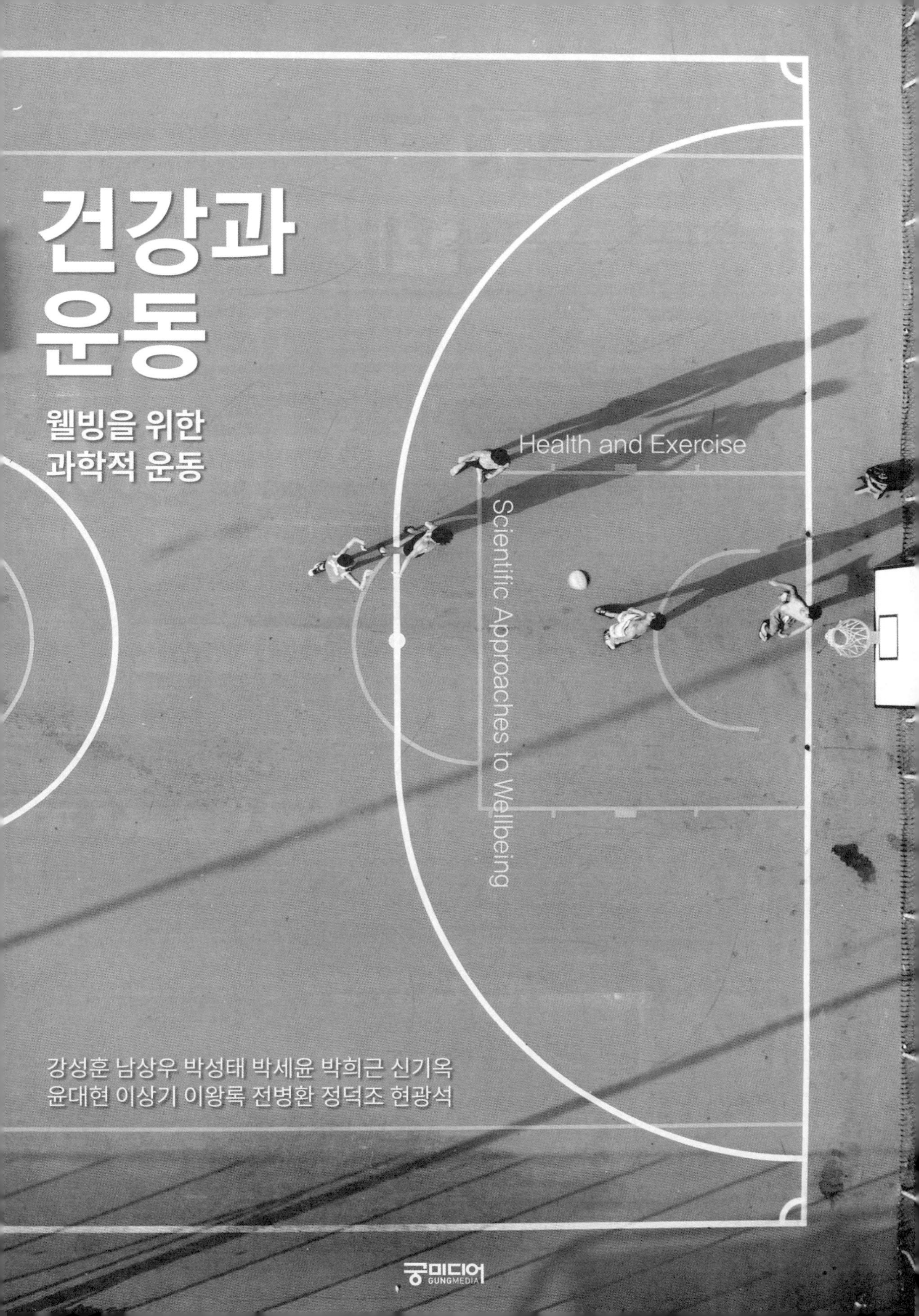

건강과 운동

웰빙을 위한 과학적 운동

Health and Exercise

Scientific Approaches to Wellbeing

강성훈 남상우 박성태 박세윤 박희근 신기옥
윤대현 이상기 이왕록 전병환 정덕조 현광석

궁미디어
GUNGMEDIA

머리말

문명이 발달하면서 인간의 수명도 점점 더 늘어나는 중입니다. 우리나라의 경우, 2023년 기준 평균 수명은 남성 약 81세, 여성 약 86세이며, 전체 평균 83세를 넘습니다. 하지만 건강 수명은 남성이 약 71세이고, 여성도 약 75세로서, 전체 평균은 약 73세입니다. 즉, 한국인의 평균 수명과 건강 수명은 약 10년의 차이를 가지고 있습니다. 사망까지 약 10년 정도의 기간은 건강을 잃은 상태에서 삶을 유지해야 함을 의미합니다. 그러므로 '건강 수명의 연장'은 개인의 희망을 넘어 지역사회와 국가가 해결해 가야 할 중대한 과제일 수밖에 없습니다.

건강 수명을 연장하는 방법은 무엇일까요? 물론 간단한 문제는 아닙니다. 당연히 여러 학문 분야에서 오랜 기간 중점적으로 다루어져야 할 사항입니다. 예컨대 지난 2019년 말부터 전 세계로 퍼진 코로나바이러스 때문에 건강을 향한 관심은 어느 때보다 높아졌습니다. 특히 일반인들에게 어렵게 느껴졌던 바이러스, 감염, 백신 및 면역과 관련된 용어가 꾸준히 보도됨으로써 '건강과 면역에 관한 관심'은 더욱 높아졌습니다. 수많은 과학적 연구결과가 면역력은 체력과 아주 높은 상관관계를 가지고 있다고 보고하고 있습니다. 실제로 면역력(방위체력)은 체력의 한 영역이죠. 즉, 체력을 키우면 면역력을 증진할 수 있습니다.

본 교재는 '건강을 증진하고 이를 유지하기 위해서는 개인마다 적절한 체력을 가져야 한다'는 주제를 견지합니다. 따라서 체력을 유지하고 보다 좋게 만들기 위한 운동의 역할과 그 방법에 대하여 설명합니다. 아울러 대학교에서 교양체육 교재로 활용한다는 관점에서 건강과 운동 관련 최신 연구 결과들도 내용에 포함했습니다. 운동의 역할과 중요성에 대해 많은 주제를 다루고 세밀한 부분까지 담고 싶었으나, 한 학기에 마무리할 수 있는 정도의 분량과 교양 교과의 영역에서 이해될 수 있을 정도의 수준으로 한정할 수밖에 없었습니다.

이를 위하여 우리 저자들은 대학 교양 체육 강의 경험을 토대로 '건강과 운동'과 관련된 최신 기준치와 안내 지침서에 대해 논의하였습니다. 그 결과, 11개의 단원으로 목차를 구성하였습니다. 각 단원을 기술하는 형식과 관련해서도, 먼저 주제를 간략히 소개하고, 그와 연관된 정의와 개념을 서술함으로써 각 단원에서 담고자 하는 내용을 더욱 명료화하였습니다. 또한 각 단원과 부합하는 최신 연구 결과를 내용에 수록하려 노력했습니다. 각 단원과 연관된 수많은 서적과 온라인 자료 중에서 중심이 되는 내용을 기술함으로써, 핵심적인 내용을 더 쉽게 이해할 수 있기 때문입니다. 아울러 '웰빙을 위한 과학적 운동'이란 부제를 달았는데, 이는 유행하는 각종 건강 관련 과학적 운동 방법과 그 역할이 본 교재에서 담고 있는 내용과 맥을 같이 함을 드러내기 위해서입니다. 본 교재에서 담고 있는 핵심 내용을 이해한다면 건강 증진을 위한 다양한 운동 방법과 그 역할에 대해서도 어렵지 않게 이해할 것으로 기대합니다.

이런 노력에도 불구하고 교재 내용에 아쉬운 부분이 없진 않습니다. '건강과 운동'에 관련된 보다 다양한 주제를 담지 못한 아쉬움, 스포츠과학을 구성하는 여러 학문 분야를 더 포함하지 못한 아쉬움이 대표적입니다. 이는 향후 새롭게 개정될 건강 관련 기준과 안내 지침서와 함께 추후 보완하도록 하겠습니다. 이 교재가 '건강과 운동'에 관한 정보와 지식을 이해하는 데 도움이 되길 바랍니다.

2024년

저자 일동

목차

01

건강과 체력

1. 건강이란?
2. 체력이란?

핵심 point

√ 건강의 개념을 이해하고 건강행동을 실천한다.
√ 체력의 개념을 이해하고 신체활동을 실천한다.
√ 신체활동이 주는 건강의 이점을 이해하고 실천한다.

1. 건강이란?

1) 건강의 정의

건강은 온 가족의 행복하고 재미있는 생활을 보장하며 그것은 곧 사회나 국가의 부흥에도 지대한 영향을 끼친다. 그리하여 국가는 국민의 건강을 돌보아야 할 의무가 있고 국민은 건강을 누릴 수 있는 권리가 있는 것이다. 우리나라의 경우 헌법 30조, 31조에도 그 보장을 명시하고 있다.

건강의 정의는 시대와 문화에 따라 변천해 왔다. 1948년 4월 7일 발효된 세계보건기구 헌장은 건강을 '완전한 신체적, 정신적, 사회적 안녕의 상태'로 정의하였다. 세계보건기구[WHO]의 정의는 단순히 질병이 발견되지 않으면 누군가를 건강하다고 선언할 수 있도록 허용했던 과거 입장에서 벗어나, 개인이 건강하다고 여겨지려면 어떠한 질병도 앓아서는 안 된다('단순히 질병이 없거나 허약하지 않은 것이 아니라')는 정의를 추가하면서, 건강을 "단지 질병에 걸리지 않거나 허약하지 않은 상태뿐 아니라, 육체적, 정신적, 사회적으로 온전히 행복한 상태(Health is a complete state of physical, mental, and social well-being and not merely the absence disease and infirmity)"로 정의하였다.

WHO의 이 정의는 1948년 이후 변경되지 않았으며 건강의 신체적, 정신적, 사회적 차원을 식별하지만, 여전히 영적 및 감정적 차원을 무시하고 있다. 위의 건강에 대한 정의는 완전한 웰빙 상태로 쉽게 단순화될 수 있다. 그러나 다음과 같이 "건강은 단순히 질병이나 허약함이 없는 것이 아니라 신체적, 정신적, 사회적, 정서적, 영적으로 완전한 안녕의 상태(Health is a state of complete physical, mental, social, emotional and spiritual well-being, not merely the absence of disease or infirmity)"로 확장할 수 있다. 많은 이들이 건강의 신체적 측면에만 초점을 맞추고 건강의 정신적 측면뿐 아니라 질병이나 부상이 없는 상태만을 언급하나, 사회적, 감정적, 영적 차원에서의 건강도 포함해야 한다. 여기서 말하는 '안녕'이라 함은 적당한 수입, 신체적 건강, 심리적 안정, 즉 사회제도나 사회보장이 잘 되어 있는 상태를 말한다. 학자에 따라서 안녕의 개념을 확대하여 경제적, 지적, 영적 안녕까지도 포함하자는 의견도 제시된다.

오늘날에는 건강에 대해 세 가지 유형의 정의가 사용된다. 첫째, 질병이나 장애가 없는 상태로서의 건강이고, 둘째, 개인이 일상생활의 모든 요구에 적절하게 대처할 수 있는 상태로 정의하는 방식이며, 세 번째는 건강을 개인이 자기 내부와 자신과 사회적, 물리적 환경 사이에 확립한 균형 상태, 즉 평형 상태로 이해하는 방식이다.

전술된 정의 중 첫 번째와 두 번째 정의에는 명백한 오류가 있다. 질병의 증상이라 할 수 있는 이상 증상을 지니면서도 아프다고 느끼지 않는 사람이 있기 때문이다. 반대로, 신체 조직에 변화가 나타나진 않지만 아프고 제대로 기능하지 못하는 사람들도 존재한다. 행동이나 목소리만으로도 정신과 검진 및 치료 대상이 될 수 있지만 지역사회에서 잘 생활하며 의료 서비스를 요청하지도 받지도 않는 사람들도 있다. 소화궤양이나 기타 질병을 앓고 있으면서 아무런 문제도 경험하지 않고, 자신에게 질병이 있다는 사실조차 모르고 치료를 받지 않는 사람들도 우리 주변에는 많다. 이들 중 일부는 같은 연령대나 성별에서 예상되는 행동을 하기에 두 번째 유형의 건강 정의에는 해당하지 않을 수도 있다.

위에서 언급한 세 번째 정의에 따르면, 건강은 개인이 자신과 환경의 균형 상태를 확립했는지에 따라 달라진다. 이는 질병이나 장애가 있는 사람이 질병이 있음에도 불구, 삶에서 최대한 많은 것을 얻을 수 있도록 내부 균형을 확립하는 능력에 따라 정의된 수준까지 건강한 것으로 간주한다는 뜻이다. 그러므로 건강이란 하늘이 구름에 가려져도 하늘은 늘 그 자리에 있는 것처럼, 질병이 있어도 인간은 그대로 존재함을 의미한다. 이와 같은 개념 정의는 질병이 개인의 건강을 대체하지 않음을 함의한다. 질병은 다소 심각하게 균형에 영향을 미칠 수 있지만 질병으로 고통받는 환자나 의사는 항상 동시에 건강을 위해 행동해야 할 필요성을 인식한다. 의사는 질병을 제거하거나 완화하고자 노력하고, 환자는 자신 내에서 그리고 환경과 관련하여 최선을 다해 몸이 건강하게 균형 상태를 유지하도록 노력하는 것이다.

만성질환이나 정신장애를 지닌 환자는 건강하지만 단지 '질병을 앓고 있다'는 뜻일 뿐 '당뇨 환자'나 '정신분열증 환자'가 아니라 '당뇨를 가지고 있는 환자', '정신분열증을 가진 환자'라는 것이다. 세계보건기구 헌장에서는 건강을 향유하는 것이 모든 사람의 기본 권리임을 강조하고 있으며, 보건 활동을 평화와 안전 및 인권 존중을 달성하기 위해 필수적인 활동으로서 자리매김하고, 건강 달성을 위한 주민 참가의 중요성과 국가 책임 등에 관한 항목을 서술하고 있다. 오늘날 지구상에서는 전쟁, 빈곤, 재해, 정치 · 경제 상태의 악화로 인한 기본적 인권으로서의 건강권을 위협받는 이들이 많이 존재한다. 이상적인 건강을 정의하고 그걸 달성하고자 개인 수준에서부터 국가 수준에 이르기까지 모든 계층에서의 노력이 '건강 관리'라 할 수 있으며, 사회적으로 건강을 정의하는 의의도 바로 여기에 있다.

2) 건강에 영향을 주는 요인

영국의 유전학자로 우생학優生學을 창시한 프랜시스 골턴Francis Galton, 1822~1911은 인간의 건강이 유전, 환경, 교육의 3요소에 의해 결정된다고 주장하였으며, 이를 좀 더 세분하면 다섯 가지로 구분할 수 있다.

(1) 유전(heredity)

유전은 우성과 열성의 대립으로 부모에게 받은 천성이고 자질이며 인간의 특성과 건강 상태를 결정하는 기본 요소다. 체세포는 생식세포에 영향을 줄 수 없으므로 부모에게 받은 유전을 변화시킬 수 없고, 건강의 잠재력은 염색체 속에 들어 있는 유전자에 의해 결정된다. 좋은 유전은 건전한 체질, 잘 발달한 육체와 정신적인 기능을 말하며 능률적인 생활을 위해서 개인이 타고난 자질을 최대한 이용해야 한다.

(2) 성장과 발달(growth and development)

성장과 발달은 개인의 유전적 범위에서 일정 기간에 정해진 순서로 이루어지며, 일정 기간 내에 달성하지 못하면 치명적인 결과가 나타난다. 성장과 발달은 개인의 능률적인 생활을 위해 자신의 능력 신장과 팽창을 의미하며 체중, 신장, 심장, 폐장 등 육체적 성장뿐 아니라 지적, 정서적, 사회적인 성숙을 포함한다. 즉, 성장과 발달은 질적, 양적 측면을 모두 포함하며 자신의 신체적, 정신적, 사회적 경험으로 향상되거나 변화한다. 건전한 성장과 발달을 위해서는 일상생활에서 건전한 경험과 잘 계획된 생활, 균형 잡힌 영양 공급이 필요하다. 결국, 건전한 성장과 발달은 자신의 잠재력을 달성하고 사회발전에 이바지하는 총화된 개인의 능력을 갖추게 해준다.

(3) 환경(environment)

인간 주위의 모든 환경은 어머니의 태중에서부터 죽음에 이르기까지 인간 생활에 영향을 미치는 모든 요소를 포함한다. 여기에는 의식주를 비롯하여 언어, 관습, 전통, 미신, 종교, 금기[taboos] 등을 포함한 문화 양상[cultureal patterns]과 TV나 신문 같은 대중매체 등의 모든 걸 말한다. 환경은 영역에 따라 일반적으로 아래처럼 분류된다.

① **물리적 환경**: 기후, 지리적 조건, 물, 공기, 빛, 열, 식품 등을 말한다. 특히 대기 및 수질오염, 산업 폐해, 소음공해, 방사선 위험 등은 인간 생활에 직접적인 영향을 준다.

② **생물학적 환경**: 인간 집단을 포함한 동물, 식물계의 모든 생명체를 뜻하며, 미생물이나 병원체도 생물학적 환경의 일부다.

③ **정신적 환경**: 현대사회가 도시화, 산업화함으로써 정신적, 신체적 스트레스, 단절과 상실에서 야기되는 소외현상은 건강에 결정적인 영향을 미친다.

④ **사회적 환경**: 문화적 가치, 태도, 관습 등과 정치, 경제, 사회적 조직 및 기구 등이 있다. 예로써 흡연 태도, 약물남용, 약품 구매, 교통사고의 증가 요인 등이다.

⑤ **국제적 환경**: 과거에는 문제가 되지 않던 질병이 빈번한 해외여행 등으로 질병을 일으킨다. 예로써 2003년도에 유행한 중증급성호흡기증후군[SSARS]이 대표적이다.

(4) 상호작용(interaction)

생활이란 개인과 환경 사이에서 영속적으로 일어나는 상호작용이므로 자신의 건강과 일상생활을 효과적으로 영위해 나가는 데에는 자신과 환경의 상호작용이 중요하다. 이와 같은 상호작용에는 대체로 두 가지 유형이 존재한다.

① **물리적 상호작용**: 주로 인체와 직접적인 상호작용을 하는 것으로 세균, 독성물질, 알레루켄, 화상, 동상, 방사능 피해 등이 있다.

② **대인적 상호작용**: 자신의 대인 반응 특성과 사회적 특성에 관련을 갖는 것으로 개인의 행동을 특징적으로 만든다. 바람직한 대인 및 사회적 적응은 타인을 인정하고 호감을 지니며, 자기의 나쁜 감정을 자제하고 책임을 완수하고, 가족 간에는 화목을 도모하고 건전한 생활철학을 갖는 것이다.

(5) 의사결정(decision making)

의사결정은 자기 자신이 조정할 수 있는 요소 중 하나로서 건강에 가장 중요한 영향을 미친다. 즉, 자신의 과학적 결정과 선택은 자신의 능률적인 생활과 건강에 직접적인 영향을 미치는 것이다.

3) 건강 개념의 변천

인류는 약 200만 년 전부터 지구에 존재했다. 그로부터 서기 400년 전, 희랍의 히포크라테스Hippocrates가 현대 의학의 기초를 닦을 무렵까지 인간의 건강은 주로 신체적 요소만으로 그 상태를 측정했다. 그 후 건강 요소가 시대, 문화, 사회적 환경에 따라 점차 확대되면서 지금은 포괄적 견지에서 이해되고 있다(그림 1.1). 즉, 19세기 중엽 이전에는 신체적 면만 고려했으나 이후엔 정신적 요소가 추가, '심신' 개념으로 변천되면서 건강 개념은 신체적, 정신적 요소를 동시에 고려하기 시작한 것이다.

이를 년도 별로 좀 더 자세히 살펴보자. 1940년 이후에는 심신의 개념에 사회적 요소가 추가되어 생활개념으로 변천되어 세계보건기구 헌장에 명시되었다. 이후 1960년대에는 질병 퇴치와 건강증진을 위해서 의학의 한계를 인식하게 되었고 이로 인한 건강의 개념도 기존의 생활에 도덕적 요소를 첨가하였다. 그러다가 1970년대 들어, 지역민에 대한 건강교육과 봉사가 중시되면서 지역사회 의학이 강조되었고 동시에 건강 유지를 위한 지적 요소가 추가로 요구되기 시작했다.

결국, 건강의 요소는 미래지향적으로 생각되어야 하며 단편적인 것보다 총괄적인 관점에서 접근하는 것이 이상적이고, 건강 자체보다는 '건강한 생활을 하는 것' 자체가 더 중요하다고 하겠다.

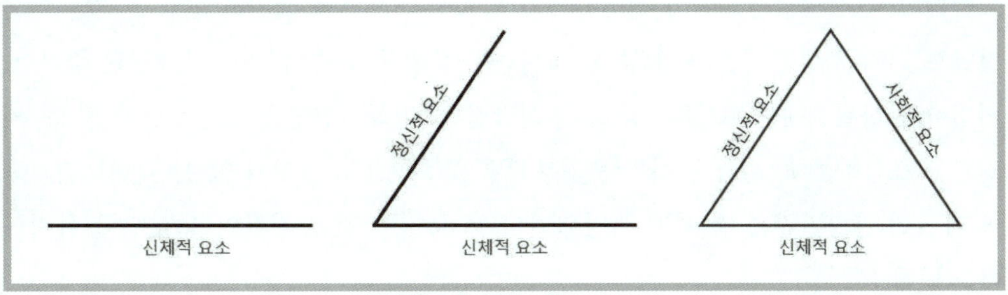

[그림 1.1] 건강 요소의 변천

4) 건강증진

활동적이고 건강한 생활양식이 주는 혜택은 신체활동 증가와 체력 및 건강, 삶의 질 향상의 상관성을 규명한 많은 과학적 증거에 의해 명확히 증명된다. 비록 몇몇 소수는 우세한 유전적 요인에 의해 오래 살기도 하나, 대부분은 젊은 시절부터 일생을 지속해 온 습관에 의해 중장년기 삶의 질에 직접적인 영향을 받게 된다.

신체활동과 운동에 관한 과학적 연구에 근거해 볼 때, 신체활동과 운동 사이의 차이점은 명료하다. '신체활동'이란 에너지 소비량이 요구되고 점진적인 건강 이익을 형성하는 골격근에 의해 발휘되는 육체적 운동으로 정의된다. 일을 하거나 가게에 갈 때 걸어가거나 엘리베이터를 이용하는 대신 계단을 이용하거나 혹은 전동킥보드를 이용하는 대신 걷거나 손으로 세차하는 것 등이 대표적 예다. 이와 반대로 신체적 비활동hypokinetic은 건강을 유지하기 위해 요구되는 것보다 낮은 활동 수준을 의미한다. '운동'은 신체적 건강의 구성요소를 개선하거나 유지하기 위해 계획되고 구성되며, 반복적인 신체상의 움직임을 요구하는 신체활동의 한 종류다. 걷기, 조깅, 사이클링, 수영, 저항운동 등을 규칙적으로 실시하는 건 모두 운동의 훌륭한 사례다.

오늘날 현대인들의 생활양식은 적절한 건강을 유지하기 위해 인체에 충분한 신체활동을 제공하지 못하고 있다. 더욱이 인체 건강에 심각한 위험을 가하는 많은 생활양식은 실제로 건강에 나쁜 영향을 미치고 있으며 신체 악화를 촉진한다. 최근 몇 년 동안 신체활동과 운동의 부족은 생명과 삶의 만족감 손실뿐 아니라 질병의 조기 발생률과 사망률을 높이는 원인으로 작용하였다.

신체적 비활동과 부정적인 생활 습관이 건강에 심각한 위협을 초래하는 것으로 보고되어 왔다. 운동과 신체활동은 인체가 만들어 낼 기본적인 기능이다. 그러나 현대 기술의 발달은 일상생활에서 신체활동의 필요성 대부분을 제거하였다. 오늘날 기술 발달로 인해 발생한 주요 악영향 중 하나는 신체활동 부족에 따른 만성질환 증가다. 이러한 만성질환에는 고혈압, 당뇨병, 심장질환, 이상지질혈증, 요통, 비만 및 그 외 질환을 포함하는데, 이들은 이미 운동부족병hypokinetic으로 알려져 있다. 세계보건기구에 따르면 만성질환은 전 세계 사망원인의 약 60%를, 전체 질환의 약 43%를 차지한다고 한다.[1)]

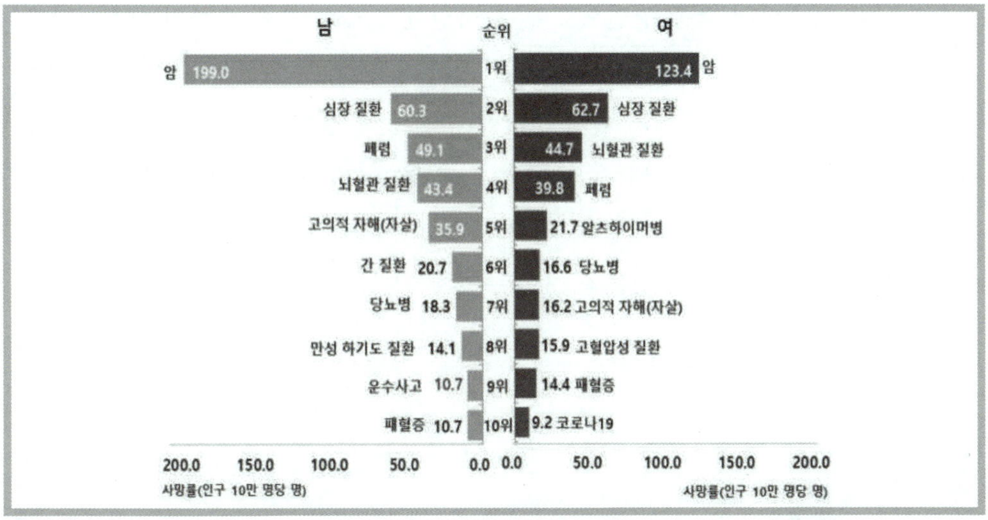

[그림 1.2] 성별 사망원인 순위

현대인들의 주요 사망원인은 생활양식lifestyle과 관련된다. 우리나라의 경우, 모든 사망 원인의 약 50%는 암 및 심장질환에 의해 유발된다. 이처럼 사망의 약 80%는 건강한 생활 습관을 유지함으로써 예방할 수 있다. 또한 네 번째 주요 사망원인인 폐렴 및 만성호흡기(폐)질환은 흡연과 매우 관련이 있고, 간질환 및 당뇨병도 건강한 생활 습관과 매우 깊은 인과관계가 있다.

5) 신체활동(운동)과 건강

신체활동에 적극적으로 참여하는 사람들은 사망률뿐 아니라 많은 만성질환에 노출될 가능성이 상대적으로 낮다. 1만6,936명의 하버드 동문을 대상으로 신체활동을 통하여 주당 2,000칼로리 이상 소비하는 동문들이 심혈관으로 인한 사망자 수가 최대로 감소하였다.[2)] 그 후 이어진 평균 8년 이상을 관찰한 1만3,334명의 자료를 분석한 하버드 동문 연구 결과에서도 심폐체력 수준이 각종 원인으로 인한 죽음과 관련이 있는 것으로 나타났다. 이러한 결과는 연령이나 다른 위험 요인과 상관없이 체력과 사망률 사이의 차등적이며 일관된 역관계를 보여주었다.

〈그림 1.3〉은 높은 수준의 심폐체력이 수명을 증가시킨다는 점을 보여준다. 체력

수준이 낮은 남성에서 각종 원인으로 인한 사망률은 높은 체력 수준의 남성보다 3.4배 높으며, 체력 수준이 낮은 여성은 높은 체력 수준의 여성보다 사망률이 4.6배나 높다. 이 연구는 대부분 성인이 쉽게 성취할 수 있는 중강도의 체력 수준에서도 조기 사망률의 감소가 크게 나타났음을 보고했다. 결국, 우리는 고혈압, 콜레스테롤 농도 증가, 흡연 및 높은 체지방량 같은 여러 위험 요인을 줄이고 높은 체력 수준을 유지함으로써 한층 더 보호받을 수 있는 이점을 누리게 된다.

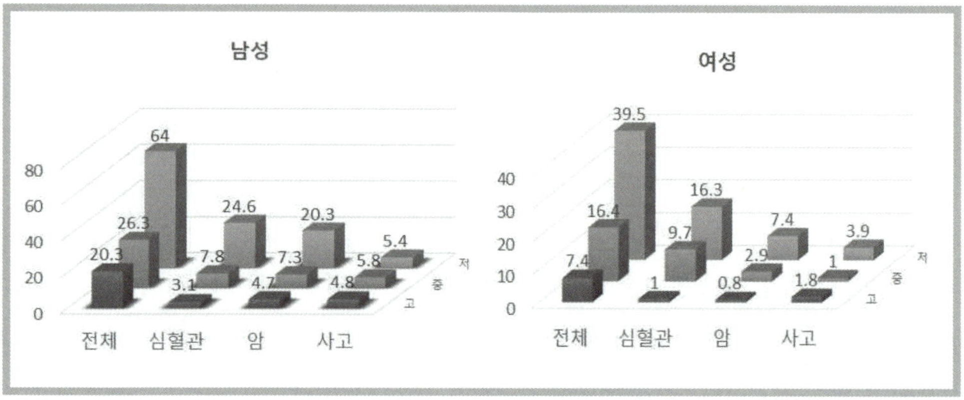

[그림 1.3] 체력 수준에 따른 사망률 관계

체력 변화와 사망률을 살펴본 추가적인 연구에서는 연구 대상자가 좌식 생활양식을 지양하고 건강한 체력을 유지했을 때 사망 위험이 실질적으로 약 44% 감소했음이 발견되었다.[3] 즉, 가장 낮은 사망률은 건강하고 체력을 유지하는 사람에게 나타났고, 체력을 유지하지 못한 사람은 높은 사망률을 나타낸 것이다. 또한 미연방정부는 전문가 패널인 2018신체활동지침자문위원회[PAGAC]를 소집, 건강에 대한 신체활동의 유익한 효과를 뒷받침할 근거를 확인하였는데, 위원회의 과학적 보고서에서는 신체활동이 만성질환의 위험을 줄이는 것 외에도 이런 활동을 통해 건강상의 다양한 이점을 얻을 수 있다고 밝힌 바 있다.

또한 다른 많은 연구에서도 6METs(안정시의 6배 운동강도) 이상의 격렬한 활동은 장수와 연관이 있고 더 많은 건강 이점이 있음을 발견하였다. 동시에 이들 연구는 신체활동과 건강과의 양-반응 관계가 있음도 제시하였는데, 즉 신체활동의 강도가 더 강하고 더 지속시간이 길면 길수록 더 큰 건강상의 이점이 발생한다는 것이다.

고강도 운동은 더 나은 건강과 장수에 가장 명확하게 연관되기에 능력이 되는 데까지 격렬히 운동하는 게 바람직하다. 장기간의 중강도 운동과 비교할 때 고강도 운동은 유산소 능력, 관상동맥질환의 위험 감소, 혈압, 혈당 조절 및 전반적인 심혈관 건강에 있어 최고의 개선 효과를 제공하는 것으로 나타났다.[3)4)]

[표 1.1] 즉각적인 신체활동의 이점

- 에너지 수준 증가
- 대사율 증가와 운동 중 에너지 생산과 회복강화 운동 시 100칼로리 소모할 때 회복 시 15칼로리 더 소모
- 다음에 사용하기 위하여 근육에 저장하는 지방량 증가
- 혈당과 근육의 글리코겐 사용
- 즉각적으로 지방을 연소시키는 신체 능력 향상
- 인슐린 감수성 개선(제2형 당뇨병 위험을 감소)
- 혈중지질 감소
- 1회 박출량, 심박출량, 폐환기량 및 산소섭취량 증가
- 심장, 폐, 그리고 근육의 강화
- 운동 직후 수 시간 동안 혈압 감소 효과
- 소화 기능 향상
- 감염에 대한 저항력의 향상 및 관절염으로 인한 통증 감소
- 근육 이완 및 관절 유연성 향상
- 낮은 수준의(잠복기) 염증 감소
- 엔돌핀(호르몬)의 증가, 운동으로 발생하는 이것은 아편과 유사하며 행복감 유발
- 내피 기능 향상(혈관의 내피 세포는 혈관 내벽과 주변 조직 사이에 벽을 제공-전체 혈관계, 조직 내피 기능 저하는 염증 및 경화를 유발)으로 여러 가지 질병 예방에 기여
- 자신감과 기분 개선 및 성취와 만족감 제공
- 스트레스 감소 및 뇌 기능 향상
- 더 나은 수면을 촉진(취침 시간대에 하는 운동 제외)

대부분의 운동에 의한 만성적(장기적) 이점은 잘 확립되었으나, 아직도 많은 이들이 단지 한 번만 운동해도 얻을 수 있는 즉각적 이점에 대해선 궁금해하기만 했을 뿐, 아직 명확히 잘 모르는 듯하다. 고무적인 것은 신체활동이 부족한 사람들은 어떠한 운동강도(저강도, 중강도, 고강도)의 신체활동이라도 건강상의 이득을 얻을 수 있으며, 중강도에서 고강도의 신체활동을 단 한 번만 시행해도 건강상의 이점을 얻을 수 있다.

이런 이점은 대개 48~72시간 내 발생하는데, 앞의 〈표 1.1〉은 그 이점의 요약이다.

2018신체활동지침자문위원회의 종합적인 연구 결과는 요약되어 연방 신체활동지침인 미국인을 위한 신체활동지침 제2판에 제시되었다.[5] 이 지침에서는 최근 근거를 토대로 10분 미만의 신체활동도 여러 건강 관련 지표에 유익하다고 밝혔지만, 이와 달리 미국질병통제예방센터[CDC]와 미국스포츠의학회[ACSM]는 최소 신체활동 권고치 이상의 신체활동 수준을 지지한다.[6] [7] 이러한 권고사항은 주로 체중 증가와 비만 예방에 필요한 신체 활동량을 뜻한다.

다시 말해, 만성질환과 사망의 위험을 줄이기에 충분한 신체활동이라도 일반적인 미국인들의 생활 습관을 고려할 때 체중증가 또는 비만을 예방하기엔 충분치 않을 수 있기 때문이다. 따라서 체중증가와 비만을 예방하고 관리하려는 사람들에게는 적절한 영양과 함께 최소 권장량 이상의 신체활동이 요구될 수밖에 없다.[8][9]

[표 1.2] 성인을 위한 신체활동 권고사항(미국인을 위한 신체활동 지침 제2판)

- 성인들은 하루 종일 더 움직이고 덜 앉아 있어야 한다. 이는 약간의 신체활동이라도 안 하는 것보다는 낫다. 앉아 있는 생활을 적게 하고 중강도에서 고강도 신체활동을 하는 성인들은 건강상 이점을 얻게 된다.
- 실질적 건강 이점을 얻기 위해 성인의 유산소 신체활동은 중강도로는 주당 최소 150~300분 또는 고강도로는 주당 75~150분이나 중강도와 고강도를 조합하여 동일한 양의 신체활동을 해야 한다. 신체활동은 주중에 분산하여 실시하도록 한다.
- 주당 300분 이상의 중강도 이상 유산소 활동을 하게 되면 부가적인 건강상의 이점을 얻는다.
- 성인들은 또한 중강도 이상의 근육 강화 운동을 해야 한다. 대근육군의 근육 강화 활동은 추가적으로 건강상의 이점을 제공하기에 주당 2일 이상의 활동 참여가 필요하다.

Williams[3]는 132만 5,004명을 대상으로 수년간 다양한 신체활동 수준, 심폐체력, 관상동맥질환 및 심혈관질환의 위험과 신체활동 및 심폐체력 간의 양-반응 관계 Dose-Response Relationship 연구를 통해 신체활동 또는 심폐체력이 높을수록 추가적인 건강상의 이점이 있음을 확인하였다. 문제는, 규칙적 신체활동이 건강상에 많은 이점을 준다는 사실에도 불구하고 신체활동 부족으로 인한 조기 사망이 4대 주요 사망원인 중 하나로 여겨진다는 점이다.[10][11]

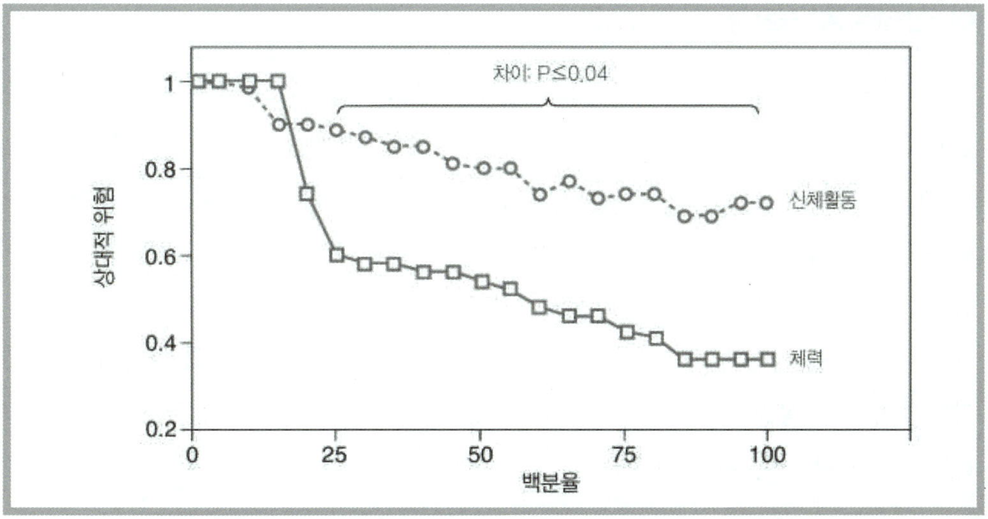

[그림 1.4] 체력과 신체활동 표본 비율에서 죽상동맥경화성 심혈관질환의 상대적 위험에 대한 신체활동 양-반응 곡선 평가

세계적으로 성인의 31.1%가 신체활동 부족으로 분류되며,[9] 우리나라는 58.1%로 알려져 있다. 신체활동 부족의 대표적인 사례에 해당하는 좌식 생활은 앉거나, 기대거나, 누워있는 자세여서 1.5METs의 에너지를 소비하는 모든 행동으로 정의된다.[12] 잘 알고 있듯, 좌식 행위는 질병 위험과 진행에 있어 매우 높은 상관관계를 지닌다. 안타깝게도 이런 위험성에도 불구하고 아직도 전 세계적으로 많은 사람이 앉아서 시간을 보낸다. 한 예로, 미국건강영양조사[NHANES]의 자료에 따르면 미국 성인은 평균적으로 하루 중 총 4.7시간 앉아 있는 것으로 나타났고,[13] 다른 연구에서는 하루 평균 7.7~8.0시간인 것으로 보고되었다.[14][15] 이외의 다른 연구에서도 좌식 생활시간이 길수록 건강에 해롭다는 결론에 도달했다.[16]

신체활동 부족은 여러 건강지표와 결과 사이에 부적 상관관계도 지닌다. 장기간의 좌식 생활 또는 신체활동 부족은 포도당과 인슐린 조절[17][18][19][20], 지질대사[18][19], 혈관 기능에 부정적이었고,[19][20] 또 다른 횡단적 연구에서도 좌식 생활은 심장 대사 위험요인과 높은 관련을 맺는 것으로 나타났다.[21][22][23][24][25] 더불어 종단적 연구 결과들에서도 높은 수준의 좌식 생활은 당뇨병[26][27][28], 심장병[29][30], 암[31][32]에 대한 위험 증가뿐 아니라 모든 원인, 심혈관 질환, 암에 의한 사망 위험과 연관되었다.

6) 신체활동(운동)과 위험 요인

신체활동으로 얻을 수 있는 이점은 위험 요인보다 크다. 그러나 신체활동이나 운동으로의 참여는 근골격 손상과 잠재적으로 심혈관 합병증 위험을 증가시키는 것과도 관계가 있다.[33] 근골격 손상은 가장 흔한 운동 관련 합병증이며, 간혹 운동 강도, 활동 특성, 기존 신체 상태와 비정상적인 근골격계와 관계가 있다. 돌연심장사SCD 및 급성심근경색AMI 같은 부정적 심혈관 질환은 일반적으로 고강도 운동과 관계가 있는데,[34)35] 돌연심장사와 급성심근경색은 근골격 손상보다 훨씬 적게 나타나긴 하나, 장기간의 병적 상태나 사망에 이르게 하기에 각별한 주의가 필요하다.[36] 아래의 〈표 1.3〉은 신체활동과 여러 건강지표 간의 양-반응 관계에 관한 근거 정도를 제시한다.

[표 1.3] 성인의 신체활동 및 건강 결과 사이의 신체활동 양-반응 관계에 관한 근거

변인		신체활동 양-반응 관계에 관한 근거	근거 강도
모든 원인에 의한 사망률		예	강함
심폐건강		예	강함
대사건강		예	강함
에너지 균형	체중증가 예방	예	제한적
	체중 감소	예	강함
체중 감소 후 체중 유지		예	중간
복부 비만		예	중간
근골격계 건강	뼈	예	중간
	근육	예	강함
기능적 건강		예	중간
특정 암 발생 위험	방광암	예	중간
	유방암	예	강함
	결장암	예	강함
	자궁암	예	중간
	폐암	예	제한적
	난소암	아니오	제한적
	전립선암	판단 불가	불충분한 근거
정신적 건강	불안	예	제한적
	인지	판단 불가	불충분한 근거
	우울	예	제한적
웰빙	삶의 질	판단 불가	불충분한 근거
	수면	예	중간

예: 근거는 신체활동 양-반응 관계를 뒤받침
아니오: 근거는 신체활동 양-반응 관계를 뒷받침하지 않음
판단 불가: 유의한 자료를 생성하기에 너무 부적절하거나 이질적인 근거 의미

강함: 많은 연구 결과에서 일관된 결과 제시
중간: 소수 연구에서 일부 불일치 연구 결과 제시
불충분한 근거: 강도를 평가하기 위한 연구가 부적절하거나 너무 적거나 없음

걷기와 중강도 신체활동은 근골격 손상의 위험과 아주 낮은 관계가 있는 반면, 조깅이나 달리기, 경쟁적 스포츠 등은 손상 위험을 높인다.[37][38] 근골격 손상의 위험은 참가자가 지면과 직접적인 접촉이 있는 활동(축구, 레슬링, 럭비 등)에서 더 높지만, 참가자 간의 접촉이 적거나 거의 없는 활동(걷기, 달리기, 배드민턴 등)에서는 그 위험이 낮다. 근골격 손상의 가장 흔한 해부학적 위치는 하지이며, 무릎이 가장 빈번하고, 다음으로 발과 발목 순이다. 근골격계 손상은 신체 활동량, 운동강도, 운동시간, 체력수준, 환경 등 다양한 원인에 의해 영향을 받는데, 이 부위 손상을 일으키는 일반적 위험은 체력수준과 반비례 관계에 있다. 신체활동이 부족한 사람은 활동적인 사람에 비해 근골격 손상을 경험할 가능성이 더 높은 것이다.

2. 체력이란?

체력은 인간 생존과 활동의 기초를 이루는 신체적 또는 정신적 능력이다. 체력은 인간이 생활을 영위해 가는 데 필요한 신체적성physical fitness이라고도 불리며, 이외에도 학자들에 따라서는 신체자원physical resource, 운동능력motor ability, 운동경기능력athletic ability, 운동수행능력motor performance 등으로 다양하게 표현된다. 그럼에도 보편적으로 체력은 신체적성으로 해석되어 활용되는 경향을 보이며, 순수한 신체 능력과 정신력을 포함한 힘의 발현을 의미한다.

'체력' 개념이 사용되기 시작한 건 1870년대부터였으나, 과학 연구 분야에서 사용되기 시작한 건 아주 최근이다. 초기에 이 개념은 운동기능motor skill이란 말에 포함되어 사용되었으나, 체육 지도법이 개발됨에 따라 운동기능과 체력 개념이 구별되어 사용되었다. 최근엔 이 개념은 운동적성, 일반운동적성, 신체적성, 기관의 적성, 신체적 능력, 운동능력, 일반운동능력, 운동소질, 일반운동소질, 운동학습능력, 운동기능, 일반운동기능, 운동 성취, 일반운동 성취, 경기 능력, 스포츠 기능 등으로 혼용되며, 학자나 국가에 따라서 각기 다르게 활용되는 추세다.

체력이란 영어의 'Physical Fitness'에 해당하며, 우리말로 풀이하면 신체적성이 된다. 최근에는 Physical Fitness 대신 'Physical Resource'라는 용어를 사용하는 추세지만, 어떤 용어든 소질적인 의미를 지닌 신체적 능력을 가리킨다고 보면 된다. 이같이 운동 기능이란 말에서 '체력'이 독립되어 탄생하게 된 것은 운동을 과학적으로 연구하면서 운동의 여러 요인을 의식하기 시작했기 때문이다. 또한 체력이란 개념을 독립하여 체계화함으로써 운동의 과학적 지도에도 효과적이기 때문이었다.

1) 체력의 정의

체력이란 '주어진 환경에서 주어진 자극에 적극적으로 반응하기 위한 기능적이며 소질적인 신체 능력'으로서, 가장 적절한 효율로 신체를 이용할 수 있는 능력을 의미한다. 학자마다 체력을 달리 정의하긴 하나, 대개는 세계보건기구에서 제시한 정의, 즉 '주어진 상태에서 근육 운동이 요구되는 작업의 만족스러운 수행에 필요한 능력'이란 정의를 따른다. 이에 따르면, 체력이란 '인간이 처한 환경과 그에 따른 변화에 대하여 적극적으로 대처해 나가는 능력과 함께 자신의 건강을 유지하기 위해 신체적, 정신적, 물리적, 생물적 스트레스를 견뎌낼 수 있는 능력'이 된다. 즉, 생활 전반의 바탕이 되는 인간의 총체적인 신체 능력을 뜻하는 것이다.

(1) 체력의 분류

체력을 구성하는 요소는 크게 '신체적 요소'와 '정신적 요소'로 양분된다. 각 요소는 행동 체력과 방위 체력으로 구분되는데, 인간이 환경 변화에 저항하여 건강을 지탱하려는 능력이 방위 체력이라면, 행동 체력은 활동을 일으키게 하는 발현 능력, 활동을 계속하게 하는 지속 능력, 활동을 조절하는 조정 능력으로 구분된다. 행동 체력은 또한 다음의 〈그림 1.5〉와 같이 '건강 체력'과 '운동 체력'으로도 나뉜다.

① 건강 체력

- **근력**(muscular strength): '근육이나 근 군에 의해 산출될 수 있는 최대의 힘 또는 수축력'을 뜻한다. 근력은 근수축에 동원되는 근섬유의 수에 의하여 결정된다. 즉, 근수축에 동원되는 근섬유 수가 많으면 근력이 강하고 적으면 근력이 약하다는 의미다. 체력 요소로서의 근력은 절대 근력보다는 상대 근력, 즉, 절대 근력을 체중, 체지방, 체중 신체 분절의 무게 등으로 나눈 값을 평가하는 것이 바람직하

다. 근력은 체력과 유사한 상관을 지니는데, 체격 및 체지방의 차이를 설명한 후에 평가되어야 한다.

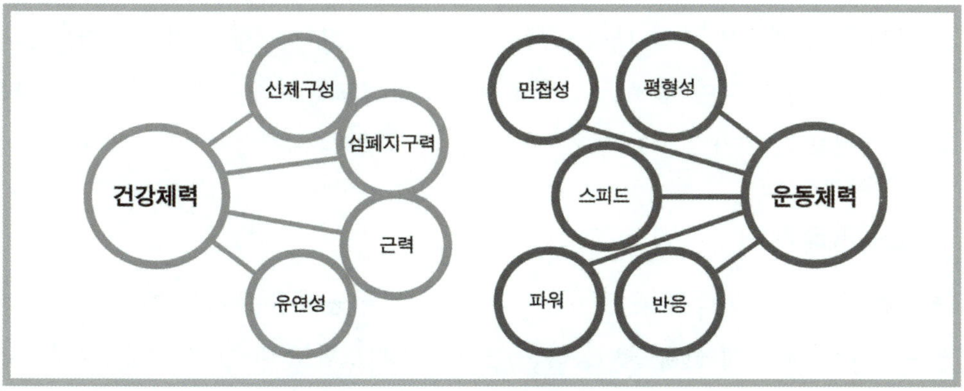

[그림 1.5] 행동체력의 분류

- **근지구력**(muscular endurance): 근지구력은 '근육이 최대 저항이나 압력을 극복하고 반복해서 움직일 수 있는 능력이나 기간의 흐름에 따라 장력을 유지할 수 있는 근육의 능력'이다. 피로감 없이 근육이 수축을 오래 할수록, 혹은 피로를 느끼기 전에 수행할 수 있는 근수축의 반복 횟수가 많을수록 근지구력이 좋다. 동일한 움직임이나 압력을 반복하는 능력인 '동적 근지구력'과 일정 기간 근의 긴장을 지속하는 능력인 '정적 근지구력'으로 나뉜다.

- **유연성**(flexibility): '동적 또는 정적 상태에서 관절의 가동성, 근육의 굴근과 신장의 수축력, 신장성, 전도성의 능력에 의하여 인간 기전의 정확하고 부드러운 움직임을 조정하는 능력'으로 정의되는 개념이다. 즉, 유연성은 근이나 관절의 염좌 없이 움직일 수 있는 최대의 범위까지 신체 관절을 움직일 수 있는 능력이다.

- **심폐지구력**(cardiovascular endurance): '상대적으로 긴 시간 동안 중간 정도에서 높은 정도까지의 운동강도 범위 내에서 대근활동이나 전신 활동을 수행할 수 있는 능력'이다. 호흡, 순환기 계통의 지구력을 전신지구력이라 하여 운동 시에 근육 활동을 뒷받침하는 에너지의 생산원에 해당되는 것으로, 주로 호흡 기능과 순화 기능의 최대 적응력이 관계된다.

• **신체조성**(body composition) : 신체조성은 개인의 건강과 체력의 중요 요소다. 신체를 구성하는 조직을 의미하는 것으로 신체를 '체지방'과 '제지방량'으로 나누어 고려한다. 체지방은 저장지방과 필수지방으로 구분되고, 제지방량은 근육, 뼈, 무기질 및 체수분, 각종 내장기관 등을 포함한다. 신체구성은 비만의 척도를 평가하는 지표가 되며, 신체 구성에서 관심을 가지고 중요하게 보는 것은 총체지방과 제지방량, 무기질 및 체수분, 체지방률과 체질량지수[Body Mass Index; BMI]다.

② 운동기술 체력

• **민첩성**(agility): '동작의 빠른 이동이나 방향 전환 능력'을 뜻하는 개념이다. 짧은 시간 내에 빠르게 신체를 이동하는 능력인 스피드와도 비슷하다. 민첩성에는 신경전달 속도와 근수축 속도의 두 요소가 있으나, 신경전달 속도는 개인차가 없는 것으로 고려된다. 생리적 관점에서 보면 민첩성은 중추신경계의 작용으로 규정되므로, 근육의 수축 속도와 중추신경계의 반사 속도에 의해 결정된다고 본다.

• **순발력**(power): '가능한 빠른 시간에 최대 힘을 발휘하는 능력'으로서, 단위 시간당 수행한 일의 양으로 정의된다. 모든 경기에서 순발력은 운동능력을 결정짓는 중요 체력 요소이며, 동적 상태에서 순간적인 근수축으로 발현되는 힘이라 하여 근 파워[muscle power]로도 불린다. 근 파워는 힘과 속도로 결정되며 이때의 힘은 근력을, 속도는 근의 수축 속도를 말한다. 특히 4~5초 안에 일어나는 폭발적인 근육운동은 전적으로 비[非] 젖산 기전에 의존하며, 에너지원으로는 PC가 이용된다.

• **평형성**(balance): '움직이거나 정지 상태에서 신체를 조절하여 균형을 유지하는 능력'이다. 신경 근육의 기술로서 운동 감각 발달과 상응한다. 일상에서도 신체의 안전사고 및 위험을 피하고 안전을 유지하는 데 결정적인 역할을 하며 평형감각이 발달할수록 올바른 자세와 안정된 동작으로 운동을 수행할 수 있다.

• **협응성**(coordination): '운동과 감각기관을 통합하여 효율적으로 운동을 수행하도록 만드는 능력'으로서, 협응력은 재빠른 동작으로 운동을 할 수 있는 '민첩성'과 균형 있게 신체를 유지하도록 해주는 '평형성', 섬세하고 정확하게 운동할 수 있는 '교치성'과도 관련된다.

- 스피드(speed): '대근육의 수축과 이완을 단위 시간 내에 최대한 빨리 반복함으로써 가능한 신체를 멀리 이동시키는 능력'으로서, 똑같은 패턴과 빠르기 비율로 동작을 지속, 연속적으로 수행할 수 있는 능력이다. 동작 속도, 즉 스피드는 체형, 체중, 체력, 성별, 나이, 기온, 관절 유연성, 근육 상태, 힘과 가속도 같은 역학적(구조적) 특성의 영향을 받으며, 근력과 속도는 높은 상관관계가 있다.

[표 1.4] 건강과 운동 기술 체력 구성

건강 관련 체력 요소
• 신체구성: 신체의 근육, 지방, 뼈, 그리고 기타 생명 유지에 필요한 기관의 상대적 양 • 심폐지구력: 지속적 신체활동 중 산소공급을 위한 순환계와 호흡계의 능력 • 근력: 힘을 발휘하기 위한 근육의 능력 • 근지구력: 피로감 없이 수행을 지속할 수 있는 근육의 능력 • 유연성: 관절 움직임의 가능한 범위
운동기술 관련 체력 요소
• 민첩성: 스피드와 정확성을 동반한 공간에서 신체의 위치 변경 능력 • 협응성: 과제 수행 시 감각기관(시각 및 청각)을 다른 신체 부위와 함께 매끄럽고 정확히 사용하는 능력 • 평형성: 정지한 상태 또는 움직이는 상태에서의 균형 유지 • 순발력: 운동수행을 하는 능력이나 속도 • 반응시간: 자극과 반응 시작 사이의 경과시간 • 속도: 단시간 내의 움직임 수행 능력

- 반응시간(reaction time): '반응시간은 인체의 어떠한 자극이 주어질 때 눈 또는 귀로 그 자극을 감지, 중추신경계를 통해 인체의 근육 수축 후 동작을 수행하도록 하기까지의 시간'을 말한다. 이 반응엔 '단순반응'과 '선택반응'이 있다. 전신반응은 단순반응에 속하는데, 이는 주어진 자극에 따라 한 가지 단순한 동작으로 반응하는 것이고, 전신반응은 빛이나 소리 등 특정 자극이 주어진 시점부터 양발이 전신반응 측정 계측기 발판에서 떨어질 때까지의 시간을 테스트한 결과다.

(2) 체력 트레이닝

체력 트레이닝이란 정기적, 규칙적으로 운동을 함으로써 현재 이상의 체력 향상을 의도적으로 도모하는 것이다. 이는 운동선수만을 대상으로 하는 게 아니다. 현재의 운동, 스포츠에 있어서 체력 트레이닝은 중요한 위치를 점유하며, 선수는 경기력 향상을 위해 항상 새로운 트레이닝 방법을 검토한다. 체력 트레이닝은 일상생활에서 각자의 체력 및 운동 기능 향상, 건강 유지에도 활용된다.

(3) 트레이닝 원리

트레이닝 효과는 실시하는 운동 종류나 트레이닝 내용, 질과 양에 의해 달라진다. 당연히 운동 경기력 향상과 건강 체력 향상을 목적으로 하는 트레이닝을 효과적으로 실시하려면 몇 가지 원리 원칙에 기초한 합리적이며 과학적인 계획이 요구된다. 신체적으로 트레이닝을 합리적으로 실시하려면 운동 또는 운동 중지 등에 의해서 발생하는 신체의 보편적 변화를 이해해야 한다. 트레이닝에 관한 과학적 연구는 다음의 '원리^{principles}'가 일반적으로 알려져 있는데, 이들 원리는 운동선수의 체력 증진뿐만 아니라 일반인의 건강 향상을 위한 트레이닝시에도 항상 염두에 두어야 할 중요하고 기초적인 사항이다.

- **과부하의 원리**: 과부하의 원리는 모든 트레이닝의 기초다. 트레이닝으로 체력을 높이려면 트레이닝에서 이용하는 세기 조건(강도, 시간)이 일정 수준 이상이 되어야 한다. 그렇지 않으면 충분한 성과를 기대할 수 없다. 이 원리에 의하면 모든 트레이닝 프로그램은 위의 세 가지 조건을 포함한다. 예를 들어, 근력 향상을 위해 근육은 정상적으로 주어지는 수준을 초과하는 부하를 적용하는 방법이 적용되어야 한다. 점증적인 근력 향상을 위한 자극을 부가하기 위해 비례적으로 증가하는 저항이 요구되는 것이다.

- **점진성의 원칙**: 트레이닝 시 처음엔 힘들게 느껴졌던 행동도 차츰 편하게 느껴진다. 이는 트레이닝에 '적응'함에 따른 '효과'가 나타나고 있음을 의미한다. 그러나 처음 시작했을 때의 트레이닝 조건(강도, 시간, 빈도, 형태)을 계속 유지한다면 그 이상의 효과는 얻을 수 없다. 또한 높은 트레이닝 효과를 기대한다면 과부하 트레이닝 원리와 함께 트레이닝 양과 질을 더욱 점진적으로 증가시켜야 한다.

- **특이성의 원리**: 트레이닝 적응 상태는 활동 유형, 수행되는 운동 형태, 운동량 및 운동강도에 대해 매우 특수하게 나타난다. 이를 특이성 원리$^{\text{Specific Adaptation Imposed}}$

Demand: SAID라 하며, 이는 부하 받은 자극에 의해 신체가 특별한 적응을 일으킴을 뜻한다. 특이성의 원리에 의한 트레이닝 프로그램은 특정 트레이닝 적응을 성취하기 위해서 주어진 종목에 있어서 최적의 경기력을 결정하는 요인의 중요성이 강조되어야 한다.

- **가역성의 원리**: 웨이트 트레이닝 등으로 근력을 높였을 때, 이 트레이닝을 중지하게 되면 점점 원래 상태로 돌아가게 된다. 전신지구력도 마찬가지로 시간과 빈도가 감소하거나 트레이닝을 멈추면 이전 수준보다 저하하게 된다. 이처럼 한 번 획득한 트레이닝 효과는 트레이닝 중단에 따라 거꾸로 돌아가게 되며 이를 가역성의 원리라고 부른다.

- **반복성의 원리**: 트레이닝은 반드시 피로를 동반하여 이게 회복되었을 때 그 효과를 가져온다(예: 최대회복). 그러나 이 피로를 제거하지 않은 채 트레이닝을 반복하면 목적하는 효과를 얻을 수 없을 뿐 아니라 건강을 해칠 수도 있다(예: 과훈련). 반대로, 필요 이상으로 휴식하면 트레이닝 양이 너무 적어져 가역성 원리에 따라 트레이닝 효과를 상실하게 된다. 따라서 트레이닝으로 발생하는 신체의 일시적 적응이 유지되려면 충분한 영양과 적절한 휴식을 취하며 운동을 반복해야 한다.

- **개별성의 원리**: 트레이닝을 한다고 인체의 모든 능력이 항상 같게 적응되는 것은 아니다. 타고난 속성은 트레이닝 프로그램에 대한 신체적 적응 수준의 범위와 빠르기에 결정적인 영향을 미친다. 동일한 프로그램을 적용해도, 개인적 특성에 따라서 미치는 적응은 다르게 나타난다. 이러한 이유로, 트레이닝 프로그램 계획 시, 특수한 필요성과 개인의 능력이 반드시 고려되어야 한다.

- **의식성의 원리**: 스포츠에서 어떤 선수는 의식이 높으며, 상대적으로 경기력이 높은 선수일수록 그 스포츠에 대한 트레이닝에 의욕적으로 임하는 자세를 보이곤 한다. 각자의 목표에 대해 트레이닝의 목적, 방법, 효과를 이해하고 항상 높은 의지를 지니기 때문이다. 트레이닝 역시 그에 의해 기대할 수 있는 신체의 변화를 이해한 다음 어떠한 의도로 트레이닝 할지를 자각해야 한다.

2) 체력 관리의 중요성

(1) 운동과 질병

인체는 운동이나 격렬한 신체활동을 충분히 감당할 수 있도록 설계되어 있긴 하나, 운동이 보편적인 일상생활의 한 부분이 되지는 못한다. 신체를 혹사시키거나 의도된 대로 사용하지 않는다면, 신체가 오랜 기간 최적의 상태로 기능하거나 건강이 유지되기 어렵게 된다. 인류는 생활에 필요한 육체노동과 신체활동을 줄이는데 많은 시간과 노력을 했으며 매우 성공적인 결과를 가져오고 있다. 그로 인해 신체활동의 극단적 감소와 좌식 생활의 다변화로 여러 건강 문제를 야기하고 있으며, 이를 일반적으로 '운동부족증hypokinetic disease'이라 부른다. 운동부족증은 관상동맥질환, 고혈압, 고지혈증, 암, 비만, 근골격계 질환 등과 같은 질병의 발생 가능성을 높이고, 극단적일 때는 사망에 이르게 만들기도 한다.

(2) 운동부족증과 건강

운동부족증의 대표적인 현상은 심장 기능의 저하, 혈관의 탄력성 저하, 심폐기능 저하, 근력저하 등이다. 한 마디로 '신체기능의 전반적 약화'의 주요 원인이 되며 대사증후군으로 이어지곤 한다. 그렇다면 운동 부족은 건강에 어떤 영향을 미칠까?

우선, 혈액을 온몸으로 보내는 심장이다. 운동이 부족하게 되면 '심장근'이 약해진다. 약해진 심장근으로 인해 수축력은 저하되고, 동시에 1회 심박출량도 줄어든다. 이에 따라 혈액을 충분히 공급하려고 심장의 펌프작용이 더욱 많아지고, 결국 심장에 과중한 부담을 주게 되어 심장 기능 저하 및 심장병의 원인이 된다.

이뿐 아니라, 혈액의 운반 통로가 되는 '혈관'은 운동 부족으로 인해 그 탄력성을 잃게 된다. 혈관의 탄력성이 저하되면 원활한 혈액 공급을 어렵게 하며 고혈압을 일으키는 주요 원인으로 작동한다. 우리 몸은 언제나 움직이도록 만들어져 있다. 그렇기에 움직이지 않으면 몸의 모든 기관과 근육은 위축된다. 운동 부족은 근골격계통을 약하게 만들어 기능을 저하하고, 요통, 근육통, 관절염, 류마티스 등의 원인이 되는 동시에 골다공증 발생율을 높인다. 또한 근조직의 약화는 근육의 유산소성 대사능력을 감소시켜 뼈의 무기질과 단백질의 감소로 골절상을 입기 쉽다.

3) 체력과 삶의 질

삶의 질Quality of life; QOL이란 용어는 사회학, 경제학, 환경학, 심리학 등 많은 분야에서 사용되고 있으며, 각각의 관점에서 다른 정의를 지닌다. 삶의 질의 개념적 구조를 밝히고 그 내용을 명확히 하는 데에는 두 가지 조건이 필요하다. 삶의 질 개념 자체가 우리의 일상생활을 반영하고, 우리의 일상은 그 자체가 다차원적이기에 이 개념 역시 다차원이 될 수밖에 없다. 삶의 질 개념을 정의할 때 평가의 관점은 우선 '바람직한 생활에 바람직하지 않은 생활'을 규정하는 의미(옳은가 옳지 않은가, 바람직한가, 바람직하지 않은가)를 따르는데, 이는 중간에 어느 한쪽의 어긋남으로 나타난다. 한편, 삶의 질에는 인간의 다양한 상태, 활동, 관계 등이 영향을 미치기에, 삶의 질 영역에는 정신, 심리 상태(불안, 우울 등), 신체 상태(고통, 신체적 자유도, 체력 등), 사회 · 노동요인(인간관계, 사회적 지지, 취업 상황 등)이 있다.[39)]

(1) 운동과 건강증진

규칙적인 운동은 스트레스 수준을 낮추고 수면의 질을 높인다. 양질의 수면은 기분을 좋게 만드는 신경전달물질의 수준을 높인다. 운동을 통한 땀 분비와 심장박동수 증가는 뇌 건강에 필수적이다. 뇌에서 필요한 산소와 각종 영양소가 늘어난 혈액순환을 통해 뇌로 전달되기 때문이다. 활발한 운동은 세포를 상하게 하는 유리기를 낮추는 역할을 하는 동시에 주변 환경으로부터 뇌를 보호하고, 뇌세포를 보호하는 단백질 분비를 늘려 뇌 기능을 보존하는 데 도움을 준다. 또한, 운동은 기분을 조절하는 호르몬인 엔돌핀이나 도파민, 아드레날린 및 세로토닌의 신진대사에 심대한 영향을 미쳐 수면의 질을 좋게 만들어 준다.

뇌의 감정을 조절하는 회로에 속하는 미주신경vagus(뇌의 감각과 운동신경)과 심장, 폐 및 위장의 기능을 조절하는 자율신경 역시 운동으로 자극된다. 이런 능력은 스트레스를 이기는 데 도움이 되는데, 스트레스 호르몬인 스테로이드 호르몬이 운동 중에 분비되어 근육을 이완함으로써 근육의 피로를 개선하기 때문이다. 또한 체중 감소와 체중 유지, 대장 및 유방암, 심장 혈액순환 질환, 정신질환, 성인성 당뇨병, 골밀도 및 고관절 골절 예방 등, 수많은 질병에도 운동은 긍정적인 영향을 끼친다.

(2) 운동 효과

① 운동의 신체적 효과

운동은 혈액순환, 소화, 배변을 원활하게 하고, 콜레스테롤 수치를 감소시켜 동맥경화 및 심혈관질환을 예방하며, 근력과 순발력을 높여줄 뿐 아니라 속근(운동반응이 빠른 근육)을 발달시켜 주고, 근지구력 및 전신지구력과 심폐지구력 증대를 가져온다. 지속적인 운동은 체지방을 감량시켜 비만을 예방하며, 대사 능력을 향상, 칼로리 소비도 높인다. 또한 안정 시 혈압을 낮춰주며, 혈당 수준을 조절하여 당뇨병 발생 위험을 감소해 준다. LDL 콜레스테롤과 중성지방[TG] 수치를 낮추어 주며, 골밀도를 높이는 효과가 있어 골다공증 발생빈도를 낮춘다. 또한, 적당한 운동은 근육과 건과 인대를 튼튼하게 해주며, 올바른 자세로 유지 교정하는 데도 도움이 된다.

② 운동의 생리적 효과

적당한 운동은 근 비대와 근지구력 강화, 근 글리코겐의 증가, 모세혈관 발달, 체지방 감소 등의 효과를 가져온다. 근 기능 발달은 뼈와 신체를 지탱하는 힘이 강화 되며 체내 장기를 보호하는 역할을 한다. 또한, 운동 형태에 따라 무산소성 능력을 증가시킬 뿐 아니라, 유산소성 능력을 증가시킬 수 있다. 무산소성 능력 향상은 피로에 저항하는 능력을 높여주고 유산소성 능력은 산소섭취량을 증가시켜 장시간 운동수행 능력을 좋게 만들어준다. 또한, 근육의 활성화로 에너지 대사에 많은 도움을 주며, 지속적인 운동능력도 개선한다. 지속적인 운동은 근육을 발달시키고 근육의 횡단면을 크게 하여 운동수행 능력을 증가시키며, 근육 내의 말초 부분에서 요구하는 산소와 영양분을 공급하는 모세혈관의 발달도 돕는다. 또한, 체지방을 감소시키며 골밀도 증가에도 큰 역할을 한다.

③ 운동의 심장 및 순환계 효과

240,000km의 파이프라인을 통해 매일 11,000 l 를 공급해야 하는 펌프는 얼마나 오래갈 수 있을까? 최대 120년이다. 각자의 주먹 크기만 한 약 300g의 심장은 짧은 80년 인생에서 30억 번 박동하며, 큰 동맥에서 가장 작은 모세혈관까지, 모근에서 발

가락까지 혈액을 펌프질하여 보낸다. 규칙적인 운동은 심장의 기능을 강화하는 효과를 지니는데, 특히 혈액을 온몸으로 보냄으로써 에너지원과 산소를 공급하는 역할을 하며, 각 부위의 사용한 노폐물을 받아들이기도 한다. 적당한 운동은 1회 박출량을 증가시켜 혈액이 정상적으로 인체 내로 보내주는 데 도움을 주며 혈관 내벽과 모세혈관도 확장해 산소와 영양분 공급을 원활하게 만들어 준다. 또한, 각종 호르몬 분비가 왕성해지고 면역계에도 영향을 주어 면역력 강화에 긍정적인 효과를 준다.

④ 운동의 심리적 효과

운동은 불안, 우울, 분노 등의 감정을 조절하도록 도와주고 두통, 어지럼 등의 증상도 경감시켜 심리적 안정감과 자신감을 높여준다. 또한 엔돌핀 분비를 증가시켜 기분을 상쾌하게 만들고 정신적 안정을 유지하도록 도와준다. 또한, 에피네프린과 노르에피네프린 호르몬의 분비로 우울증을 감소시키며, 외부 스트레스와 자극으로부터의 저항력을 갖게 하여 질병 면역력도 높인다(이 책의 2장을 참조하라).

⑤ 운동의 근육계 효과

근 기능 향상에 따른 건강상의 이점(근력, 근지구력, 순발력 등의 기능적 변수)은 잘 확립되어 있다. 근력 수준이 높을수록 심장 대사의 위험 요인이 의미 있게 개선되고, 모든 원인으로 인한 사망의 위험, 심혈관질환의 발생 위험, 신체적 기능 제한이 발생할 위험, 비치명적인 질병에 걸릴 위험 등이 낮아진다.[33] 규칙적인 저항 트레이닝에 참여함으로써 얻을 수 있는 건강 관련 생물학적 지표의 변화로는 신체구성, 혈당수준, 인슐린 민감도, 경증 또는 중증도의 고혈압 환자의 혈압 개선 등이 있다. 최근 한 연구에 의하면, 저항 트레이닝이 제2형 당뇨병 관리 및 치료와 과체중이나 비만인의 혈중 지질 요인을 개선하는 데 유산소 훈련만큼의 효과가 있음이 밝혀졌다.[39][40][41] 저항 트레이닝으로 인한 추가적인 이점은 정상 혈압인 사람과 고혈압인 사람 모두에서 저강도에서 중강도의 등척성 근활동 요법이 유산소 운동이나 역동적인 저항 트레이닝보다 혈압을 낮추는 데 더 효과적이라는 점이다.[42] 따라서 저항 트레이닝은 대사 증후군을 예방하고 치료하는 데 효과적이다.[33]

참고문헌

1) World Health Assembly. WHO global strategy on diet, physical activity and health. Food Nutr Bull. 2004 Sep;25(3):292-302.
2) Blair SN, Kohl HW, Paffenbarger RS, Clark DG, Cooper KH, Gibbons LW. Physical fitness and all-cause mortality: A prospective study of healthy men and women. Jama. 1989;262(17):2395-2401.
3) Williams PT. Physical fitness and activity as separate heart disease risk factors: a meta-analysis. Med Sci Sports Exerc. 2001 May;33(5):754-61.
4) Swain DP, Franklin BA. Comparison of cardioprotective benefits of vigorous versus moderate intensity aerobic exercise. Am J Cardiol. 2006 Jan 1;97(1):141-7.
5) US Department of Health and Human Services. Physical Activity Guidelines for Americans. 2nd ed. Wasington, DC: US Dept of Health and Human Services; 2018.
6) Donnelly JE, Blair SN, Jakicic JM, Manore MM, Rankin JW, Smith BK; American College of Sports Medicine. American College of Sports Medicine Position Stand. Appropriate physical activity intervention strategies for weight loss and prevention of weight regain for adults. Med Sci Sports Exerc. 2009 Feb;41(2):459-71.
7) Saris WH, Blair SN, van Baak MA, Eaton SB, Davies PS, Di Pietro L, Fogelholm M, Rissanen A, Schoeller D, Swinburn B, Tremblay A, Westerterp KR, Wyatt H. How much physical activity is enough to prevent unhealthy weight gain? Outcome of the IASO 1st Stock Conference and consensus statement. Obes Rev. 2003 May;4(2):101-14.
8) Donnelly J. E., Blair S. N., Jakicic J. M., Manore M. M., Rankin J. W., Smith B. K. American College of Sports Medicine position stand. Appropriate physical activity intervention strategies for weight loss and prevention of weight regain for adults. Med Sci Sports Exerc. 2009;41(2):459–471.
8) Jensen MD, Ryan DH, Apovian CM, Ard JD, Comuzzie AG, Donato KA, Hu FB, Hubbard VS, Jakicic JM, Kushner RF, Loria CM, Millen BE, Nonas CA, Pi-Sunyer FX, Stevens J, Stevens VJ, Wadden TA, Wolfe BM, Yanovski SZ, Jordan HS, Kendall KA, Lux LJ, Mentor-Marcel R, Morgan LC, Trisolini MG, Wnek J, Anderson JL, Halperin JL, Albert NM, Bozkurt B, Brindis RG, Curtis LH, DeMets D, Hochman JS, Kovacs RJ, Ohman EM, Pressler SJ, Sellke FW, Shen WK, Smith SC Jr, Tomaselli GF; American College of Cardiology/American Heart Association Task Force on Practice Guidelines; Obesity Society. 2013 AHA/ACC/TOS guideline for the management of overweight and obesity in adults: a report of the American College of Cardiology/American Heart Association Task Force on Practice Guidelines and The Obesity Society. Circulation. 2014 Jun 24;129(25 Suppl 2):S102-38.
9) Hallal PC, Andersen LB, Bull FC, Guthold R, Haskell W, Ekelund U; Lancet Physical Activity Series Working Group. Global physical activity levels: surveillance progress, pitfalls, and

prospects. Lancet. 2012 Jul 21;380(9838):247-57.
10) Kohl HW 3rd, Craig CL, Lambert EV, Inoue S, Alkandari JR, Leetongin G, Kahlmeier S; Lancet Physical Activity Series Working Group. The pandemic of physical inactivity: global action for public health. Lancet. 2012 Jul 21;380(9838):294-305.
11) Tremblay MS, Aubert S, Barnes JD, Saunders TJ, Carson V, Latimer-Cheung AE, Chastin SFM, Altenburg TM, Chinapaw MJM; SBRN Terminology Consensus Project Participants. Sedentary Behavior Research Network (SBRN) - Terminology Consensus Project process and outcome. Int J Behav Nutr Phys Act. 2017 Jun 10;14(1):75.
12) Harrington DM, Barreira TV, Staiano AE, Katzmarzyk PT. The descriptive epidemiology of sitting among US adults, NHANES 2009/2010. J Sci Med Sport. 2014 Jul;17(4):371-5.
13) Matthews CE, Chen KY, Freedson PS, Buchowski MS, Beech BM, Pate RR, Troiano RP. Amount of time spent in sedentary behaviors in the United States, 2003-2004. Am J Epidemiol. 2008 Apr 1;167(7):875-81.
14) Schuna JM Jr, Johnson WD, Tudor-Locke C. Adult self-reported and objectively monitored physical activity and sedentary behavior: NHANES 2005-2006. Int J Behav Nutr Phys Act. 2013 Nov 11;10:126.
16) 2018 Physical Activity Guidelines Advisory Committee. 2018 Physical Activity Guidelines Advisory Committee Scientifi c Report. Washington(DC): U.S. Department of Health and Human Services; 2018[cited 2019 March]. 779 p. Available from: https://health.gov/paguidelines/second-edition/report/pdf/PAG_Advisory_Committe e_Report.pdf
16) Dunstan DW, Kingwell BA, Larsen R, Healy GN, Cerin E, Hamilton MT, Shaw JE, Bertovic DA, Zimmet PZ, Salmon J, Owen N. Breaking up prolonged sitting reduces postprandial glucose and insulin responses. Diabetes Care. 2012 May;35(5):976-83.
17) Duvivier BMFM, Schaper NC, Koster A, van Kan L, Peters HPF, Adam JJ, Giesbrecht T, Kornips E, Hulsbosch M, Willems P, Hesselink MKC, Schrauwen P, Savelberg HHCM. Benefits of Substituting Sitting with Standing and Walking in Free-Living Conditions for Cardiometabolic Risk Markers, Cognition and Mood in Overweight Adults. Front Physiol. 2017 Jun 8;8:353.
18) Henson J, Davies MJ, Bodicoat DH, Edwardson CL, Gill JM, Stensel DJ, Tolfrey K, Dunstan DW, Khunti K, Yates T. Breaking Up Prolonged Sitting With Standing or Walking Attenuates the Postprandial Metabolic Response in Postmenopausal Women: A Randomized Acute Study. Diabetes Care. 2016 Jan;39(1):130-8.
19) Stephens BR, Granados K, Zderic TW, Hamilton MT, Braun B. Effects of 1 day of inactivity on insulin action in healthy men and women: interaction with energy intake. Metabolism. 2011 Jul;60(7):941-9.
20) Restaino RM, Holwerda SW, Credeur DP, Fadel PJ, Padilla J. Impact of prolonged sitting on lower and upper limb micro- and macrovascular dilator function. Exp Physiol. 2015 Jul 1;100(7):829-38.
21) Thosar SS, Bielko SL, Mather KJ, Johnston JD, Wallace JP. Effect of prolonged sitting and breaks in sitting time on endothelial function. Med Sci Sports Exerc. 2015 Apr;47(4):843-9.
22) Gibbs BB, Gabriel KP, Reis JP, Jakicic JM, Carnethon MR, Sternfeld B. Cross-sectional and longitudinal associations between objectively measured sedentary time and metabolic disease: the Coronary Artery Risk Development in Young Adults (CARDIA) study. Diabetes Care. 2015 Oct;38(10):1835-43.
23) Bellettiere J, Winkler EAH, Chastin SFM, Kerr J, Owen N, Dunstan DW, Healy GN. Associations of sitting accumulation patterns with cardio-metabolic risk biomarkers in Australian adults. PLoS One. 2017 Jun 29;12(6):e0180119.
24) Healy GN, Matthews CE, Dunstan DW, Winkler EA, Owen N. Sedentary time and

cardio-metabolic biomarkers in US adults: NHANES 2003-06. Eur Heart J. 2011 Mar;32(5):590-7.
25) Swindell N, Mackintosh K, McNarry M, Stephens JW, Sluik D, Fogelholm M, Drummen M, MacDonald I, Martinez JA, Handjieva-Darlenska T, Poppitt SD, Brand-Miller J, Larsen TM, Raben A, Stratton G. Objectively Measured Physical Activity and Sedentary Time Are Associated With Cardiometabolic Risk Factors in Adults With Prediabetes: The PREVIEW Study. Diabetes Care. 2018 Mar;41(3):562-9.
26) Tudor-Locke C, Schuna JM Jr, Han HO, Aguiar EJ, Green MA, Busa MA, Larrivee S, Johnson WD. Step-Based Physical Activity Metrics and Cardiometabolic Risk: NHANES 2005-2006. Med Sci Sports Exerc. 2017 Feb;49(2):283-91.
27) Ford ES, Schulze MB, Kröger J, Pischon T, Bergmann MM, Boeing H. Television watching and incident diabetes: Findings from the European Prospective Investigation into Cancer and Nutrition-Potsdam Study. J Diabetes. 2010 Mar;2(1):23-7.
27) Hu F. B., Li T. Y., Colditz G. A., Willett W. C., Manson J. E. Television watching and other sedentary behaviors in relation to risk of obesity and type 2 diabetes mellitus in women. JAMA. 2003;289(14):1785–91.
29) Joseph JJ, Echouffo-Tcheugui JB, Golden SH, Chen H, Jenny NS, Carnethon MR, Jacobs D Jr, Burke GL, Vaidya D, Ouyang P, Bertoni AG. Physical activity, sedentary behaviors and the incidence of type 2 diabetes mellitus: the Multi-Ethnic Study of Atherosclerosis (MESA). BMJ Open Diabetes Res Care. 2016 Jun 23;4(1):e000185.
30) Chomistek AK, Manson JE, Stefanick ML, Lu B, Sands-Lincoln M, Going SB, Garcia L, Allison MA, Sims ST, LaMonte MJ, Johnson KC, Eaton CB. Relationship of sedentary behavior and physical activity to incident cardiovascular disease: results from the Women's Health Initiative. J Am Coll Cardiol. 2013 Jun 11;61(23):2346-54.
31) Patel AV, Hildebrand JS, Campbell PT, Teras LR, Craft LL, McCullough ML, Gapstur SM. Leisure-Time Spent Sitting and Site-Specific Cancer Incidence in a Large U.S. Cohort. Cancer Epidemiol Biomarkers Prev. 2015 Sep;24(9):1350-9.
32) Rangul V, Sund ER, Mork PJ, Røe OD, Bauman A. The associations of sitting time and physical activity on total and site-specific cancer incidence: Results from the HUNT study, Norway. PLoS One. 2018 Oct 23;13(10):e0206015.
33) Garber CE, Blissmer B, Deschenes MR, Franklin BA, Lamonte MJ, Lee IM, Nieman DC, Swain DP; American College of Sports Medicine. American College of Sports Medicine position stand. Quantity and quality of exercise for developing and maintaining cardiorespiratory, musculoskeletal, and neuromotor fitness in apparently healthy adults: guidance for prescribing exercise. Med Sci Sports Exerc. 2011 Jul;43(7):1334-59.
34) Albert CM, Mittleman MA, Chae CU, Lee IM, Hennekens CH, Manson JE. Triggering of sudden death from cardiac causes by vigorous exertion. N Engl J Med. 2000 Nov 9;343(19):1355-61.
35) Mittleman MA, Maclure M, Tofler GH, Sherwood JB, Goldberg RJ, Muller JE. Triggering of acute myocardial infarction by heavy physical exertion. Protection against triggering by regular exertion. Determinants of Myocardial Infarction Onset Study Investigators. N Engl J Med. 1993 Dec 2;329(23):1677-83.
36) Thompson PD, Franklin BA, Balady GJ, Blair SN, Corrado D, Estes NA 3rd, Fulton JE, Gordon NF, Haskell WL, Link MS, Maron BJ, Mittleman MA, Pelliccia A, Wenger NK, Willich SN, Costa F; American Heart Association Council on Nutrition, Physical Activity, and Metabolism; American Heart Association Council on Clinical Cardiology; American College of Sports Medicine. Exercise and acute cardiovascular events placing the risks into perspective: a scientific statement from the American Heart Association Council on Nutrition, Physical Activity, and Metabolism and the Council on Clinical Cardiology. Circulation. 2007 May 1;115(17):2358-68.

37) Hootman J. M., Macera C. A., Ainsworth B. E, Addy CL, Martin M, Blair SN. Epidemiology of musculoskeletal injuries among sedentary and physically active adults. Med Sci Sports Exerc. 2002;34(5):838-844.

38) Hootman J. M., Macera C. A., Ainsworth B. E., Martin M, Addy C. L., Blair S. N. Association among physical activity level, cardiorespiratory fitness, and risk of musculoskeletal injury. Am J Epidemiol. 2001;154(3):251-258.

39) Pan B, Ge L, Xun YQ, Chen YJ, Gao CY, Han X, Zuo LQ, Shan HQ, Yang KH, Ding GW, Tian JH. Exercise training modalities in patients with type 2 diabetes mellitus: a systematic review and network meta-analysis. Int J Behav Nutr Phys Act. 2018 Jul 25;15(1):72.

40) YYang Z, Scott CA, Mao C, Tang J, Farmer AJ. Resistance exercise versus aerobic exercise for type 2 diabetes: a systematic review and meta-analysis. Sports Med. 2014 Apr;44(4):487-99.

41) Schwingshackl L, Missbach B, Dias S, König J, Hoffmann G. Impact of different training modalities on glycaemic control and blood lipids in patients with type 2 diabetes: a systematic review and network meta-analysis. Diabetologia. 2014 Sep;57(9):1789-97.

42) Carlson DJ, Dieberg G, Hess NC, Millar PJ, Smart NA. Isometric exercise training for blood pressure management: a systematic review and meta-anaysis, Mayo Clin Proc. 2014;89(3):327-334

02

심리적 웰빙과 운동

핵심 point

- √ 심리적 웰빙의 중요성을 인식한다.
- √ 우리나라 성인의 심리적 웰빙 수준을 확인한다.
- √ 운동 참여가 심리적 웰빙에 미치는 효과를 확인한다.
- √ 운동 참여 시 어떤 방법과 태도가 효율적인지 알아보고 이를 일상생활에서 실천할 수 있다.

1. 들어가며

개인의 심리적, 정신적, 정서적, 감정적 측면에 '웰빙'이나 '건강' 같은 용어를 붙여 심리적 웰빙, 심리적 건강, 정신 건강, 정신적 웰빙, 정서적 건강 등으로 표현한다. 이런 경향을 따르며, 이 교재에서는 운동이 스트레스, 우울, 불안 감소에 효과가 있고, 인지기능 개선, 행복감 증진, 감정 조절 및 정서적 안정, 행복감 증대 등 삶의 만족도를 높여 삶을 긍정적이고 바람직한 상태로 유지한다는 차원의 심리적 웰빙psychological well-being이란 용어를 사용한다.

세계보건기구WHO가 이미 1946년에 건강을 '질병이 없거나 허약하지 않은 상태뿐 아니라 신체적, 정신적, 사회적으로 완전한 안녕 상태에 있는 것(Health is a complete state of physical, mental and social well-being and not merely the absence of disease or infirmity)'이라 정의했듯, 심리적 · 정신적 측면은 건강을 논의하는 데 있어 매우 중요하다. 신체와 정신, 사회적 조건은 건강에 유기적으로 상호작용하기 때문이다.

■ 신체적 건강과 정신적 건강의 상호 관계:

- 규칙적인 운동은 스트레스를 줄이고 우울증을 예방하며 인지기능에 도움을 준다. 반대로, 신체적 질병이나 통증 혹은 허약은 정신 건강 문제를 일으킬 수 있다.
- 정신적 건강 상태는 면역 체계, 심혈관 질환, 통증 관리, 질병 회복 등에 주요한 영향을 미치는 요인이다.

■ 정신적 건강과 사회적 건강의 상호 관계:

- 긍정적인 정신 상태는 보다 수월한 의사소통과 원만한 관계 형성 능력을 형성함으로써 더 나은 사회적 관계를 유지한다.
- 긍정적인 사회적 관계는 정서적, 정신적 안녕을 촉진할 뿐만 아니라, 자존감과 자기효능감이 향상되며 스트레스 관리에도 중요한 역할을 한다. 반면, 사회적 고립이나 관계 문제는 우울증, 불안, 스트레스를 유발한다.

■ 사회적 건강과 신체적 건강의 상호 관계:

• 사회적 지지를 받는 사람들은 면역 체계가 강화되고, 스트레스를 잘 관리하며, 운동 동아리 참가 증대 등으로 건강한 생활 습관이 촉진된다. 또한, 질병 회복 속도가 빠르고 노화 과정의 완화 가능성이 높다.

• 건강한 신체 상태는 과제를 해결하기 위해 더 많은 에너지를 제공하고, 사회적 활동에 적극적으로 참여할 수 있게 한다.

결국 세계보건기구가 앞서 정의했듯, 완전한 건강은 신체적, 정신적, 사회적으로 모두 안녕한 상태이어야 함에도, 우리는 건강 개념과 내용을 특정 영역에만 국한해 관심을 두는 건 아닌지 살펴봐야 한다. 이 장은 그런 측면에서 건강의 '심리적' 차원을 다루고자 한다.

2. 현대인들의 심리적 웰빙

심리적 웰빙이란 '개인의 심리적 건강 상태'라 할 수 있으며, 심리적 건강은 크게 정신적 건강mental health과 정서적 건강emotional health으로 구분될 수 있다. 정신적 건강은 인지적 요인으로서 현실을 정확하게 인식하고 합리적 판단과 대응이 가능한 능력을 의미한다. 반면, 정서적 건강은 감정이나 기분, 느낌 등을 포함하며 사건이나 상황에 반응하는 방식과 능력을 뜻한다. 이와 같은 심리적 웰빙은 크게 여섯 개 차원으로 구분하여 설명될 수 있다.[1)]

- **자기 수용**(self acceptance): 자신을 있는 그대로 수용하는 능력으로서 자기의 긍정적 측면뿐 아니라 부정적 측면까지도 그대로 받아들이고 인정한다.
- **긍정적 대인 관계**(positive relations with others): 타인에 대한 공감과 애정을 가지며 신뢰할 수 있는 관계를 유지하고 타인의 행복과 복지welfare에 관심이 있다.
- **자율성**(autonomy): 외부의 기대나 압력에 의한 것이 아닌 자기 스스로의 신념과 판단에 근거하여 결정을 내리고 행동한다.
- **환경에 대한 숙달**(environmental mastery): 주위 환경을 잘 이해하고 자신에게 적합

하도록 조절 및 관리함과 동시에, 필요에 따라 적응 및 변화할 수 있다.

- **삶의 목적**(purpose of life): 삶의 의미와 목적을 분명히 하고 그걸 달성하기 위한 노력을 투입함으로써 적극적인 삶을 만들어 간다.
- **개인적 성장**(personal growth): 자기 발전에 적극적이며 새로운 경험과 도전을 통해 성장하고 변화하려는 시도를 지속한다.

위의 심리적 웰빙의 여섯 개 차원은 개인에게는 각각의 능력으로 평가될 수 있으며 그 능력을 평가해 본다면, 자신의 심리적 웰빙 수준을 가늠할 수 있다. 또한 그 능력을 보충하는 것이 심리적 웰빙을 증진하는 길이 된다.

1) 우리나라 성인의 심리적 웰빙

심리적 웰빙을 크게 정신적 영역과 정서적 영역으로 구분한다면, 이 영역의 건강 상태를 확인할 수 있는 우리나라 성인들의 스트레스 인지율, 우울 증상 경험률, 자살률, 수면 실태[2)]를 확인해 봐야 한다.

(1) 스트레스 인지율

2022년을 기준으로 국내 19세 이상 성인들이 일상 중에 스트레스를 '대단히 많이'나 '많이' 느끼는 정도는 평균 25.6%(남자 23.7%, 여자 27.43%)였다. 〈그림 2.1〉에 제시된 최근 5년 간의 결과처럼, 여자가 남자보다 스트레스 인지율이 높았다. 이는 정부가 집계를 시작한 1998년(IMF 시절)을 제외하고, 줄곧 같은 경향을 보이는 결과다.

여자가 남자보다 스트레스 인지율이 높다는 건 사회적, 문화적, 심리적, 경제적, 생리적 요인이 복합적으로 작용하며 스트레스원^stressor^에 노출되는 빈도가 높거나 보다 민감하게 반응한다고 볼 수 있다. 현대 여성은 가정과 직장에서 '이중 역할'을 수행하면서도 가정에서는 전통적으로 여성으로서의 역할도 함께 요구되며 사회에서는 성차별적 문화와 사회적 기대가 부족하여 자존감에 영향을 미칠 수 있다. 또한, 임신과 출산 등으로 남자보다 직업에 대한 안정성도 부족한 편이며, 여기에 생물학적 특성인 생리, 폐경 등 생리적 변화와 여성의 삶에서 중요한 의미로 강조되는 임신과 출산이 중요한 생애 전환기로 기능한다.

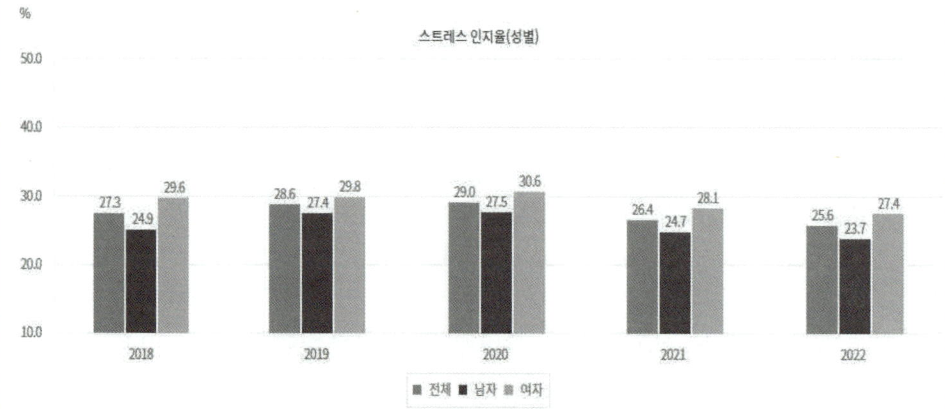

※스트레스 인지율: 평소 일상생활 중에 스트레스를 '대단히 많이' 또는 '많이' 느끼는 분율, 만 19세 이상

[그림 2.1] 스트레스 인지율(출처: 질병관리청, 2023)

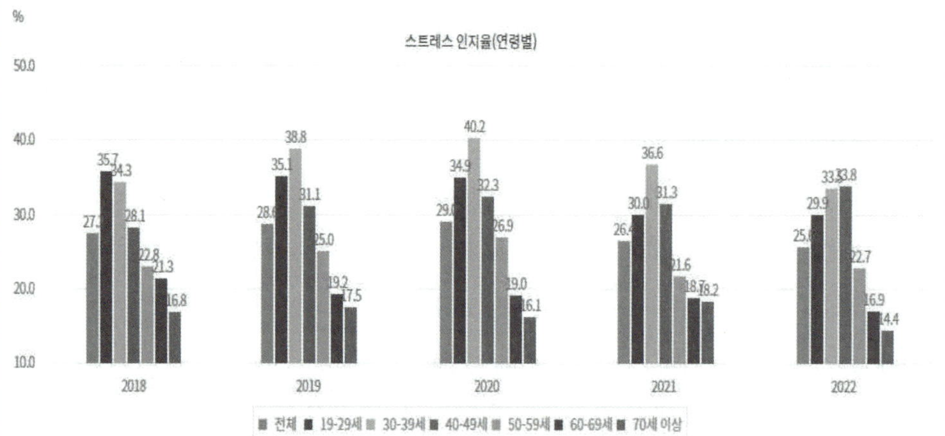

[그림 2.2] 연령별 스트레스 인지율(출처: 질병관리청, 2023)

〈그림 2.2〉는 연령별 스트레스 인지율을 나타낸 결과다. 연령대별로 보면 20대(19~29세) 29.9%, 30대 33.5%, 40대 33.8%, 50대 22.7%, 60대 16.9%, 70대 14.4%로 나타났다. 최근 5년간을 걸쳐 보면, 30대와 40대까지는 스트레스가 증가하다가 이후로는 점차 줄어드는 양상을 보인다.

(2) 우울 증상 경험률

최근 1년 동안 연속적으로 2주 이상 일상 생활에 지장이 있을 정도로 슬프거나 절망감 등을 느낀 우울감 경험률은 21년 19세 이상 성인 기준, 남자 8.4%, 여자 14.0%, 평균 11.2%로 나타났다. 스트레스와 같이 여자가 높게 나타난 경향을 보인 것이다. 이런 현상은 집계를 시작한 2005년 이후 일정하게 나타나고 있다.

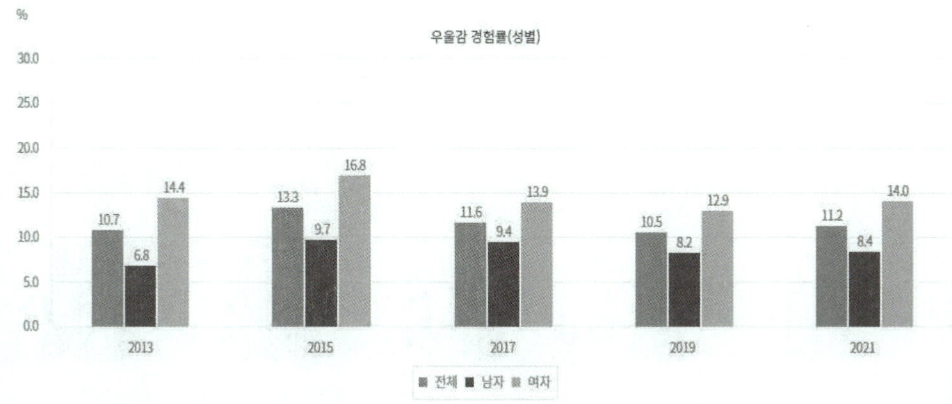

※ 우울감 경험률: 최근 1년 동안 연속적으로 2주 이상 일상생활에 지장이 있을 정도로 슬프거나 절망감 등을 느낀 분율, 만 19세 이상

[그림 2.3] 우울감 경험률(출처: 질병관리청, 2023)

우리나라 성인들의 스트레스와 우울 증상 모두 여자가 남자보다 높게 나타나는데 그렇다면 스트레스와 우울 증상은 어떤 상호관계[3)4)]를 가지고 있을까?

첫째, 스트레스는 우울 증상의 주요 유발 요인 중 하나다. 스트레스는 뇌의 신경전달물질 시스템인 세로토닌, 노르에피네프린, 도파민에 영향을 미쳐 기분 조절 기능을 약화한다. 둘째, 만성적 스트레스는 신경계에 부정적인 영향을 미쳐 우울 증상을 포함한 여러 정신 건강 문제를 초래한다. 셋째, 스트레스 수치가 높으면 코티솔 같은 스트레스 호르몬이 과도하게 분비되고 그것이 장기화되면 뇌의 해마 등에 영향을 미쳐 기분 조절에 부정적으로 작용한다. 넷째, 스트레스는 우울 증상을 경험하게 할 가능성을 높이고, 우울 증상을 겪게 되면 다시 스트레스에 더 민감하게 반응하게 된다. 즉, 악순환에 빠진다.

결국, 스트레스와 우울 증상은 서로 강한 연관성을 보이기에, 스트레스 관리가 우울 증상 예방 및 치료에 중요할 수밖에 없다. 물론, 우울증은 스트레스 외에 유전적, 환경적, 심리적 요인에 의해 복합적으로 영향을 받는다.

특히 〈그림 2.4〉에서 보듯이, 우울감 경험률이 30대와 40대보다 20대가 더 높고, 이것이 다시 50대부터 높아지는 경향에 주목해야 한다.

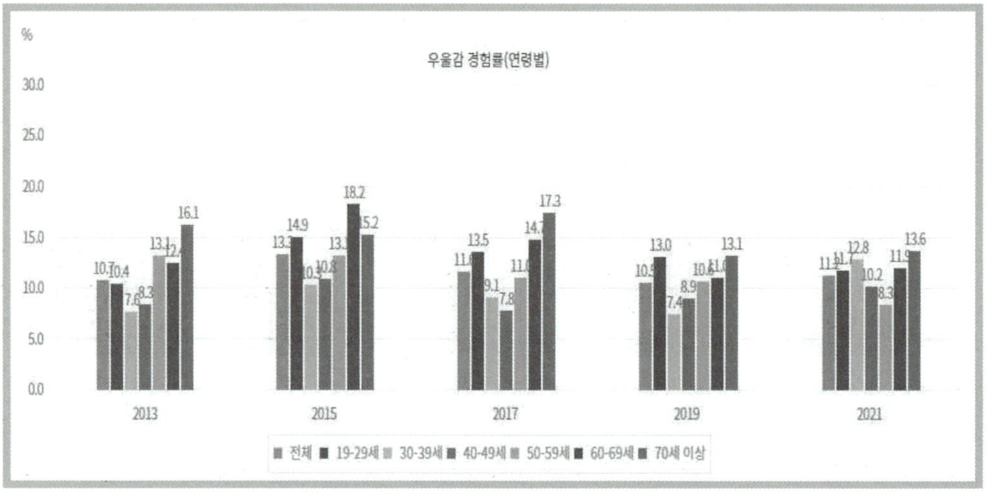

[그림 2.4] 연령별 우울감 경험률(출처: 질병관리청, 2023)

우리나라 대학생의 경우(20대), 취업, 학업 성취, 미래에 대한 불확실성, 사회적 기대 등으로 극심한 스트레스를 경험한다. 특히 성취 지향적이고 경쟁적인 문화와 주위의 과도한 기대 등으로 부적응적 완벽주의maladaptive perfectionism[a]가 높아지고 이런 성향은 높은 스트레스와 우울증을 유발하게 된다. 따라서 현실적인 목표 설정과 자기 수용을 강화하는 심리적 지원을 받는 것이 바람직하다.

(3) 자살

우울 증상의 최대 위험은 바로 자살이다. 우울 증상과 자살의 관련성은 이미 통계청(1996)에서 '우울증을 앓는 환자의 15%가 자살로 생을 끝낸다'고 밝힌 바 있다. 그만큼 우울증의 영향은 막대하기에 세계보건기구에서는 21세기 3대 질병 중 하나로 우울

---

a) 개인이 자신이나 타인에게 비현실적이고 지나치게 높은 기준을 설정하고, 이를 달성하지 못했을 때 과도한 비난이나 부정적인 감정을 경험하는 특성

증을 꼽기도 했다.[5] 우리나라 사망원인 중 6위가 바로 자살인데, 특별한 상황이었던 코로나19로 인한 사망률이 3위인 것도 감안할 필요가 있다.

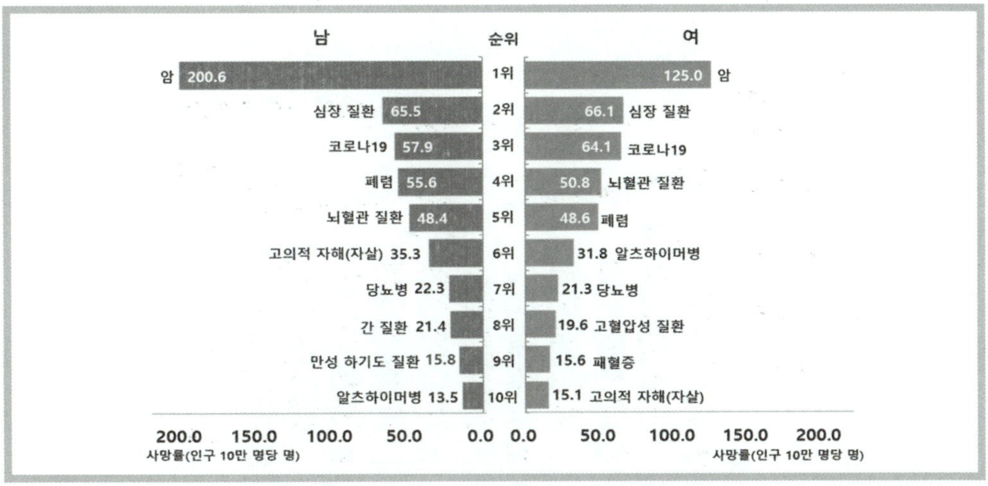

[그림 2.5] 성별 사망원인 순위(출처: 통계청, 2023)

	0세	1-9세	10-19세	20-29세	30-39세	40-49세	50-59세	60-69세	70-79세	80세 이상
1위	출생전후기에 기원한 특정 병태 107.6 (47.4%)	악성신생물 2.1 (18.8%)	고의적 자해(자살) 7.2 (42.3%)	고의적 자해(자살) 21.4 (50.6%)	고의적 자해(자살) 25.3 (37.9%)	악성신생물 37.0 (25.8%)	악성신생물 100.6 (32.7%)	악성신생물 257.4 (38.0%)	악성신생물 632.6 (31.0%)	악성신생물 1303.1 (14.1%)
2위	선천 기형, 변형 및 염색체 이상 38.9 (17.2%)	선천 기형, 변형 및 염색체 이상 1.0 (9.1%)	악성신생물 2.0 (12.1%)	악성신생물 3.9 (9.1%)	악성신생물 11.1 (16.7%)	고의적 자해(자살) 28.9 (20.2%)	고의적 자해(자살) 29.0 (9.4%)	심장 질환 52.7 (7.8%)	코로나19 172.1 (8.4%)	코로나19 946.0 (10.2%)
3위	영아 돌연사 증후군 15.7 (6.9%)	코로나19 0.8 (6.8%)	운수사고 1.5 (8.9%)	운수사고 3.5 (8.4%)	심장 질환 3.8 (5.7%)	간 질환 12.4 (8.7%)	심장 질환 24.2 (7.9%)	뇌혈관 질환 42.2 (6.2%)	심장 질환 172.0 (8.4%)	심장 질환 929.5 (10.1%)
4위	가해(타살) 4.0 (1.8%)	가해(타살) 0.6 (5.2%)	코로나19 0.5 (2.8%)	심장 질환 1.2 (2.8%)	간 질환 3.2 (4.8%)	심장 질환 10.3 (7.2%)	간 질환 23.4 (7.6%)	코로나19 39.6 (5.8%)	뇌혈관 질환 146.2 (7.2%)	폐렴 885.3 (9.6%)
5위	심장 질환 2.4 (1.1%)	심장 질환 0.4 (3.9%)	선천 기형, 변형 및 염색체 이상 0.4 (2.6%)	코로나19 0.8 (2.0%)	운수사고 2.8 (4.2%)	뇌혈관 질환 8.7 (6.1%)	뇌혈관 질환 18.4 (6.0%)	고의적 자해(자살) 27.0 (4.0%)	폐렴 130.3 (6.4%)	뇌혈관 질환 661.8 (7.2%)

(단위: 인구 10만 명당 명, %)

[그림 2.6] 연령별 5대 사망원인 사망률 및 구성비(출처: 통계청, 2023)

구체적으로 보면, 자살률은 인구 10만 명당 25.2명(남자 35.3명; 여자 15.1명)으로 전체 사망률의 3.5%이며, 하루 평균 36.6명이 자살로 생을 마감한다.[6] 여기에서 남자의 자살률이 높게 나타나지만, 자살 시도는 여자가 약 1.8배 높다는 점에 주목해야 한다. 또한 놀라운 건 10대, 20대, 30대의 사망원인 1위, 40대와 50대의 사망원인 2위, 60대의 사망원인 5위가 바로 자살이라는 점도 간과해선 안 된다.

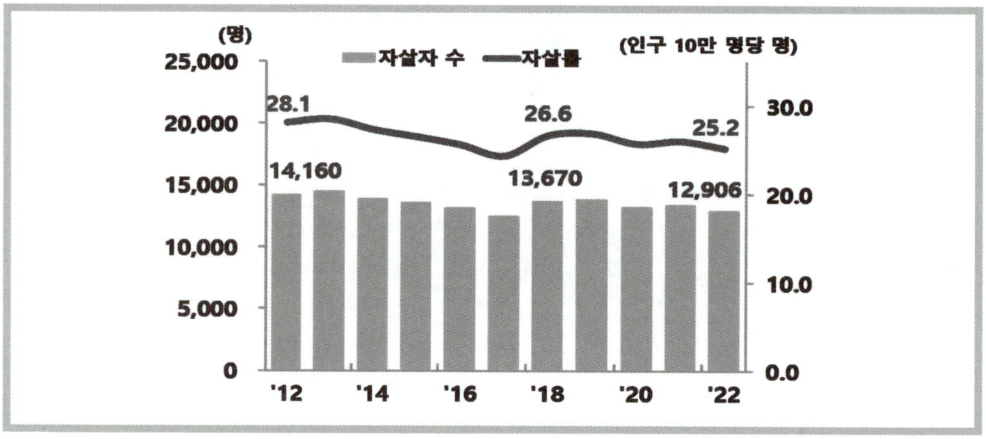

[그림 2.7] 자살자 및 자살률 추이(출처: 통계청, 2023)

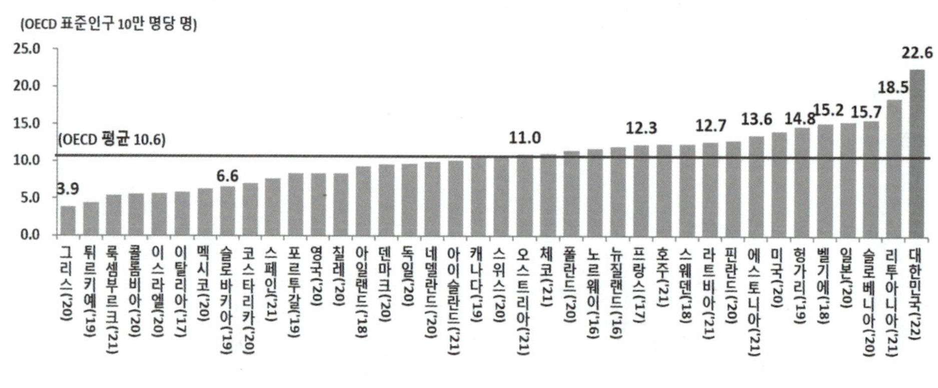

* OECD. STAT, Health Status Data(2023. 9. 추출), 우리나라 최근 자료는 OECD 표준인구로 계산한 수치
* OECD 평균은 자료 이용이 가능한 38개 국가의 가장 최근 자료를 이용하여 계산

[그림 2.8] OECD 국가 자살률 비교(통계청, 2023)

위의 연속되는 그림에서 볼 수 있듯, 우리나라의 자살률은 경제협력개발기구OECD 가입국 중 2003년 이후, 30년째 1위인 안타까운 상황이다. 과연 이와 같은 정신적 건강의 부정적 양상으로 나타나는 자살 문제는 어떻게 해결할 수 있을까?

이번 장에서는 건강 요인 중 정신적, 정서적 요인의 중요성을 강조하고자 자살과 관련된 자료와 표현을 부득이 사용했으나, 이는 교육적 차원에서 언급되었음을 강조하고 싶다. 우리에게 '자일리톨' 로 잘 알려진 핀란드는 1990년에 인구 10만 명당 30명 이상의 자살률을 기록했다. OECD 국가 중에서는 2위, 세계적으로도 매우 높은 수준이었다. 우리나라가 2022년 기준, 22.6명이라는 것을 감안하면 얼마나 심각한 상황이었나를 알 수 있다. 그러나 이후, 핀란드 정부 차원에서 '자살 예방 프로젝트' 를 실행하여 2020년엔 자살률을 인구 10만 명당 13명 수준으로 낮췄다. 핀란드의 자살 예방 프로젝트에는 종합적인 정신건강 정책, 사회적 지원 확대, 자살 예방 프로그램과 함께 미디어 보도 가이드라인도 포함되어 있었다. 언론기관에서 자살 관련 기사를 자제하고 '자살' 이라는 단어를 사용하지 않는 것이었다. 핀란드 자살 예방 프로젝트 위원회의 보고서에 따르면 "자살은 마치 잔잔한 물속에 돌을 던지는 것과 같다" 고 한 것처럼, 한사람, 특히 유명인의 자살은 사회적으로 큰 파장을 일으키며 모방 자살의 영향을 불러일으킬 수 있고(베르테르 효과), '자살' 이라는 단어를 반복적으로 듣는 것만으로도 심리적으로 불안정한 사람에게는 좋지 않은 상황을 떠올릴 수 있는 악영향을 줄 수 있기 때문이다.

따라서 본 교재를 활용하는 학생들은 '자살' 이란 단어를 비롯해 부정적인 단어와 표현은 피하고 긍정적인 단어와 표현을 습관화할 것을 당부하고 싶다.

3. 운동의 심리적 혜택

현재 우리나라의 19세 이상 성인들이 평소 스트레스를 많이 받는다고 인지하는 비율이 25.6%이고 최근 1년 동안 연속적으로 2주 이상 일상생활에 지장이 있을 정도로 슬프거나 절망감 등을 느낀 우울감 경험률도 11.2%이며 자살로 생을 마감하는 인원이 하루 평균 36.6명으로 OECD 국가 중에서 단연 1위이다.

2024년도 국립정신건강센터 조사 결과에 따르면, 실제로 전국 15세 이상 69세 이하 국민의 73.6%가 지난 1년간 정신 건강 문제(심각한 스트레스, 수일간 지속되는 우울감, 스마트폰 중독 등)를 경험했다고 응답했다. 심각한 스트레스 경험자는 46.3%, 우울감 경험자는 40.2% 인터넷 및 스마트폰 등 중독 경험 비율은 18.4%, 자살 생각도 14.6%의 비율로 나타났다.[7] 문제는, 국민 상당수가 정신 건강 문제를 경험함에도 이를 해결하기 위해 전문가에게 도움을 받는 비율은 정신 건강 문제 여부를 떠나 전체 인구의 4.5%밖에 되지 않는다는 사실이다. 이처럼 정신 건강 서비스를 받지 않는 건 '나는 정신질환이 없다'거나 '스스로 해결할 수 있다', 혹은 '문제가 저절로 좋아질 것이다'나 '치료받는 것을 다른 사람들이 알면 어떻게 생각할까 걱정 되었다' 등의 이유 때문이었다.[7] 이렇듯 당사자의 안일함과 주변인들의 방관자적 태도가 정신적 고통과 심리적 어려움을 보다 악화시키고 있음을 명심해야 한다.

그러한 차원에서 심리적 웰빙을 추구하기 위한 좋은 방법 중 하나는 바로 운동 참여다. 운동은 신체적 건강뿐 아니라 심리적, 정신적, 정서적, 인지적, 사회적 측면에서 많은 긍정적인 효과를 가져다준다. 예를 들면, 스트레스 감소, 우울증과 불안 완화, 자기효능감 향상, 정신적 회복력 증가, 기분 개선, 정서적 안정, 자존감 향상, 인지기능 향상, 집중력 향상, 수면의 질 향상, 사회적 상호작용 증진 등이 그러한 혜택들이다. 여기에서는 이들 혜택 중 스트레스, 우울증, 불안장애, 수면장애에 대해 알아보고 이런 증상의 예방이나 개선을 위한 운동 방법을 소개한다.

1) 스트레스와 운동

(1) 스트레스

스트레스stress란 '자신의 능력과 과제의 요구 수준 사이에서 발생하는 심리적 · 생리적 반응'을 의미한다. 즉, 자기 능력을 넘어서는 과제 수준이 성공과 실패의 중요한 결과를 초래하는 상황에서 본인 능력과 과제의 요구 수준 간의 불균형으로 발생하는 심리적, 생리적 증상으로 볼 수 있다.

스트레스 발생과 원인은 다양하고 복잡하며 개인에 따라 차이를 나타낸다. 크게 개인의 '내적 요인'과 '외적 요인'으로 구분하여 그 발생 원인을 살펴볼 수 있다. 내적 요인으로는 개인의 성격과 태도, 사고 성향(긍정적, 부정적), 건강 문제 등이 포함된다. 반면, 외적 요인에는 직장 문제, 가정 내 문제, 사회적 기대와 압박, 경제적 문제 등이 작동한다. 이처럼 스트레스는 다면적이고 복합적이기에 각 원인이 상호작용하며 스트레스의 수준과 형태에 영향을 미친다.

스트레스는 질병으로도 연결된다. 스트레스로 인한 질병은 스트레스 요인stressor과 이에 대해 정신적, 신체적 항상성을 유지하려는 기제 사이에서 발생한다. 항상성을 유지한다는 건 우리가 생존하고 있음을 의미하며, 항상성 회복 능력이 크다는 점은 인체가 환경에 적응할 수 있는 능력이 크다는 점을 말해준다. 스트레스를 극복하여 항상성을 완전히 회복했을 경우, 인체의 적응력이 좋아지고 심신의 발달을 꾀하지만, 스트레스를 극복하지 못하면 인체의 기능이 조화를 이루지 못함으로써 인체 적응력이 감소, 궁극적으로 건강을 잃게 된다.[5]

중요한 사실은, 스트레스가 다양한 질병의 원인으로 지목되고 있으며 상당한 연관성을 지닌다는 점이다. 예를 들어, 심혈관 질환(심장병 및 고혈압 등), 소화기 질화(소화성 궤양, 과민성 대장 증후군 등), 대사 질환(비만, 당뇨병 등), 피부 질환(여드름, 건선과 습진 등), 근골격 질환(근육통, 긴장성 두통 등), 수면장애, 생식 건강 문제(불임, 월경 불순 등), 정신 건강 문제(우울증, 불안 장애 등)와 면역력 저하에 관련되는 것이다. 또한 스트레스는 각종 암 발생 위험을 증가시키는데, 그러한 기전으로는 스트레스가 면역 체계를 약화하고, 스트레스 호르몬인 코티솔이 나와 신체의 내분비 시스템에 영향을 미쳐 암세포의 증식을 촉진하며 신체의 염증 반응을 증가시키고 흡연, 음주, 불규칙한 식사, 운동 부족 등의 건강하지 못한 생활 습관을 갖게 하는 것이다.

스트레스로 인한 여러 증상에는 신체적 증상(두통, 근육 경직, 구역질, 땀, 심박수 증가 등), 정신적 증상(불안, 두려움, 우울, 걱정, 불면, 집중력 저하 등), 행동적 증상(손 떨기, 손톱 깨물기, 과잉행동, 공격성, 흡연 등) 등으로 구분할 수 있다.[5]

(2) 스트레스 감소를 위한 운동

운동을 하는 사람은 스트레스에 덜 민감하게 반응할 뿐 아니라, 스트레스를 받은 후에도 평상시 수준으로 더 빨리 되돌아간다. 또한 단기간 운동보다는 장기적인 운동이 훨씬 더 효과 있으며, 스트레스를 받는 동안보다는 스트레스를 받은 후 회복할 때 더 효과적이고 높은 수준의 스트레스를 견디는 데에도 효과적이지만 낮은 수준의 스트레스를 더욱 잘 견딘다.[8] 운동이 스트레스에 대한 반응성을 낮추고 회복력을 높이는 점은 호르몬 분비에 대한 영향, 교감신경계 적응, 심리적 능력 향상 및 정서적 상태 개선, 체력 향상 측면에서 설명이 가능하다.

첫째, 운동은 기분을 좋게 하고 통증을 줄이며 스트레스를 완화하는 엔돌핀을 분비하도록 돕는다. 또한 규칙적 운동은 코티솔(스트레스 호르몬) 수치 조절에도 도움이 된다.

둘째, 운동을 규칙적으로 하는 것은 스트레스에 반복적으로 노출되는 것과 마찬가지이며, 반복 운동은 교감신경계의 적응을 유발한다.

셋째, 운동을 통해 성취감을 느끼고 목표를 달성함으로써 자기효능감이 향상한다. 또한 운동은 우울증과 불안을 감소시키고 전반적인 기분을 개선함으로써 스트레스 요인에 대한 민감성을 낮추는 데에도 도움을 준다.

넷째, 체력이 좋아지면 스트레스 요인을 극복할 수 있다는 믿음이 높아져 스트레스를 더 효율적으로 관리할 수 있다.

운동이나 스포츠와 같은 신체활동 참여에서 개인의 성격, 반응, 재미, 여건, 그리고 참여 방법 및 태도 등에 따라서도 스트레스를 받거나 해소되기도 한다. 따라서 스트레스 해소에 적합하고 자신에게 알맞은 운동을 선택하는 것이 중요하다. 다음은 스트레스 해소를 위해 운동을 선택할 때 고려해야 할 주요 사항이다.

첫째, 개인의 선호도를 고려한다. 자기가 재미를 느낄 수 있는 운동 선택이 중요하다.

둘째, 개인의 체력 수준과 건강 상태를 고려한다. 자신의 체력과 운동 경험을 고려하고, 건강 상태나 신체 조건을 잘 따진 후 운동 종목과 운동 강도를 정한다.

셋째, 자기 성격을 고려한다. 만약 선택한 운동 종목이 자기 성격과 상반되는 특성을 갖고 있음을 발견했다면 종목을 바꿔야 한다. 그 운동이 더 큰 스트레스를 준다.

넷째, 자기 여건을 고려한다. 여건, 즉 활용할 수 있는 운동시간, 경제적 능력, 장소 접근성이 고려되지 않으면 운동을 지속하기도 어렵고 스트레스도 가중될 수 있다.

다섯째, 자연 속에서 할 수 있는 개방적 공간을 선택하는 게 효과적이다. 여건이 허락한다면, 가능하면 폐쇄된 공간이 아닌 자연과 함께할 수 있는 개방적인 공간에서의 운동 참여가 심리적 안정감, 긍정적 정서 증진, 주의력 회복 및 정신적 피로를 줄여 준다.

여섯째, 안전성을 확보한다. 운동 수행 시 안전이 보장되어야 하며 이를 위해 전문가의 지도나 조언을 받아 실시한다.

일곱째, 비경쟁적인 운동을 선택한다. 과도한 경쟁이 포함된 운동 참여는 오히려 스트레스를 증가시킬 수 있다. 경쟁은 재미 수준으로만 진행하는 게 좋다.

이와 함께 스트레스 해소를 위한 올바른 운동 방법과 태도에 대해서도 알아보자.

첫째, 현실적인 목표설정이 필요하다. 자기 능력이나 상황에 적절한 현실적 목표를 설정하는 게 좋다. 목표가 너무 높으면 오히려 스트레스가 발생할 수 있다.

둘째, 사회적 요소를 활용하자. 혼자보다는 여럿이 함께 함으로써 지루함을 없애고 재미있게 운동에 참여할 수 있다. 이때 친구나 가족과 함께 운동에 참여하게 되면 동기 부여가 강화되고 사회적 지지(social support)를 받을 수 있다.

셋째, 일관되고 규칙적인 참여가 효과적이다. 정기적인 운동 계획을 수립하고 가능하면 일정한 시간에 규칙적으로 운동해야 습관 형성과 장기적 참여에 도움이 된다. 예를 들어, 매주 3~5회, 아침 6시에서 7시까지 1시간 운동을 목표로 설정할 수 있겠다.

넷째, 점진성 원리를 적용한다. 운동에 입문할 단계에는 본인의 체력 수준에 맞게 운동강도를 설정하고 점진적으로 높이면서 자연스럽게 적응할 수 있도록 한다.

다섯째, 경쟁보다는 참가에 의미를 부여한다. 운동 참여가 경쟁보다는 참가에 의미를 두고 그 안에서 재미요인을 찾으려는 노력이 필요하다.

2) 우울증과 운동

(1) 우울증

우울증depression은 심리적, 신체적, 인지적 증상을 동반하는 정신 건강 장애로서 일상생활과 삶의 영위에 심각한 영향을 미칠 수 있다. 대표적인 증상으로는 기분 저하, 흥미나 즐거움 상실, 무기력, 자기 비하, 주관적 불행감, 자기 무가치감 등의 심리적 증상과 수면장애, 피로감, 식욕상실, 체중 변화 등의 신체적 증상이 있다.

우울증의 원인으로는 단일 원인보다는 다양한 요인들이 복합적으로 작용할 가능성이 높은데, 유전적 요인, 생화학적 요인, 심리적 요인, 사회환경적 요인 등이 있다. 우울증은 가족력이 있는 경우 발생 위험이 커진다. 세로토닌, 노르에피네프린, 도파민 같은 신경전달물질의 불균형이 우울증과 관련되며, 갱년기, 임신과 출산 등으로 인한 호르몬 변화도 영향을 미친다. 또한 스트레스나 자존감, 성격 요인도 영향을 미치며, 대인 관계, 사회적 고립, 경제적 문제도 우울증과 관련된다.

(2) 우울증 감소를 위한 운동

우울증을 감소시키려면 어떤 운동을 해야 할까? 유산소성 운동과 무산소성 운동 모두 효과가 있으며 그 차이도 없다는 게 중론이다.[9) 10)] 운동이 우울증 감소에 미치는 효과는 심리치료를 받거나 약물치료를 받는 것과 비슷하다. 초기에는 약물치료의 효과가 뛰어나지만, 약물치료는 두통이나 위장장애 같은 부작용을 고려해야 하고 기간이 늘어날수록 복용량을 늘려야 하며, 늘리지 않으면 우울증이 악화할 수 있다는 단점이 있다. 또한 연구에 따르면,[11] 운동 참여 6개월이 지나면 운동을 했던 우울증 환자가 약물 투여를 받은 환자에 비해 우울증 완치 비율이 더 높고 우울증 재발 배율은 낮은 것으로 밝혀졌다.[12] 결국 우울증 감소를 위한 가장 효과적이고 적극적인 방법으로는 전문적인 심리치료와 함께 장기적으로 운동에 참여하는 것이다. 운동이 우울증 감소에 어떤 효과를 가져오는지 종합하면 다음과 같다.

첫째, 운동의 우울증 감소 효과는 나이, 건강 상태, 인종, 사회경제적 지위, 성별 구분 없이 모두에게 나타난다.

둘째, 유산소성 운동과 무산소성 운동 모두 효과가 있다.

셋째, 운동은 심리치료로 우울증을 감소시키는 만큼 효과가 있다.

넷째, 우울증 감소를 위해서는 심리치료와 함께 장기적인 운동 참여가 가장 효과적이다.

다섯째, 운동 기간이 길수록 우울증 감소 효과는 더욱 커지며, 최소 4주 이상이 필요하다.

여섯째, 우울증이 약한 사람보다 중간 혹은 심한 우울증 환자에게 더 효과적이다.

일곱째, 운동에 따른 우울증 감소 효과는 체력 수준과 상관없이 나타난다.

여덟째, 운동 강도는 우울증의 변화와 관계가 없다.

3) 불안장애와 운동

(1) 불안장애

불안anxiety은 신체의 활성화 혹은 각성 상태activation or arousal of the body를 수반하는 초조함, 걱정, 우려 등의 부정적인 정서 상태로 정의된다. 과제가 과중하다고 느끼거나 불가능한 과제에 직면했을 때 과제 달성의 불확실성 때문에 야기되며 초조함, 걱정, 염려의 감정으로 특징되는데 감정 변화, 심박수 및 호흡 증가 등이 동반되는 것을 쉽게 감지할 수 있다.[13] 다양한 형태의 비정상적이고 병적인 불안과 공포로 인하여 일상생활에 문제를 일으키는 정신장애를 불안장애라고 한다. 우리나라 성인의 경우, 평생에 걸쳐 이 불안장애를 경험할 비율(평생 유병률)이 9.3%이고, 지난 1년간 경험한 비율(1년 유병률)은 3.1%였다.[7]

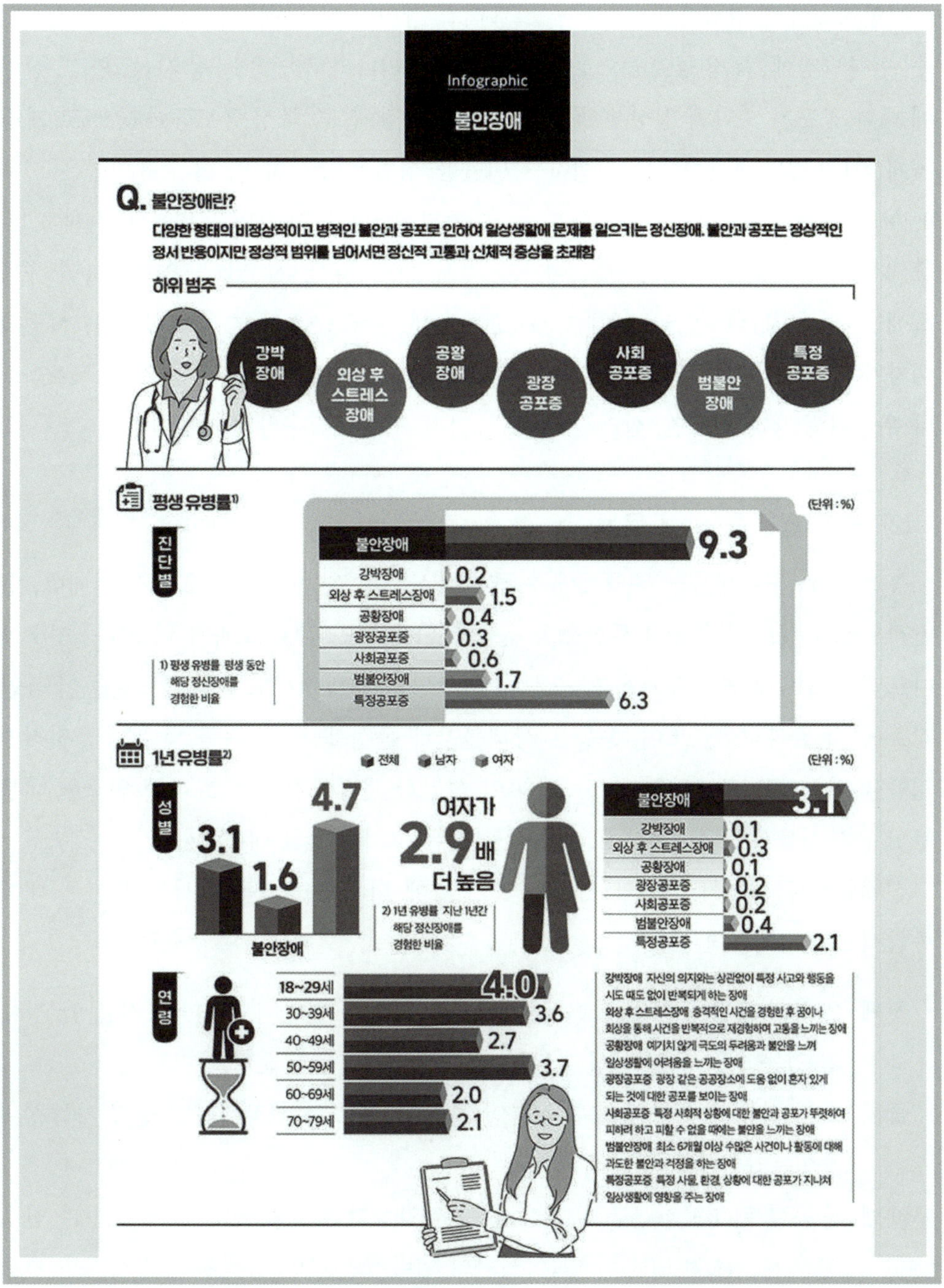

[그림 2.9] 불안장애 유병률(출처: 보건복지부, 2024)

불안장애에는 강박장애, 외상 후 스트레스 장애, 공황장애, 광장공포증, 사회공포증, 범불안장애, 특정 공포증으로 구분되는데 우리나라 성인은 특정 사물, 환경, 상황에 대한 공포가 지나쳐 일상생활에 영향을 주는 장애, 즉 특정 공포증이 6.3%로 가장 높게 나타났다. 불안장애를 경험하는 비율을 성별로 구분하면, 평생 유병률은 전체 9.3% 중에서 남자 5.4%, 여자 13.4%로 여자가 2.5배 높고, 1년 유병률은 전체 3.1% 중에서 남자 1.6%, 여자 4.7%로 여자가 역시 2.9% 높게 나타났다. 연령별 1년 유병률에는 18~29세(4.0%), 50~59세(3.7%), 30~39세(3.6%) 순으로 높게 나타난다. 이렇게 여자가 남자보다 불안장애를 높게 경험하는 것과 연령별 차이가 있는 것은 스트레스나 우울처럼 생리적 요인, 심리적 요인, 사회적 요인이 작용하기 때문이다.

(2) 불안 감소를 위한 운동

불안 감소를 위해서는 무산소성 운동과 유산소성 운동이 모두 효과가 있지만, 일반적으로 유산소성 운동이 무산소성 운동에 비해 불안 감소 효과가 더 크다. 연구에 따르면,[14] 104개 연구 결과를 메타분석^meta-analysis^한 결과에서도 유산소성 운동이 불안 감소에 더 효과적이었으며, 운동은 상태불안과 특성불안[b] 모두를 낮추는 긍정적인 영향을 미쳤다고 보고하였다. 단, 운동이 심리적 웰빙에 미치는 효과를 연구한 대부분이 유산소성 운동을 대상으로 하였다는 점은 고려해야 할 내용이다.[5]

신체활동과 운동이 성인의 여러 불안 결과에 미치는 영향을 조사한 문헌에 대해 종합적으로 정리하면,

첫째, 일회성 고강도 유산소 운동이나 저항 운동은 일반적으로 임상적 불안 장애가 있는 성인과 없는 성인 모두에서 상태 불안을 낮춘다.

둘째, 신체 활동 수준이 높을수록 불안 증상이 적고 불안 장애가 발생할 가능성이 줄어든다.

셋째, 운동 훈련(유산소 운동 및 저항 운동)은 임상적 불안 장애가 없는 성인과 만성 질환(예: 심혈관 질환)이 있는 성인의 일반적인 불안 증상을 감소시키는 것으

---

b) 상태불안(state anxiety)이란 특정 시점에서 상황에 따라 즉각적으로 변하는 초조함, 걱정, 우려 등의 부정적 정서이며, 특성불안(trait anxiety)은 특정 환경적 상황에서 비위협적인 상황을 위협적으로 인지하려는 개인의 행동 경향이다.

로 보이며 임상적 불안 장애가 있는 성인의 불안 장애 관련 증상을 감소시킨다.[15)]

불안 감소를 위해서는 규칙적이고 장기적인 운동 참여가 효과를 극대화할 수 있지만, 단기적이고 일회성 운동도 그 효과를 확인할 수 있다. 여러 연구 결과를 종합하면, 불안 감소에 대한 일회성 운동의 효과는 다음과 같다.[5)]

첫째, 일회성 운동은 상태불안을 감소시킨다.
둘째, 유산소성 운동이 무산소성 운동보다 상태불안을 감소시키는 데 효과적이다.
셋째, 최대심박수의 70% 이상의 운동 강도가 상태불안 감소에 더 효과적이다.
넷째, 운동 지속시간은 최소 20분 이상이어야 상태불안 감소에 효과적이다.
다섯째, 일회성 운동 후 상태불안 감소는 2~6시간까지 지속되다, 24시간 후에는 운동 전의 상태로 돌아온다.
여섯째, 위의 내용들을 정리하면 일회성 운동이 상태불안을 일시적으로 감소시키는 것은 물론 만성적 불안을 예방하는 역할을 한다.

일회성 운동의 효과가 특성 불안에는 별다른 영향을 주지 못하고 단지 상태불안 감소에 효과적이라 한다면, 장기간 운동은 상태불안뿐 아니라 특성 불안 감소에도 효과가 있다. 이는 특성 불안이 개인적 행동 성향이나 성격과 관련성이 높기 때문일 것이다. 다양한 연구가 밝힌 바에 따르면 불안 감소에 대한 장기간 운동의 효과는 다음과 같다.[5)]

첫째, 장기간 운동은 특성 불안을 감소시킨다.
둘째, 유산소성 운동이 무산소성 운동보다 특성 불안을 감소시키는 데 효과적이다.
셋째, 최대심박수의 70% 이상의 운동 강도가 특성불안 감소에 더 효과적이다.
넷째, 운동 지속시간은 최소 20분 이상이어야 효과가 있다.
다섯째, 운동 기간은 10주 이상이어야 특성 불안 감소에 효과가 있으며, 그 기간이 길면 효과는 더욱 커진다.

4) 수면장애와 운동

(1) 수면

수면은 생명체가 경험하는 자연스러운 휴식 상태로서, 신체의 회복과 재생을 돕고 면역기능을 강화한다. 또한 감정 조절과 스트레스 관리에도 중요하고 기억력과 학습 능력을 향상시켜 창의적 사고와 문제 해결 능력을 증진시킨다. 연령대별로 권장되는 수면시간은 다른데, 일반적으로 18세 이상 성인의 경우, 하루에 7시간 이상의 수면을 권고하고 있다.

[표 2.1] 연령대별 권장 수면시간(미국질병통제예방센터, 2024)

연령대	나이	매일 권장되는 수면시간
신생아(newborn)	0~3개월	14~17시간
영아(infant)	4~12개월	12~16시간(낮잠 포함)
유아(toddler)	1~2년	11~14시간(낮잠 포함)
취학 전(preschool)	3~5년	10~13시간
취학 연령(school age)	6~12년	9~12시간
청소년(teen)	13~17세	8~10시간
성인(adult)	18~60세	7시간 이상
성인(adult)	61~64세	7~9시간
성인(adult)	65세 이상	7~8시간

일반적인 수면장애의 형태는 불면증(잠들기 어렵거나, 잠을 유지하기 어렵고, 양질의 수면을 취하는 데 어려운 증상), 수면 무호흡증(수면 중에 호흡이 반복적으로 멈추거나 약해지는 증상), 하지불안증후군(다리를 움직이고 싶은 강한 욕구가 느껴지는 증상으로 주로 저녁이나 밤에 심해짐), 기면증(낮 동안 갑작스럽게 강한 졸음을 느끼고 잠에 빠지는 증상) 등이다. 건강보험심사평가원에 따르면, 국내에서 불면증으로 병원을 찾은 환자 수는 2017년 56만 명에서 2018년 59만 명, 2019년 63만 명, 2020년 65만 명, 2021년 68만 명, 2022년 72만 명, 2023년에는 74만 명을 넘어선 것으로 집계되어 꾸준히 증가하고 있었다.[16]

여기에 정신 · 행동장애, 기면증, 수면무호흡증, 하지불안증후군, 신경계 질환 등으로 정상적인 수면에 지장을 받는 환자를 더하면 그 숫자는 훨씬 더 많아진다. 전문가

들은 통상 불면증이 인구의 20% 이상이 경험하는 흔한 질환이지만, 그 심각성을 인지하지 못해 적기에 치료받지 못하거나 제대로 된 치료가 아닌 수면유도제 등의 약물에 지나치게 의존하고 있다고 지적한다.[17]

불면증 호소는 나이, 성별, 직업 및 사회경제적 지위 등과 같은 몇 가지 인구학적인 변인과 관련된다. 젊은 사람일수록 잠들기 어려운 불면증을 호소하는 경우가 많은데 비해, 중년 이후로 넘어갈수록 수면을 유지에 더 어려움을 보이고 아침에 일찍 깬다. 노년층으로 갈수록 불면증 유병률이 증가하는데, 이는 쇠퇴하는 건강 상태와도 관련된다. 여자가 남자보다 불면증 호소가 두 배 정도 많으며, 주부, 실업자, 과부나 홀아비, 독신자 사이에서 불면증이 더 많다.[18][19]

그렇다면, 충분한 수면의 건강상 이점과 수면 개선을 위한 습관에 대한 미국질병통제예방센터(2024)[20]의 설명 및 권고 내용을 보자. 충분한 수면의 건강상 이점으로 질병에 덜 걸리고 건강한 체중을 유지할 수 있으며 스트레스를 줄이고 기분을 좋게 한다. 또한, 심장 건강과 신진대사를 개선하고 만성질환(2형 당뇨병, 심장 질환, 고혈압, 뇌졸중) 위험을 낮추며 자동차 충돌 및 관련 부상이나 사망 위험을 줄일 뿐 아니라 주의력과 기억력을 좋게 만들어 일상 활동을 보다 잘 수행하게 한다. 이를 위해선 다음과 같은 수면 개선 습관을 익혀야 한다.

첫째, 날마다 같은 시간에 잠자리에 들고 일어날 것
둘째, 침실을 조용하게 하고 편안하며 시원한 온도로 유지할 것
셋째, 잠자리에 들기 최소 30분 전에 전자 기기를 끌 것
넷째, 잠자리에 들기 전에는 많은 식사와 술을 피할 것
다섯째, 오후나 저녁에는 카페인 섭취를 피할 것
여섯째, 규칙적으로 운동하고 건강한 식단을 유지할 것

(2) 수면장애 극복을 위한 운동

운동은 수면에 다양한 긍정적인 영향을 미친다. 수면의 질을 개선하고 잠들기까지 걸리는 시간을 단축하며 깊은 수면의 비율을 높인다. Kubitz 등(1996)은 64편의 연구물을 대상으로 메타분석을 실시한 결과, 정기적인 운동은 전반적으로 수면에 긍정적

인 효과를 미친다는 사실을 발견했다. 또한, 운동의 효과는 의약품을 복용하여 수면을 취하는 것과 같은 효과를 나타내며 유산소성 운동이 무산소성 운동보다 수면에 더 효과적이었다. 덧붙여, 운동은 빨리 잠에 들게 해주며 총 수면 시간을 길게 해주고 숙면을 취하도록 해주는 것으로 나타났다.[21)]

또한 일회성 운동과 수면에 관한 연구를 종합적으로 분석하기 위해 Youngstedt 등(1997)은 총 38편의 연구를 분석했는데, 그 결과 일회성 운동은 총수면 시간을 9.9분 늘렸고, 깊은 수면 상태인 서파수면 시간을 4.2분 증가시켰으며, 얕은 수면상태인 렘REM 수면시간을 7.4분 감소시키는 것으로 나타났다.[5)] 여기, 수면장애 극복을 위한 몇 가지 운동 지침이 있다. 참고해 보자.

첫째, 유산소성 운동이 무산소성 운동보다 수면에 긍정적인 영향을 미친다. 유산소성 운동과 무산소성 운동 모두 수면장애 극복에 효과가 있지만 유산소성 운동이 수면의 질을 향상시키고 잠들기까지 걸리는 시간(수면 잠복기)을 단축시키며 깊은 수면과 총 수면 시간을 증가시키는데 보다 일관되게 긍정적인 효과를 나타낸다.

둘째, 운동의 강도와 지속 시간은 개인의 상태에 따라서 결정한다. 운동 시간이 길고 강도가 높으면 일반적으로 수면 시간은 증가하지만, 개인의 상태나 운동 참여 시간대에 따라서 달라질 수 있다. 개인의 상태에 비해 운동 강도가 너무 높거나 시간이 너무 길게 되면 오히려 수면을 방해할 수도 있고 특히 늦은 시간대의 운동을 더욱 그럴 수 있다.

셋째, 취침 직전에 활기찬 운동을 하는 것은 자율신경을 흥분시켜 오히려 수면을 방해할 수 있다. 그러므로 운동 강도에 따라 잠자기 2~4시간 전에는 운동을 마치는 것이 바람직하다.

참고 문헌

1) Ryff CD. Happiness is everything, or is it? Explorations on the meaning of psychological well-being. J Pers Soc Psychol. 1989;57(6):1069.
2) 질병관리청. 2022 국민건강통계 국민건강영양조사. 2024. Available from https://kosis.kr/search/search.do?query=%EC%A7%88%EB%B3%91
3) Vadakkiniath IJ. Prevalence and correlates of stress, anxiety, and depression in patients with chronic diseases: a cross-sectional study. Middle East Current Psychiatry. 2023;30(1):66.
4) Wallensten J, Ljunggren G, Nager A, Wachtler C, Bogdanovic N, Petrovic P, Carlsson AC. Stress, depression, and risk of dementia - a cohort study in the total population between 18 and 65 years old in Region Stockholm. Alzheimers Res Ther. 2023 Oct 2;15(1):161.
5) 박세윤, 박정민, 박희근, 윤대현, 이상기, 이영란, 이왕록, 장학영, 정덕조, 현광석. 운동과 건강. 충남대학교출판부. 2016;304.
6) 통계청. 국가통계포털. 2024. [cited 2024 Jun 12] Available from https://www.kostat.go.kr/ansk/.
7) 보건복지부 국립정신건강센터. 2024. [cited 2024 Jun 12] Available from https://www.ncmh.go.kr/ncmh/main.do
8) Crews DJ, Landers DM. A meta-analytic review of aerobic fitness and reactivity to psychosocial stressors. Med Sci Sports Exerc. 1987 Oct;19(5 Suppl):S114-20.
9) North TC, McCullagh P, Tran ZV. Effect of exercise on depression. Exerc Sport Sci Rev. 1990;18(1):379-416.
10) LaFontaine TP, DiLorenzo TM, Frensch PA, Stucky-Ropp RC, Bargman EP, McDonald DG. Aerobic exercise and mood. A brief review, 1985-1990. Sports Med. 1992 Mar;13(3):160-70.
11) Babyak M, Blumenthal JA, Herman S, Khatri P, Doraiswamy M, Moore K, Craighead WE, Baldewicz TT, Krishnan KR. Exercise treatment for major depression: maintenance of therapeutic benefit at 10 months. Psychosom Med. 2000 Sep-Oct;62(5):633-8.
12) 김병준. 운동심리학 이해와 활용. 서울: 도서출판 무지개사. 2006
13) 한국운동지도협회. 일반운동지도사 양성교재. 고려의학. 2011
14) Petruzzello SJ, Landers DM, Hatfield BD, Kubitz KA, Salazar W. A meta-analysis on the anxiety-reducing effects of acute and chronic exercise. Outcomes and mechanisms. Sports Med. 1991 Mar;11(3):143-82.
15) Crombie KM, O'Connor PJ. Current Topics in Behavioral Neurosciences. Exercise and Anxiety. Berlin, Heidelberg: Springer Berlin Heidelberg. 2024;1-24.
16) 건강보험심사평가원. HIRA빅데이터개방포털. [cited 2024, Jul 30.] Available from https://opendata.hira.or.kr/home.do
17) 조인경. 국내 불면증 환자 68만명 … 수면제 없이도 잠드는 '디지털치료제'. 아시아경제. 2022 Jun 21. Available from https://www.asiae.co.kr/article/2022061014293334751
18) 서수균. 불면증. 학지사. 2000
19) 이재은, 조성훈. 수면장애에 대한 한방통합프로그램의 적용 연구. 동의신경정신과학회지. 2013:24(1):103-108.
20) U.S. Centers for Disease Control and Prevention. About Sleep. [cited 2024, Jul 30.] Available from https://www.cdc.gov/sleep/about/?CDC_AAref_Val=https://www.cdc.gov/sleep/about_sleep/how_much_sleep.html.
21) 한명우. 운동심리학. 도서출판 태근. 1999.

03

운동처방

핵심 point

√ 운동처방의 필요성을 이해한다.
√ 운동처방의 구성요소를 알고 본인의 건강체력 수준을 평가한다.
√ 운동처방의 원리를 이해한다.
√ 운동목적에 따른 운동유형별 FITT-VP 원리를 이해하고 적용한다.

1. 들어가며

대학생 시기는 성인기를 시작하는 중요한 출발점임에도 현재 대학의 교육환경은 건강생활 실천보다는 학업과 취업을 우선하는 문화로 이루어졌다. 이에 따라 좌업 생활 중심의 비활동적 생활 습관과 불규칙적 식사, 흡연, 음주 및 신체활동 부족 등 건강위험 요인에 노출될 수밖에 없는 상황이다. 이 시기의 신체활동 습관이 졸업 후 성인기의 신체활동 습관에 강한 영향을 미치는 예측 인자로 보고되며,[1] 대학생 시기의 규칙적 신체활동 참여는 신체 건강을 위한 긍정적 효과가 있고(86.1%), 신체활동을 참여하는 구체적인 이유로 건강 유지 및 체력 증진(77.8%), 체중조절 및 체형관리(45.5%), 여가선용(39.8%)으로 나타났다. 하지만 이 시기의 주 1회 이상 규칙적 신체활동 참여율은 2023년 57.6%로 다른 연령층에 비해 높은 실천율을 보였지만, 2022년 62.1% 보다 4.5%p 감소했다.[2]

최근 북미와 유럽 국가에서는 대학생의 건강에 관심을 갖고 다양한 사업을 수행하고 있다. 2007년 미국스포츠의학회[ACSM]에서부터 시작된 EIM[Exercise is Medicine on Campus]는 대학이 학생들의 신체활동 평가, 건강한 신체활동 습관 만들기, 운동처방을 위한 시스템을 제공하고 있다.[3] 또한 미국대학보건협회[ACHA]는 2000년부터 대학건강조사[ACHA-NCHA]를 통해 매년 상반기와 하반기 웹 기반의 대학생 건강 조사를 실시, 학업에 지장을 초래하는 건강 문제를 사전에 파악하고 효과적인 중재 프로그램을 통하여 건강한 캠퍼스를 구축하고자 수행되고 있으며, 지속하여 참여 대학을 확대해 나가고 있다.[4] [5] 대학생 시기 건강을 향한 관심이 높아지는 건 대학생 연령층이 청소년기에서 성인기로 변화하는 중요한 시기로 효과적인 중재를 통해 바람직한 건강생활 습관을 형성할 수 있도록 유도하는 것이 중요하기 때문이다.[6] [7]

2. 운동처방의 개요

1) 운동처방의 필요성

현대사회에서 기술과 생활환경의 변화는 생활의 편리함을 주고, 여가 시간 증가와 같은 이점이 있는 반면, 신체활동 부족physical inactivity에 의한 '운동 부족병'이라는 용어가 생겨나고, 이에 따라 체력 수준 저하, 근골격계 기능 감소, 면역력 감소, 대사증후군을 비롯한 각종 성인병의 원인으로 작용한다. 미국스포츠의학회에서 시작된 '운동은 약이다EIM' 운동처럼, 현대인들이 건강증진을 위해 생각하는 방법으로 규칙적 신체활동은 상위 랭커에 있다. 하지만 휴식이나 영양 섭취 등의 방법보다 편리성, 정보 부족, 시간, 비용, 게으름, 운동 방법 모름 등 규칙적 운동 실천을 하기에는 방해 요인이 많은 것도 사실이다.

그렇다면 규칙적 운동이나 신체활동이 모든 사람에게 건강증진을 위해 긍정적인 영향을 줄까? 운동처방 관점에서 보면, '모두 그런 건 아니다'라는 답이 옳을 것이다. 왜냐하면 같은 형태의 운동이나 운동 강도라고 해도 그 운동을 하는 대상자의 나이, 건강 상태, 체력 수준, 라이프스타일, 영양상태, 운동 목적 등에 따라 '약이 되는 운동 또는 독이 되는 운동'이 될 수 있기 때문이다. 즉, 본인에게 맞는 운동의 질과 양을 선택하여 실시하는 게 무엇보다 중요하다.

현대인에게 건강 증진을 위한 운동이나 신체활동의 중요성을 향한 관심과 정책 확대, 운동시설 인프라 확충에도 불구하고, 2023년 국민생활체육조사 결과에 따르면 우리나라 20대의 경우 자신의 체력 관리를 위한 정기적 체력 측정이나 검진에 따른 운동처방 서비스를 받아본 경험은 17.2% 수준으로 나타났고, 이러한 운동처방 서비스를 이용하지 않는 이유로는 체력 관리 방법 관련 정보나 지식이 없거나(51.0%), 비용이 많이 들어서(30.7%), 시설이나 프로그램이 없기 때문(17.9%)으로 나타나 운동처방에 대한 정부 정책 홍보나 본인에게 맞는 운동처방 필요성 및 중요성에 대한 관심 부족이 주원인으로 작용하고 있었다.[2)]

우리 주변을 살펴보면 건강증진을 위해 운동을 시작하는 단계에서 본인의 운동목적이나 환경(건강상태, 체력수준, 운동경험 등)을 고려하지 않고 운동 동료나 재미, 유행을 따라 운동 종목을 선택하는 경우가 많다. 실제로 걷기나 체조, 근력운동과 같은 운동보다는 골프, 테니스, 배드민턴, 축구, 야구 등 스포츠 종목으로서 경쟁이 있는 종목을 선호하는 추세이다. 스포츠활동의 경쟁이라는 요소는 자칫 본인의 수준을 넘어선 운동행태의 원인이 될 수 있기에 운동처방 관점에선 피해야 할 요소 중 하나다.[8)]

대학생 시기, 운동처방 절차에 따라 본인에게 맞는 운동처방서가 주어지면, 이를 이해하고 실행해 봐야 한다. 대학 졸업 후 연령 증가에 따른 신체적, 심리적 변화가 일어나고, 체력 증진이나 성인병 예방을 위해 운동의 필요성을 느낄 때 운동 실천에 따른 운동의 위험성과 운동 상해를 최소화하고 운동목적에 맞는 효과를 최대화할 수 있기 때문이다. 이를 위해 운동의 종목, 강도, 빈도, 기간, 양과 점증적 증가 등 운동의 질과 양의 요소를 결정하고 실행하는 과정을 '운동처방'이라 정의할 수 있다.

2) 운동처방 시 고려 사항

(1) 운동처방의 과정

운동처방의 과정process은 〈그림 3.1〉에서처럼, 본인의 성별, 나이와 건강 상태, 체력 수준, 운동 경험, 사회적 환경 등의 데이터를 기준으로 건강증진, 체력 향상, 성인병 예방, 체중조절, 여가 활동 등, 다양한 운동목적에 맞는 안전하고 효과적인 운동형태, 운동강도, 운동빈도, 운동기간, 운동량 등 개인별 운동프로그램을 작성해 나가는 과정이며 운동 참여 시 발생할 수 있는 잠재적 위험 요인 평가가 포함된다.

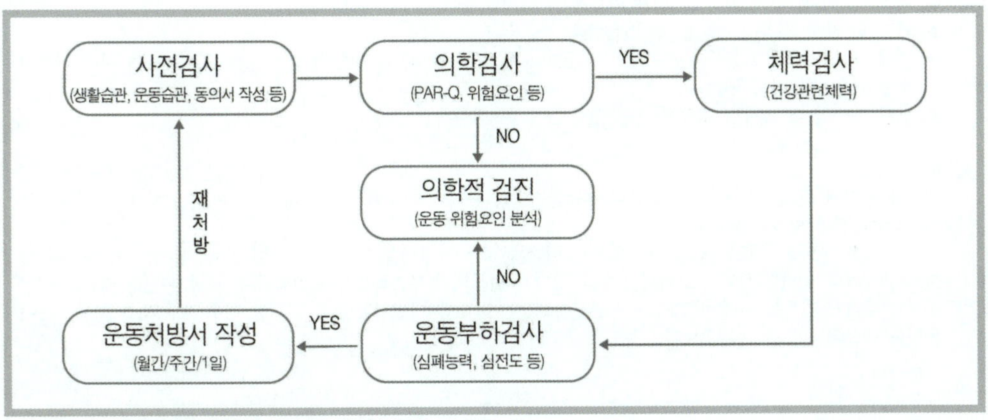

[그림 3.1] 운동처방 과정(프로세스)

운동처방 프로세스는 사전검사 단계에서 주로 문진이나 설문조사를 통하여 개인의 현재 생활습관, 식이습관, 음주, 흡연 관련 건강정보 수집과 운동처방 전반에 대한 안내 및 동의서 작성이 포함된다. 사전검사 단계 후 진행되는 의학검사(건강검진)단계에서는 현재 앓고 있는 질환(자각적 증상 포함), 과거병력, 가족력 등과 신체활동준비

PAR-Q+(신체활동 전 사전설문지)

모두를 위한 신체활동 준비 설문지

규칙적인 신체활동의 건강 혜택은 이미 잘 알려져 있다. 더 많은 사람들이 주당 매일 신체활동에 참여해야 한다. 신체활동의 참여는 대부분의 사람들에게서 매우 안전하다. 이 설문지는 당신이 신체적으로 더 활동적으로 수행하기 전에 의사와 운동전문가로부터 조언이 필요한지 또는 그렇지 않은지를 알려줄 것이다.

일반적인 건강 문항

아래 7개의 질문을 주의 깊게 읽고 각 문항에 솔직하게 '예' 또는'아니요'에 표시하세요.	예	아니요
1. 의사가 당신의 심장질환□이나 고혈압□에 대하여 이야기한 적이 있습니까?	□	□
2. 안정 시나 일상 활동 중 또는 신체활동을 할 때 가슴에 통증을 느낀 적이 있습니까?	□	□
3. 지난 12개월 동안 어지럼증으로 쓰러졌거나 의식을 잃은 적이 있습니까? * 현기증이 과호흡(과격한 운동 중 포함)과 관련이 있는 경우 아니요로 답하세요.	□	□
4. 심장병이나 고혈압 이외의 다른 만성질환으로 진단받은 적이 있습니까? 여기에 질환에 대하여 기술하세요. ______________________	□	□
5. 현재 만성질환을 치료하기 위해 처방약을 복용하고 있습니까? 여기에 질병과 약에 대하여 기술하세요. ______________________	□	□
6. 현재(또는 지난 12개월 이내) 신체활동을 통해 더 악화 될 수 있는 뼈, 관절 또는 연조직(근육, 인대 또는 힘줄) 문제가 있습니까? 과거에 문제가 있었다면 '아니요'로 대답하십시오. 여기에 질환에 대하여 기술하세요. ______________________	□	□
7. 의사가 의학적인 감독하에서만 신체활동을 해야 한다고 말했습니까?	□	□

◎ 위의 모든 질문에 '아니요'로 대답했다면, 당신은 명확하게 신체활동이 가능합니다. 참여 사인을 해 주세요.

- ▶ 훨씬 더 신체적으로 활동하기 시작하십시오. 천천히 시작하고 점진적으로 시작하십시오.
- ▶ 귀하의 나이에 맞게 가이드라인을 따르십시오.
- ▶ 건강 및 체력 평가에 참여할 수 있습니다.
- ▶ 만약 당신이 45세 이상이고 규칙적인 고강도 운동이 익숙하지 않다면, 이러한 강도로 운동하기 전에 검증된 운동 전문가와 상의하십시오.
- ▶ 만약 질문이 더 있다면 검증된 운동 전문가와 상의하십시오.

◎ 참여 선언

귀하가 동의에 필요한 법적 연령 미만이거나 간병인의 동의가 필요한 경우 귀하의 부모, 보호자 또는 간병인은 이 양식에 서명하시기 바랍니다.

아래 서명한 본인은 충분히 읽고 이해했으며, 이 설문지를 작성했습니다. 본인은 이 신체활동 승인이 완료된 날짜로부터 최대 12개월 동안 유효하며 본인의 상태가 변경되면 무효화됨을 인정합니다. 또한 본인은 커뮤니티/피트니스 센터가 기록을 위해 이 양식의 사본을 보관할 수 있음을 인정합니다. 이러한 경우 해당 법률을 준수하여 동일한 내용의 기밀을 유지합니다.

이름 ______________ 날짜 ______________ 서명 ______________

◎ 위의 모든 질문에 대해 하나 또는 그 이상 '예'라고 대답했다면, 2~3페이지의 설문지를 작성하세요.
(본장에서는 추가 설문지 생략함)

⚠ 다음과 같은 경우 더 활동적인 신체활동을 미루십시오.

- ✓ 감기나 열이 나는 것과 같은 일시적인 질병이 있다면 좋아질 때까지 기다리는 것이 가장 좋습니다.
- ✓ 임신한 경우 - 더 신체적으로 활동하기 전에 건강관리 종사자, 주치의, 검증된 운동 전문가와 상의하십시오.
- ✓ 건강상의 변화 - 어떤 신체적인 활동 프로그램을 지속하기 전에 이 문서의 2페이지와 3페이지의 질문에 답변하거나 의사 또는 검증된 운동 전문가와 상담하십시오.

[그림 3.2] 신체활동 준비 설문지(PAR-Q+)

검사지PAR-Q+ 등을 활용하여 체력 측정과 운동 참여 단계에서의 잠재적 위험 요소를 분석하여 운동 참여 판단에 대한 중요한 근거를 마련한다. 이를 통해 현재의 건강 상태 파악은 물론, 운동 시 건강상 위험을 초래할 수 있는 위험 요소를 파악함으로써 개인별 안전한 운동처방의 기준을 정하는 데 도움을 줄 수 있다.

먼저, 운동검사 전 사전 신체활동준비 설문지를 작성한다. 설문지 질문 중 한 개라도 '예'라 답하면 체력 측정 전 먼저 전문의료기관의 의학적 검진 또는 상담이 우선시 되어야 한다.[9] 추가적으로 잠재적 건강위험 요인 등 건강 상태 문진을 위한 기준은 〈표 3.1〉에 제시된 미국스포츠의학회ACSM 권고 사항, 즉 운동 전 관상동맥질환의 위험 요인 분류를 참고할 수 있다. 이 문진표를 이용하여 운동검사 전 낮은 위험군, 중간 위험군, 고위험군으로 분류될 수 있으며, 이렇게 분류함으로써 운동검사나 운동프로그램 실시에 신체활동 전문가의 필요성 유무가 결정된다.

[표 3.1] 관상동맥질환의 위험요인의 한계 분류[9]

위험요인

위험요인	
연령(age)	남자 45세 이상, 여자 55세 이상
가족력(family history)	아버지 또는 남자 형제중 55세 이전 그리고 어머니 또는 여자 자매중 65세 이전에 심근경색, 관상동맥 혈관재형성술 및 급사한 가족이 있음
흡연(cigarette smoking)	현재 흡연자, 6개월 이내에 금연자, 흡연 환경에 노출
고혈압(hypertension)	수축기 혈압 140mmHg, 이완기혈압 90mmHg 이상(2번측정시) 또는 항고혈압제 복용중
고콜레스테롤증(hypercholesterol)	저밀도지단백콜레스테롤 130mg/dl 이상, 고밀도지단백콜레스테롤 40mg/dl이하, 지질강하제 투약
혈당(impaired fasting glucose)	공복 혈당 126mg/dl 이상, 경구혈당강하제 투여 2시간 후 200mg/dl 이상, 당화혈색소 6.5% 이상
비만(obesity)	체질량지수 30kg/m2 이상, 허리둘레 남자 102cm 이상, 여자 88cm 이상
좌식생활(sedentary lifestyle)	최소 3개월 동안 주당 최소 3일, 중강도 신체활동을 30분 이상 참여하지 않음

음성위험요인

음성위험요인	
고밀도지단백콜레스테롤 (high serum HDL cholesterol)	60mg/dl 이상

사전검사 및 의학(건강)검사 결과 체력검사 단계 실시가 가능한 수준으로 판단되면 일반적으로 건강관련체력 측정 단계를 실시하는데 신체조성, 근력, 근지구력, 유연성, 심폐지구력을 측정 및 평가하게 된다.

건강 관련 체력검사는 건강증진을 위한 운동검사의 필수과정으로서, 구체적 목적은 첫째, 운동처방을 위한 체력 기초자료 제공, 둘째, 체력 향상을 위한 운동기능 평가자료 제공과 프로그램 처방 및 추후 관리자료 수집이며, 셋째, 동기유발을 위한 적절한 목표 제시, 넷째, 체력 검사 결과의 동일 연령별 기준치와 비교 및 자기 평가, 다섯째, 운동수행의 안전성 여부와 위험 요인의 세부적 분류 및 평가를 위해서다.

건강관련체력검사 후 필요하다면 정밀체력측정으로 운동부하검사를 실시한다. 운동부하검사는 트레드밀이나 고정식 자전거를 이용하여 우리 몸에 인위적으로 점증적 운동 부하를 주는 방식이다. 안정 시 관찰할 수 없었던 심장의 이상 증상을 '운동'이란 스트레스를 줘 여러 임상소견 차원에서 발견할 수 있으며, 운동 중 심폐능력(심장과 폐 기능)에 해당하는 최대산소섭취량^{VO2max}, 심박수, 혈압, 산소섭취량, 이산화탄소 배출량, 환기량, 호흡대사율이 분석된다.[c]

이 과정을 거치며 개인의 운동처방프로그램이 구성된다. 구성은 FITT-VP의 원칙에 따라, 운동의 질적 요소인 운동형태^{Type}, 운동강도^{Intensity}와 양적요소인 빈도^{Frequency}, 시간^{Time} 그리고 운동량^{Volume}, 진행^{Progression}을 구성하는데 개인의 운동목적, 체력수준, 건강 상태, 스케쥴, 주변 환경(시설) 등을 고려하고, 운동목적에 따른 평가와 피드백으로 운동프로그램을 재구성해야 효과적이다.

(2) 건강관련체력 측정 및 평가

체력 수준 평가는 운동처방 과정에서 일반적이고 필수적이다. 운동선수에게는 건강관련체력과 운동기능관련 체력 요인 모두 중요하지만, 건강증진이 주목적인 일반인들에게는 건강관련체력 요인을 측정하고 평가함으로써 본인의 체력 수준에 맞는 운동강도 및 시간 등 운동프로그램 구성에 기준이 될 수 있다. 건강관련 체력요인은 신체조성(체지방율)을 포함하여 근력, 근지구력, 유연성, 심폐지구력으로 구성되며, 대표적인 측정 방법과 평가 기준은 다음과 같다.[10]

(c) 추가로 심전도(EKG) 검사를 통해 부정맥, 협심증 등 관상동맥질환의 유무를 파악함으로써 운동 중 심장과 폐의 잠재적 위험요인을 평가, 운동 참여시 안전 여부를 판단하게 된다.

① 신체조성

신체조성은 체내 지방조직과 제지방(근육, 뼈, 기관 등) 조직의 상대적 양의 구성을 의미하며 특히 체지방율은 비만을 판정하는 기준이 된다. 신체조성 평가는 신체질량지수Body Mass Index; BMI, 요부와 둔부의 비율Waist Hip Ratio; WHR, 피하지방 두께 측정법, 초음파나 자기공명영상MRI 측정법 등 다양하지만, 여기에서는 최근 가장 대중적이고 간단하면서 신뢰성 높은 생체전기저항 분석법Bio impedance Analysis, BIA을 소개한다.

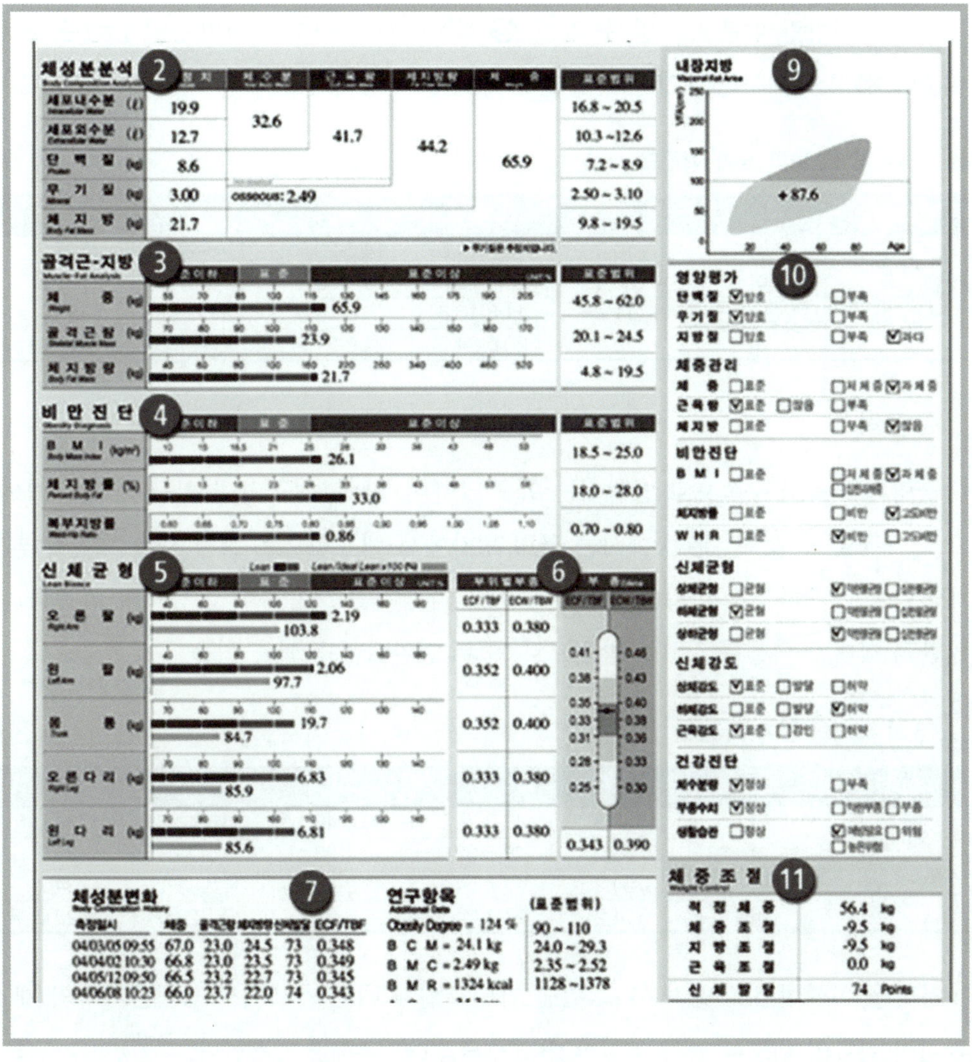

[그림 3.3] 생체전기저항 분석법을 활용한 신체조성 검사 결과 결과지의 예

생체전기저항 분석법은 인체가 전기를 전도할 수 있는 체액을 세포 내외에 함유하고 있다는 점을 근거로, 체내 고주파수를 전도시켜 이때 지방조직의 전기 저항값이 높다는 사실을 이용하여 체지방을 예측하는 방법으로 다양한 항목이 평가 가능하다. 앞선 〈그림 3.2〉의 결과지에서 평가할 수 있는 대표적 항목이 ❹에서 체지방율이다. 체지방율은 '체중에서 체지방 조직이 차지하는 비율'이다. 남자는 25%, 여자는 30% 이상일 때 비만으로 판정한다. 추가로, 근육량이나 신체 부위별 근육의 분포, 내장비만까지 추정할 수 있는 결과가 제공된다(표 3.2 참조). ❸ 항목에선 체중을 구성하는 근육량과 지방량의 분포를 알 수 있고, ❺ 항목에서는 신체 부위별 근육량 분포를 보여준다. ❾ 항목에서는 내장 지방량을 근거로 한 내장비만을 추정할 수 있다.

[표 3.2] 체지방율의 평가 기준표 (단위: %)

연령/등급	성별	수	우	미	양	가
19-24	남	〈10.7	10.8-14.5	14.6-20.5	20.6-27.5	〉27.6
	여	〈20.0	20.1-25.6	25.7-32.2	32.3-37.5	〉37.6
25-29	남	〈11.7	11.8-16.8	16.9-22.6	22.7-29.6	〉29.7
	여	〈20.4	20.5-24.7	24.8-31.9	32.0-37.0	〉37.1

② 근력

근력은 근육의 수축으로 발현되는 힘을 말하며, 악력, 배근력, 복부근력, 각근력 등으로 측정할 수 있고, 본 장에서는 근력 평가에서 대표적으로 많이 사용하는 악력과 배근력을 소개하고자 한다. 악력grip strength은 악력계를 사용하여 손가락의 협응력 및 일반적 최대 근력을 측정하는 방법으로, 주로 전완과 수근의 근력을 측정한다.

[표 3.3] 악력의 평가 기준표 (단위: kg)

연령/등급	성별	수	우	미	양	가
20-24	남	〉52.8	46.2-52.7	40.6-46.1	34.6-40.5	〈34.5
	여	〉33.0	28.5-32.9	23.4-28.4	19.5-23.3	〈20.0
25-29	남	〉54.2	47.7-54.1	41.2-47.6	34.8-41.1	〈34.7
	여	〉34.2	27.8-34.1	23.6-27.7	20.1-23.5	〈20.0

양발을 어깨너비로 벌려 서고, 팔을 자연스럽게 내린 자세에서 집게손가락의 제 2 관절이 직각이 되도록 폭을 조절한 후 2회 측정, 최고치를 기록한다.

배근력back strength은 악력과 함께 대표적인 근력 측정 항목으로 상지, 하지, 복부와 요부 근육을 포함한 전신 근력의 대표성을 갖는다. 측정 방법은 측정기 발판에서 양 발을 올린 후 곧게 편 후, 상체를 기울여 측정기 손잡이를 잡은 후 2회를 측정하여 최고치를 기록한다.

[표 3.4] 배근력의 평가 기준표 (단위: kg)

연령/등급	성별	수	우	미	양	가
20-29	남	〉151	135-150	116-134	96-115	〈95
	여	〉99	86-98	72-85	59-71	〈58

③ 근지구력

근지구력은 근력 발휘를 지속적으로 유지할 수 있는 능력을 의미하며, 여기에서는 일반적으로 많이 사용하는 측정 방법인 '팔굽혀펴기(여자는 무릎대고 팔굽혀펴기)'와 '윗몸일으키기'를 소개한다(표 3.5와 3.6 참조).

[표 3.5] 팔굽혀펴기의 평가 기준표 (단위: 회)

연령/등급	성별	수	우	미	양	가
20-24	남	〉45	35-44	20-34	5-19	〈4
	여	〉33	21-32	11-20	5-10	〈4
25-29	남	〉41	30-40	20-29	10-19	〈9
	여	〉30	20-29	10-19	4-9	〈3

[표 3.6] 윗몸일으키기의 평가 기준표 (단위: 회)

연령/등급	성별	수	우	미	양	가
19-24	남	〉63	55-62	43-54	32-42	〈31
	여	〉50	37-49	26-36	16-25	〈15
25-29	남	〉61	52-60	41-51	32-40	〈31
	여	〉46	36-45	24-35	14-23	〈13

팔굽혀펴기(Push-up, 남성), 무릎 대고 팔굽혀펴기(여성)를 측정하는데, 측정방법은 양발을 모으고 자신의 어깨너비 정도의 간격을 두고 팔을 벌려 봉을 잡고, 머리, 어깨, 등, 허리, 다리가 일직선이 되도록 한 후 시작과 함께 메트로놈에 맞춰 박자와 올바른 자세가 나오지 않을 때까지 실시한다. 무릎 대고 팔굽혀펴기는 양쪽 무릎을 지면에 대고 팔을 벌려 봉을 잡고 머리, 어깨, 등, 허리, 다리가 일직선이 되도록 자세를

취한 후 측정한다. 윗몸일으키기Sit-up는 누운 자세에서 무릎의 각을 90° 구부린 후, 양 손은 깍지를 낀 상태로 머리 뒤로 두고, 누워 1분간 정확한 자세로 실시한 횟수를 기록한다.

[표 3.5] 팔굽혀펴기의 평가 기준표 (단위: 회)

연령/등급	성별	수	우	미	양	가
20-24	남	〉45	35-44	20-34	5-19	〈4
	여	〉33	21-32	11-20	5-10	〈4
25-29	남	〉41	30-40	20-29	10-19	〈9
	여	〉30	20-29	10-19	4-9	〈3

[표 3.6] 윗몸일으키기의 평가 기준표 (단위: 회)

연령/등급	성별	수	우	미	양	가
19-24	남	〉63	55-62	43-54	32-42	〈31
	여	〉50	37-49	26-36	16-25	〈15
25-29	남	〉61	52-60	41-51	32-40	〈31
	여	〉46	36-45	24-35	14-23	〈13

④ 유연성

유연성이란 일반적으로 관절의 가동 범위와 근육이나 관절 주변 조직의 신장 능력에 의해 결정되는 건강 체력요인이다. 유연성은 운동수행 능력뿐 아니라 운동 시 상해와 밀접한 관련이 있다. 유연성을 평가하는 대표적인 방법으로는 앉아 윗몸앞으로 굽히기(체전굴)다. 측정 방법은 측정 장비에서 신발을 벗고 양 발바닥이 측정기구의 수직면에 완전히 닿도록 무릎을 펴고 앉은 후, 양발 사이의 거리가 5cm가 넘지 않도록 하여 양팔을 쭉 펴서 3초간 정지한 상태에서 2회 측정 후 최고치를 기록한다.

[표 3.7] 윗몸앞으로굽히기의 평가 기준표 (단위: cm)

연령/등급	성별	수	우	미	양	가
20-24	남	〉21.9	14.9-21.8	7.1-14.8	-4.8-7.0	〈-4.9
	여	〉27.2	20.6-27.1	12.6-20.5	1.7-12.5	〈1.6
25-29	남	〉23.0	15.0-22.9	6.0-14.9	-5.9-5.9	〈-6.0
	여	〉26.4	21.9-26.3	11.5-21.8	2.1-11.4	〈2.0

⑤ 심폐지구력

심폐지구력은 건강관련 체력요인 중 가장 중요한 요인으로 동적인 운동 상황에서 저-중-고강도 운동에 이르기까지 장시간 동안 운동을 수행하는 능력과 운동 중 활동 근육으로의 산소를 운반/소비하는 능력이다. 주로 호흡계, 심혈관계, 골격근계의 기능에 따라 능력이 결정된다. 심폐지구력을 측정하는 방법으로 먼저 실험실 환경에서 운동부하검사를 통한 최대산소섭취량 측정법, 스텝검사 방법과 필드검사 방법으로는 12분 달리기, 1,500m 달리기 등이 있으며, 최근에는 20m 왕복 오래달리기가 가장 보편적으로 사용되는 추세다.

[표 3.8] 20m 왕복오래달리기의 평가 기준표 (단위: 회)

연령/등급	성별	수	우	미	양	가
19-24	남	〉77	61-76	43-60	30-42	〈29
	여	〉43	30-42	19-29	14-18	〈13
25-29	남	〉77	54-76	35-53	23-34	〈22
	여	〉43	29-42	18-28	12-17	〈11

이는 20m 구간을 신호음에 따라 얼마나 왕복할 수 있는지로 측정되는데, 먼저 출발 지점에서 음원의 출발 신호를 기다린 후 출발 신호음이 울리면 20m 반대쪽으로 뛰어가 다음 출발 신호음이 울리기 전까지 대기한다. 출발 신호음 간격이 점점 짧아지므로 주의하며, 측정자는 지칠 때까지 신호음에 따라 20m 구간을 왕복한다. 만약 출발 신호음에 따라 20m 구간을 도착하지 못하면 1회 경고를 받고, 2회 경고 또는 체력적 한계에 도달하여 측정자가 더 이상 달릴 수 없을 때 측정은 종료된다.

3. 운동처방의 구성요소

1) 운동처방의 조건

운동처방에는 첫째, 안전성, 둘째, 효과성, 셋째는 장기간 즐길 수 있는 운동을 그 조건으로 권장된다. 운동프로그램의 운동강도 설정 시 운동 실시에 따른 효과를 기대할 수 있는 최소한의 운동강도를 유효한계라 하며, 그 이상의 강도로 운동할 때 심혈관계 부담이나 부상 위험이 커질 수 있는 강도(수준)를 '안전한계'라 한다. 대개 운동강도는 본인 스스로 느끼는 자각적 운동강도 평가법과 심박수를 통한 모니터링으로 평가되며, 체력 수준이 높을수록 유효한계와 안전한계 범위는 넓어진다.

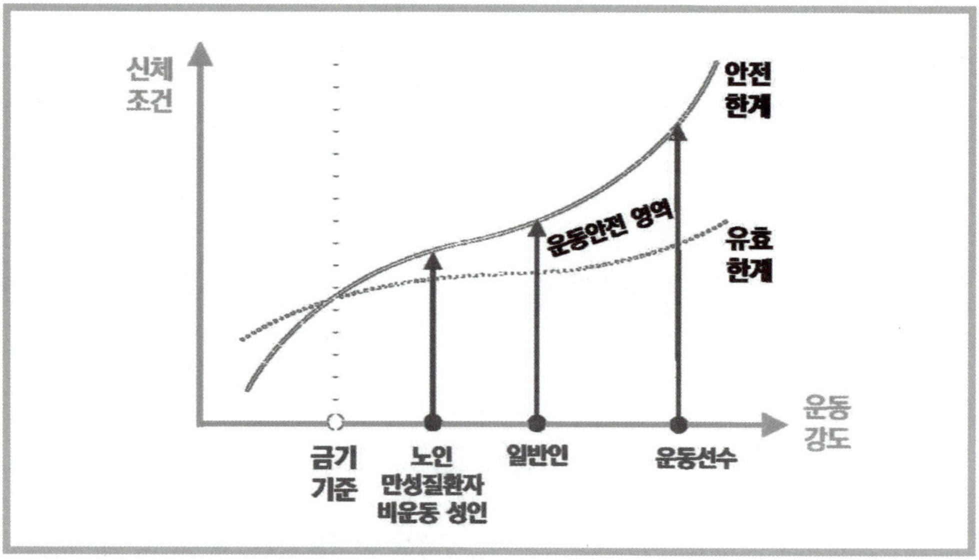

[그림 3.4] 운동참가자에 따른 안전한계와 유효한계

〈그림 3.4〉은 운동참가에 따른 운동프로그램의 안전한계와 유효한계를 보여준다. 운동종목(형태)에 따라 경쟁적 스포츠활동은 건강증진 운동보다 승패를 중요시하여 때론 건강에 해가 되기도 한다. 한편, 효과가 없다든지 효과가 미미한 운동은 안전성을 기반하더라도 이 또한 건강증진 목적에 적합치 않을 수 있다. 운동의 안전성과 효과성을 만족할지라도 즐길 수 없다면 운동을 오래 지속 할 수 없기 때문이다.

2) 운동프로그램의 구성요소

운동목적을 달성하려면 운동처방의 요소$^{\text{FITT-VP}}$에 따라 운동프로그램을 구성해야 한다. 운동프로그램은 크게 질적 요소(운동형태 및 운동강도)와 양적 요소(운동시간, 운동빈도, 운동량)로 구성된다.

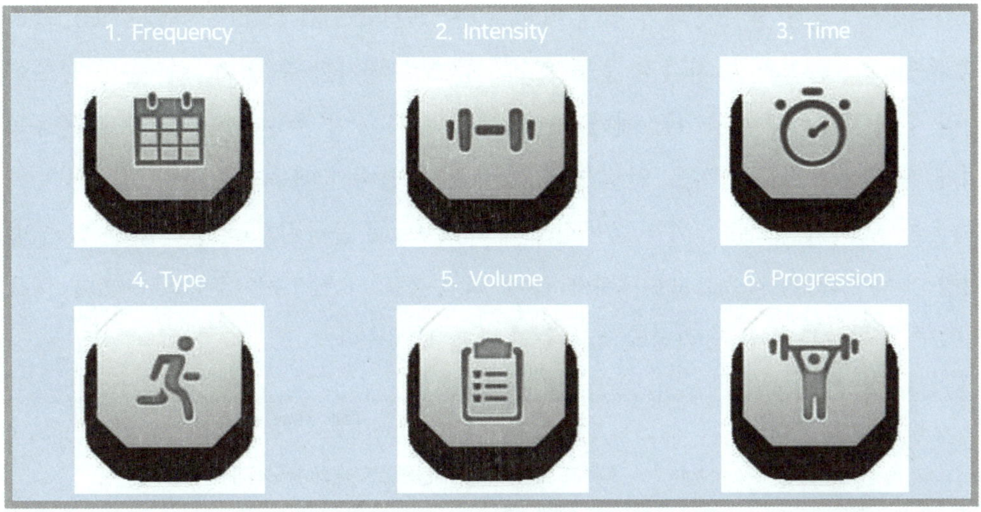

[그림 3.5] 운동프로그램의 구성 요소

(1) 운동빈도(Frequency)

운동 빈도는 1주일에 실시하는 신체활동의 일수를 뜻한다. 개인의 운동환경이나 건강 수준에 따라 달라지는데, 일반적으로 운동 초보자에게는 2일에 한 번 즉, 격일로 주당 3일 실시하는 방식으로 시작, 신체 적응 및 체력 향상도에 따라 1주일에 5일 정도 하는 운동이 최대 효과를 나타내는 것으로 보고된다. 운동 빈도 설정은 운동의 효과와 운동 후 나타나는 피로가 가장 먼저 고려되어야 한다. 주당 운동 빈도 증가는 그에 따라 효과가 커지는 것으로 보고되지만, 운동 강도 및 체력 수준에 따라 적정빈도를 설정하지 않으면 너무 많은 운동량으로 인해 부정적 효과가 나타난다.

(2) 운동강도(Intensity)

운동강도는 운동 실시 과정에서 가장 중요한 요소로서, 일정 시간 내에 이루어진 운동량을 의미한다. 즉, '운동강도가 높다'는 말은 단위 시간당 수행된 운동량이 많음을 뜻한다. 운동강도는 건강증진을 위해 운동을 하는 대상자에게 운동 목적을 달성하면서 안전한 운동의 범위를 설정하는 데 가장 중요한 운동처방 요소이며, 일반적으로 저강도, 중강도, 고강도로 구분한다. 운동강도의 표현은 운동 중 심혈관계 변화를 예측할 수 있는 심박수heart rate, 체내 대사과정 변화에 대한 반응을 볼 수 있는 최대산소섭취량^{VO2max}, 안정시 상태와 쉽게 비교할 수 있는 METs(1 METs=3.5ml/kg/min), 그리고 본인 스스로 느끼는 자각적 운동강도^{RPE} 등으로 평가할 수 있다. 즉, 운동 강도에 따라 우리 체내에서 사용되는 에너지원, 산소소비량 등이 달라질 수 있으므로 운동목적에 따른 운동 강도 설정은 '안전성'과 '효과성' 측면에서 매우 중요하다. 〈그림 3.6〉은 운동 중 자각적으로 느끼는 운동강도와 Talk test로 운동강도를 평가할 수 있는 방법을 제시하고(일반적으로 RPE 수치에 ×10을 하면 운동 시 심박수를 추정할 수 있다), 〈표 3.9〉는 운동강도 비율과 연령별 심박수의 예를 보여준다.

RPE		Talk Test
6	Very, very light	힘들지 않음. 호흡의 불편없이 대화나 노래가 가능함
7		
8	Very light	매우 약하게 힘듦. 대화가 편안하고 완전한 문장대화. 호흡 불편함 없음
9		
10	Fairly light	약하게 힘듦. 대화 가능하지만 약간의 호흡수 증가. 노래는 어려움
11		
12	Somewhat hard	약간 힘듦. 호흡의 멈춤이 없으면 몇몇단어 이상 말하기가 어려움
13		
14		
15	Hard	힘듦. 호흡이 빨라지고 호흡의 멈춤없이 정상적 대화 어려움
16		
17	Very hard	매우 힘듦. 정상적 호흡과 대화가 불가능함
18		
19	Very, very hard	호흡하기 힘들정도로 매우 힘듦

RPE Scale*10=Heart rate

[그림 3.6] 자각적운동강도 (RPE, Rating of Perceived exertion)와 Talk test

[표 3.9] 운동강도 비율과 연령별 심박수

운동강도비율 (%VO2max)	자각적 운동강도 (RPE)	1분당 심박수(회/분)				
		20대	30대	40대	50대	60대
100	대단히 힘들다	190	185	175	165	155
90	매우 힘들다	175	170	165	155	145
80	힘들다	165	160	150	145	135
70	조금 힘들다	150	145	140	135	125
60	조금 가볍다	140	135	130	125	120
50	가볍다	130	125	120	115	110
40	매우가볍다	115	115	110	105	100
30	대단히 가볍다	90	90	90	90	90

(3) 운동시간(기간)(Time)

운동시간은 수행할 신체활동의 양적 기준으로, 운동강도에 따라 달라진다. 운동시간을 결정하는 요인으로는 운동강도, 종목, 연령, 체력수준 등으로 일반적으로 시간(분), 세트 수로 나타낸다. 또한 준비운동, 본 운동, 정리운동을 포함하는 시간을 의미하며, 체력 수준이나 운동 경험에 따라 일회 40~60분을 실시하거나 10분씩 나누어 4~6회를 실시할 때 비슷한 효과가 나타나는 것으로 보고된다.

운동기간은 운동 목표 설정 후 계획된 운동프로그램을 얼마의 기간을 실시해야 운동 효과가 나타나는지를 고려하여 설정한다. 운동프로그램의 실행은 일정 기간 효과가 증대되다 효과가 나타나지 않는 정체기를 맞이한다. 정체기는 근력운동의 경우 10~12주 정도이며, 유산소 능력은 12~16주, 유연성 운동의 경우 8~10주 정도 쯤 나타난다. 이 기간이 되면 운동프로그램을 재조정하여 운동 지속을 도모해야 한다.

(4) 운동형태(Type)

운동 형태(종목)는 운동 목적이 수반되며, 운동 형태에 따라 그 효과가 달리 나타난다. 또한 운동의 형태를 선택할 때 중요한 요인은 개인의 선호도다. 아무리 효과가 좋은 형태의 운동이라 할지라도 본인이 흥미를 못 느끼거나, 여건(환경)이 되지 않을 때는 그 운동을 지속적으로 실시하기 어렵다.

[표 3.10] 운동 형태에 따른 운동 효과

운동 형태		운동 효과
유산소운동	장기간 저강도 운동	▪ 체지방 감소 ▪ 혈중지질 감소 ▪ 지질대사 능력 향상
	단시간 중고강도 운동	▪ 심혈관계 발달
	중강도 지속운동	▪ 심박수 감소 ▪ 혈압저하 ▪ 혈액량 증대 ▪ 혈관분포 개선
저항성운동		▪ 근력, 근지구력 향상 ▪ 근육횡단면적 증가 ▪ 근글리코겐 증가
가벼운 신체활동		▪ 스트레스 해소 ▪ 레크리에이션적 효과

예를 들어 비만일 경우 체지방 감량을 위해서는 소비되는 칼로리가 많은 장시간의 저중강도 운동이 효과적이며, 심혈관계 또는 호흡순환계 기능 향상을 위한 운동형태는 중고강도의 유산소 지구성 운동이 적합하다. 또한 근육량 증가 및 근력 향상을 위해서는 저항성 운동을 하는 게 효과적이다(표 3.10 참조).[11]

(5) 운동량(Volume)

운동량은 얼마만큼의 운동을 했는지의 총량으로 운동빈도, 운동강도, 운동시간을 곱한 값을 말하며, 전체 에너지 소비량kcal을 예측할 수 있는 지표다. 따라서 이 중 한 가지 요소만 증가해도 운동량은 늘어난다.

(6) 운동진행(Progression)

운동프로그램의 진행은 운동목적과 개인의 체력 수준, 건강 상태, 운동 실시에 대한 신체적 반응에 따라 달라지며, 운동프로그램의 구성 요소FITT 중 어느 하나라도 점진적으로 증가시키는 것을 말한다. 현재 체력 수준이 약한 사람은 저강도-중강도의 수준으로 운동 강도를 점차 증가시키며, 너무 장시간의 운동 시간은 피하도록 한다. 점진적 증가는 운동 중 근육통이나 부상, 과도훈련증후군 같은 증상이 나타나지 않는 범위 내에서 조절되어야 안전하다.

4. 운동목적에 맞는 운동처방 프로그램

(1) 트레이닝 원칙

그렇다면 본격적으로 운동 목적에 맞는 운동처방을 실시해 보자. 과연 운동처방은 어떤 원칙과 단계에 따라 이루어질까? 운동처방의 궁극적 목적은 신체활동을 통한 체력 향상과 건강증진이다. 안전하고 효과적인 운동 효과를 기대하려면 다양한 운동 원칙에 의하여 운동프로그램을 구성하고 진행해야 한다. 다음의 〈그림 3.7〉은 운동 실시에 있어 기본이 되는 트레이닝 원칙을 설명하고 있다(이 트레이닝 원칙에 대한 상세한 설명은 이미 1장에서 언급되었다).[8]

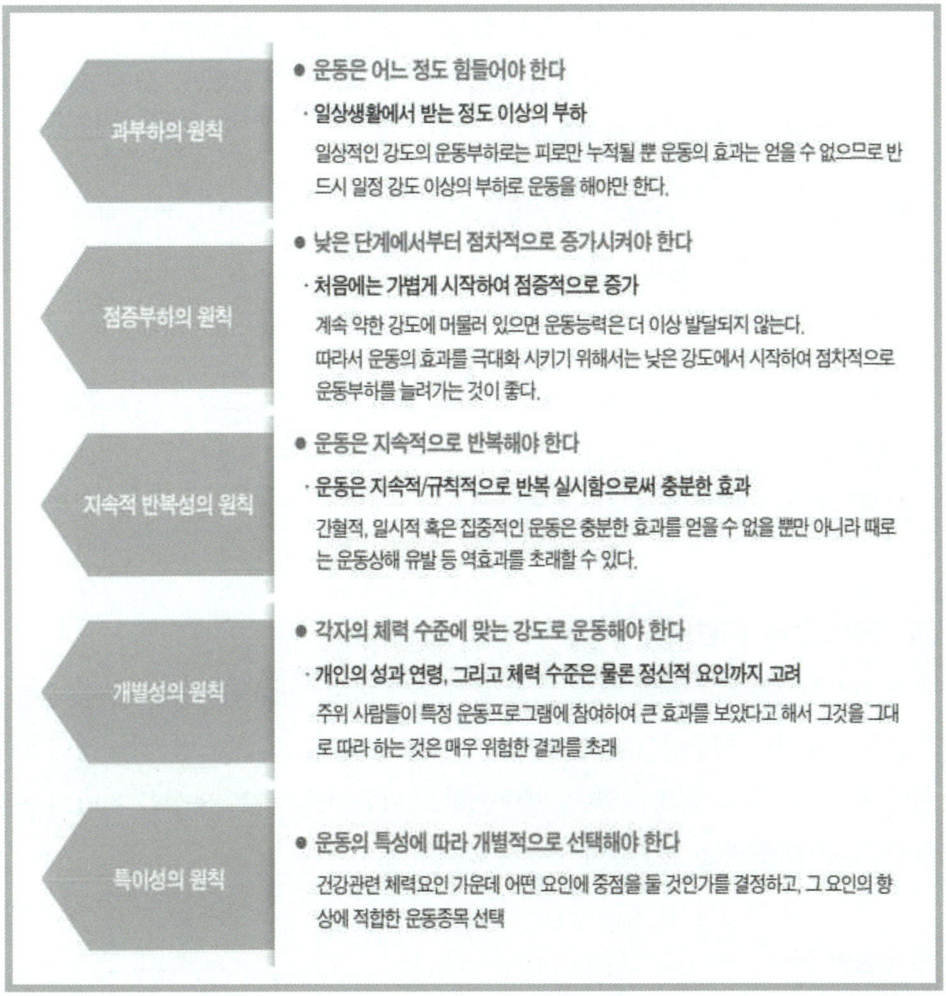

[그림 3.7] 트레이닝 원칙

(2) 운동세션 구성

1회 운동세션work out은 다음과 같은 단계로 구성한다.

- **준비운동**: 준비운동 단계는 본 운동을 하기 위한 예비단계로 관절의 체온상승 및 가동 범위 향상과 본 운동 효과증대, 상해 예방에 목적을 둔다. 따라서 근기능 향상을 위한 저항성 운동이나 심폐 능력 향상을 위한 운동, 유연성 운동보다 선행되어야 한다.

- **본운동**: 본 운동단계는 본인의 운동 선호 형태, 운동목적 등에 따른 유산소 운동, 저항성 운동, 유연성 운동 그리고 각종 스포츠활동이 포함된다. 운동 형태별 운동프로그램 구성에 대한 설명은 이후 자세하게 기술된다.

- **정리운동**: 정리운동 단계는 저-중강도의 지구성 운동으로 본 운동단계에서 발생한 근피로 물질(예, 젖산 등)을 점진적으로 제거하고 운동 중 높아진 심박수와 혈압을 회복하는 단계다.

- **스트레칭**: 스트레칭 단계는 유연성 향상을 위한 목적으로 본운동-정리운동 중 체온상승으로 인한 근골격계의 기능 및 가동 범위가 향상된 결과로 스트레칭 운동을 통해서 안전하고 효과적인 유연성 향상을 기대할 수 있다.

(3) 체중조절을 위한 유산소 운동프로그램 구성

규칙적인 신체활동은 신체 조성 변화에 도움이 되며, 특히 유산소 지구성 운동프로그램은 체중이나 지방량 감소뿐 아니라 고혈압, 고지혈증, 당뇨병 등의 성인병 개선에도 효과적이라고 알려져 있다. 체중조절을 위한 운동 목표 달성을 위해서는 다음의 FITT-VP의 원리를 적용하여 구성하고 실행해야 한다.

① 운동빈도(Frequency)

운동빈도(1주일 당 운동일수)는 운동강도와 함께 변화될 수 있는데, 일반적으로 성인은 주당 3~5일이 권장된다. 주당 3일 미만의 운동은 운동의 효과를 기대하기 어렵고 5일을 초과하는 운동은 과도한 운동량으로 근골격계 및 스포츠 손상 발생률이 높을 수 있다. 주 3일 정도의 중-고강도 운동을 격일로 하거나, 중강도와 고강도의 운동을 조합하여 3~5일 실시하는 방식이 바람직하다.

② 운동강도(Intensity)

체중조절 목적의 운동에서 운동강도는 매우 중요하다. 저강도(낮은 운동강도)의 운동은 동일 시간 운동을 해도 운동의 효과가 미미할 수 있고, 고강도(높은 운동강도)의 운동은 체지방 감량 목적에 효과적이지 않을 수 있기 때문이다. 체중조절을 위한 운동강도 설정으로 가장 선호되는 건 %최대심박수를 활용한 방법이다. 다음의 예는 카보닌Karvonen 공식에 따른 운동 시 목표심박수 추정 방법으로서, 체중조절을 위한 목표심박수 강도는 65%~75% 수준이 적정 강도로 알려져 있다.

카보닌 공식을 활용한 목표심박수 산출하기

다음은 25세 대학생(안정시 심박수 80회)이 운동강도(65%, 75%)로 운동하기 위해 산출한 목표심박수 산출의 예이다.

> 운동 중 목표심박수 산출
> 목표심박수 = [(최대심박수-안정시심박수)*운동강도]+안정시심박수

① 최대심박수: 220-25 = 195

② 안정시심박수: 편안한 상태에서 1분간의 심박수

☞65% 목표심박수 = [(195-80)*0.65]+80 = 154회/분

☞75% 목표심박수 = [(195-80)*0.75]+80 = 166회/분

즉 1분에 심박수가 154회 정도의 운동강도가 유효한계이며 166회 정도의 운동강도가 안전한계이다. 위 공식을 활용하여 65%(유효한계)와 75%(안전한계)의 운동강도 심박수를 산출한 후 운동 중 다양한 장치를 이용해 심박수를 모니터링하며 운동을 실시한다.

▶ 운동중 심박수 확인하기

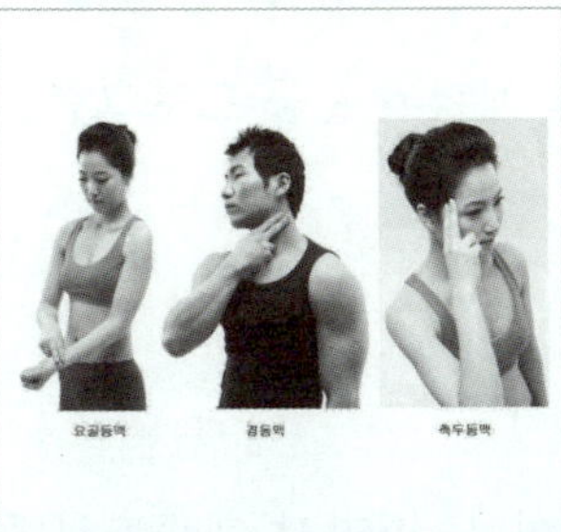	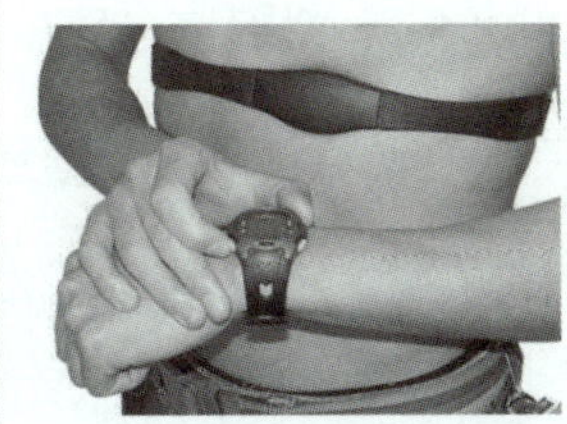	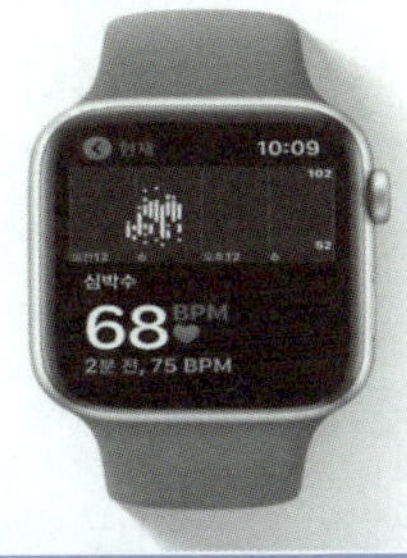
경동맥 및 요골동맥 심박수 측정	심박수 측정계 활용	스마트 와치 활용

③ 운동형태(Type)

대근육을 활용한 전신운동의 형태는 체중조절을 위해 권고되며, 트레이닝 원칙 중 특이성의 원칙에 따라 개인의 특성 및 운동목적에 따른 운동 형태의 특성을 고려하여

[표 3.11] 운동형태에 따른 운동 대상

운동군	운동 설명	권고 대상	운동형태의 예
	운동 수행시 기술이 거의 필요 없는 형태	모든 성인	걷기, 사이클링, 에어로빅, 느린댄스
	고강도에서 수행되며 최소한의 체력과 특정 운동 규칙	평소 신체적으로 활동적이며 평균 수준의 체력을 가진 사람	달리기, 노젓기, 스피닝, 계단운동, 빠른 댄스
	운동을 안전하게 수행할 수 있는 기술과 체력	기술능력과 평균 수준의 체력을 보유한 사람	수영, 크로스컨트리, 스키, 스케이트
	레크리에이션 성격의 스포츠	적정수준의 기술과 체력을 갖춘 사람	라켓스포츠, 농구, 축구, 하이킹

본인에게 맞는 운동 형태를 결정하는 것이 중요하다. 운동 형태에 따라 운동의 효과가 달리 나타나기 때문이다. 〈표 3.11〉은 ACSM에서 권장하는 대상별 유산소 운동 형태를 소개한다.[9)]

④ 운동시간(Time)

운동시간(기간)은 1회 운동 실시 시간의 양으로서, 이는 운동강도에 따라 달라진다. 일반적으로 중강도 운동은 하루에 30~60분(주당 150분 이상) 또는 고강도 운동은 하루에 20~60분(주당 75분 이상)이 권고되며, 체중조절을 원하는 경우 하루 60~90분의 장시간 운동량이 필요하다. 운동 기간은 운동 목표 설정 후 계획된 운동 프로그램을 얼마나 해야 운동 효과가 나타나는지를 고려해 설정한다.

⑤ 운동량(Volume)

운동량은 운동빈도, 운동강도, 운동시간을 곱한 결과이다. 따라서 체중조절 목적의 운동에서는 운동량이 매우 중요한 역할을 차지한다. 체중조절이나 성인병의 예방을 위해서는 중강도의 운동을 주당 약 150분 정도(주당 1,000kcal)의 운동량이 필요하며, 보수 측정계를 활용했을 때 최소 5,400보~7,900보 정도이며(이때, 분당 100보를 걷는 수준이 중강도에 해당), 체중 감소를 위해서는 남성의 경우 11,000보~12,000보, 여성은 8,000보~12,000보를 걸었을 때 효과적인 것으로 보고된다.

⑥ **운동진행**(Progression)

운동프로그램 진행은 개인의 체력 수준, 건강 상태, 운동의 경험과 운동 목표에 따라 달라질 수 있다. 운동 초기 단계에서는 저강도, 저운동량으로 시작하면서 운동 진행단계(기간)가 늘어남에 따라 앞서 설명한 FITT의 구성요소 중 어느 하나부터 점차 증가시키는 게 중요하다. 예를 들어, 운동 시작 후 4~6주에 매 1~2주마다 5~10분씩 운동시간을 증가하며 추후 운동빈도와 강도를 서서히 조절해 증가하는 식이다.

(4) 저항성(근력) 운동

근육은 우리 몸의 중요한 구성요소이면서 모든 신체활동이 근육의 수축력에 의해서 이루어진다. 근력 향상 및 근육량 증가를 위해 본인의 체중 또는 중량 부하나 탄성을 이용하는 저항성 운동은 여러 각도에서 신체 각 부분에 적당한 움직임과 높은 자극을 주는 데 효과적이다. 저항성 운동 프로그램 구성 시 주의할 사항은 참가자의 운동 경험 유무나 운동 적응 정도를 파악하여 초보자(비적응자), 경험자(적응자)로 구분하고, 경험자라 할지라도 최근 6개월 이내 저항성 운동을 규칙적으로 실시하지 않은 사람은 비非적응자로 간주하여 운동을 진행한다.[11)]

① **운동빈도** (Frequency)

저항성 운동에서의 운동빈도는 운동 후 발생할 수 있는 근피로의 회복이 매우 중요하다. 따라서 저항성 운동의 형태나 강도, 운동 피로를 고려하여 초보자의 경우 주당 2~3회로 실시하되 연속적으로 실시하기보단 격일로 하는 게 바람직하며, 경험자의 경우 주당 3~4회 정도가 권장된다. 적정 횟수의 운동빈도는 근비대나 근력 강화에 도움이 되지만, 너무 많은 운동빈도는 근육의 지속적 자극으로 과훈련을 발생시킬 우려가 있다. 운동 방법 또한 전신을 하루에 실시하는 방법과 상 · 하체를 분할하여 실시하는 분할법 등 다양하게 실시할 수 있다.

② **운동강도** (Intensity)

근력 향상을 위한 저항성 운동프로그램 구성에서 운동강도 설정은 운동의 효과와 안전성 측면에서 가장 중요한 요소이다. 저항성 운동에서의 운동강도 설정은 최대근력을 측정해 설정한다. 최대근력one repetition maximum, 1-RM은 근육의 최대수축능력으로서, 실제 최대 무게를 측정하는 '직접 측정법'과 최대하 중량을 사용하여 반복횟수로 추정하는 '간접 측정법'이 있다. 본 장에서는 부상 위험을 줄일 수 있는 간접 측정법을 소개하고자 한다.

간접법을 활용한 1-RM 구하기 및 운동강도 설정하기

▷ 간접법을 활용하여 1-RM 구하기

1RM = W0 + W1

W1 = W0 x 0.025 x R

W0 = 충분한 준비운동 후 약간 무겁다고 생각되는 중량
7~8회 반복가능한 무게(횟수 증가 시 오차 증가)

R = 최대반복횟수

[표 3.12] 저항성 운동의 운동강도 및 반복횟수와 운동목적

%1RM(운동강도)	반복횟수	운동목적
100	1	집중력(신경계), 최대근력
95	2	
93	3	
90	4	집중력, 근비대, 근력
87	5	근비대, 근력
85	6	
80	8	
77	9	
75	10~12	
70	12~15	근비대, 근력, 근지구력
67	15~18	근지구력
65	18~20	
60	20~25	
50	30~	

〈표 3.12〉에서 보는 바와 같이 1-RM의 93%가 넘는 고강도 저항성 운동은 최대 근력 향상을 위해서 실시하고, 근비대와 근력 향상을 위해서는 1-RM의 70~80%의 운동강도가 효과적이며, 1-RM 65% 이하로 실시하면 근비대나 근력 향상보다는 근지구력 향상에 도움이 된다.[12]

③ 운동형태 (Type)

저항성 운동의 형태는 머신웨이트, 프리웨이트, 공기압 저항기구, 탄성 밴드, 메디신볼, 본인 체중 등 다양한 형태의 도구와 방법에 따라 달라진다. 운동 형태에 따라 효과가 달라지므로 운동목적과 개인의 운동 수준에 따라 운동 형태를 선택하는 게 중요하다. 예를 들어, 머신웨이트의 경우 운동수행 중 자세 불안정으로 인한 부상 예방에 효과적이라 초보자에게 권장되며, 프리웨이트는 운동하는 근육별 운동 효과가 높으나, 초보자에겐 부상 우려가 있어 경험자에게만 추천된다.

또한 이 두 가지의 운동 형태는 대표적인 저항성 운동이지만 운동시설 등의 제한점이 있을 수 있다. 반면 탄성 밴드나 메디신볼과 같은 운동 형태는 시설이나 기구의 제한을 받지 않고, 본인의 근력 수준과 다양한 동작으로 운동을 할 수 있다는 장점이 있다. 기구를 이용하지 않고 본인의 체중을 이용하여 저항성 운동을 할 수 있다. 윗몸일으키기나 팔굽혀펴기, 맨몸 스쿼트 등이 대표적인 예로 상해의 위험이 적고, 공간적, 시설적 제한을 받지 않는 장점이 있다.

④ 운동시간 (Time)

저항성 운동의 시간은 운동강도, 세트 수, 세트당 반복 횟수, 세트 간 휴식 시간에 따라 달라지며, 일반적으로 운동집중력이나 부상 예방을 위해서는 45~60분 이내로 실시하는 게 권장된다. 90분 이상의 장시간 저항성 운동은 근단백질 분해와 유산소성 운동 효과에 기인하여 근비대나 근력 향상의 목적을 이루기 어려워질 수 있다. 저항성 운동의 순서는 일반적으로 대근육에서 소근육으로 진행하는데, 이는 소근육이 대근육에 비하여 쉽게 피로해지기 때문이다. 일반적인 예는 ① 대퇴와 허리 ② 가슴 ③ 등과 다리 뒷면(햄스트링) ④ 하지 ⑤ 어깨(삼각근, 광배근)와 상완삼두근 ⑥ 복부 ⑦ 상완이두근 순서로 배열하여 실시한다.

⑤ 운동량 (Volume)

각 근육군의 운동은 총 2~4세트가 바람직하며, 세트 사이의 휴식은 운동목적에 따라 달라질 수 있으나 1~2분이 적당하다. 하지만 초보자의 경우 단일세트의 운동도 근력을 개선할 수 있다고 보고되고 있다. 운동강도(중량)과 세트 당 반복 횟수는 반비

례한다. 운동강도가 크면 세트당 반복 횟수가 적어짐을 의미하며, 일반적으로 세트당 8~12회의 반복 횟수가 근비대나 근력 향상을 위해 권장된다.

⑥ 운동진행 (Progression)

저항성 운동은 운동강도, 반복 횟수, 세트 수의 복합적 · 점진적 증가로 진행된다.

1. 초보자의 1RM을 측정한 후 2세트 프로그램을 작성했다면
- ▶ 1세트: 1RM의 60% 중량 × 10회(반복횟수)
- ▶ 세트간 휴식: 1~2분
- ▶ 2세트: 1RM의 70% 중량 × 7~8회(반복횟수)

2. 2세트에서 10회 정도의 반복횟수가 될 때까지 트레이닝 지속(4주~6주)
- ▶ 중량증가: 1, 2세트 모두 5%씩 중량증가
- ▶ 6~8주 트레이닝 지속 후 세트수 증가(2세트→3세트)

3. 3세트에서 10회 정도 반복횟수가 될 때까지 트레이닝 후 다시 중량 증가의 순

(5) 유연성 운동

유연성은 하나의 관절 또는 여러 개가 결합한 관절의 가동 범위로서 일상생활에서의 필요 동작 시 효율성을 높이며, 운동 중 부상과 관련된 중요한 건강체력요인이다. 유연성 향상을 위한 운동으로 다양한 방법이 소개되나, 스트레칭이 가장 일반적이다. 스트레칭에는 〈그림 3.8〉에서처럼 정적 스트레칭, 동적 스트레칭, 고유수용성 신경근 촉진PNF 스트레칭 방법이 있다.[8)]

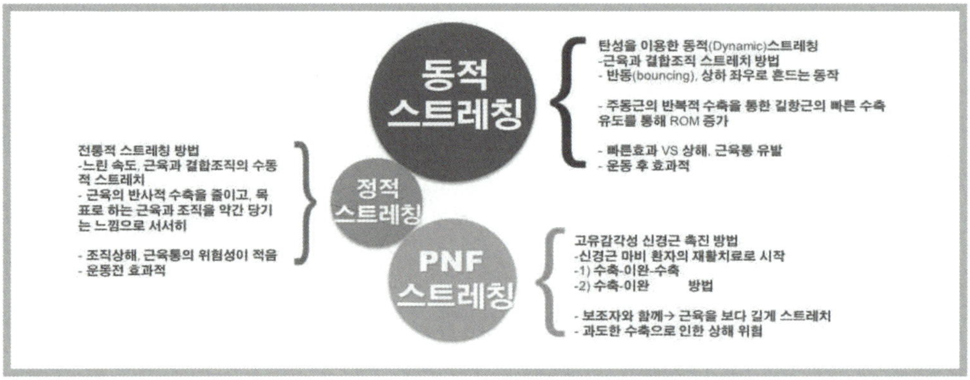

[그림 3.8] 스트레칭의 종류 및 특성

[표 3.13] 스트레칭 종류별 장단점

요 인	동적 스트레칭	정적 스트레칭	PNF 스트레칭
상해의 위험	높음	낮음	중간
고통의 정도	중간	낮음	높음
스트레치에 대한 저항	높음	낮음	중간
실용성(시간과 보조자)	좋음	우수함	약함
효율성(에너지 소비)	약함	우수함	좋음
가동범위 증가의 효과	좋음	좋음	좋음

〈표 3.14〉[9]와 〈표 3.15〉[12]는 유연성 운동의 운동처방지침[FITT-VP]과 그에 따른 운동 효과를 보여준다.

[표 3.14] 유연성 운동의 FITT-VP

FITT-VP	권장 사항
빈도(Frequency)	■ 주당 2-3회 이상, 되도록 매일 권장
강도(Intensity)	■ 당기는 듯한 느낌 또는 약간 불편한 감이 들 정도
시간(Time)	■ 대부분의 성인에게 10-30초 간 정적 스트레칭 권장 ■ PNF스트레칭은 3-6초간 저강도에서 중강도 수축으로 하다가 10-30초간 보조자에 의해 스트레칭
형태(Type)	■ 각 주요 근육-건군의 유연성 운동 권고 ■ 정적, 동적, PNF 형태의 운동이 효과적
양(Volume)	■ 각 동작 별 총 60초를 수행
진행(Progression)	■ 최적의 점증 방법에 대한 명확한 근거 없음

[표 3.15] 유연성 운동의 효과

■ 운동의 기능적 범위 증가	■ 신체 자세와 근육 불균형의 교정
■ 요통 및 상해의 감소	■ 근 피로 및 근육의 과도한 긴장 감소
■ 지연성 근통증(DOMS)의 감소	■ 근육힘줄(건) 연접부의 확장성 향상
■ 운동 기술과 근신경의 효율성 향상	■ 운동 수행능력 향상
■ 정신적 스트레스와 긴장 이완	■ 개인적 즐거움과 만족

도전! 국민체력100 운동처방 무료로 받아보기

◦ 국민체력100체력인증센터?[13)]

▶ 국민의 체력 및 건강 증진에 목적을 두고 체력상태를 과학적 방법에 의해 측정 · 평가를 하여 운동상담 및 처방을 해주는 대국민 무상 스포츠 복지 서비스

▶ 국민체력100에 참가한 모든 국민들에게는 체력수준 맞춤형 운동프로그램을 제공하고 운동에 꾸준히 참가할 수 있도록 체계적으로 관리하며, 체력수준에 따라 국가 공인 인증서를 발급

▶ 이용방법

국민체력100 홈페이지에서 본인 주변 체력인증센터(전국 74개소 운영중)에서 예약 후 방문 측정

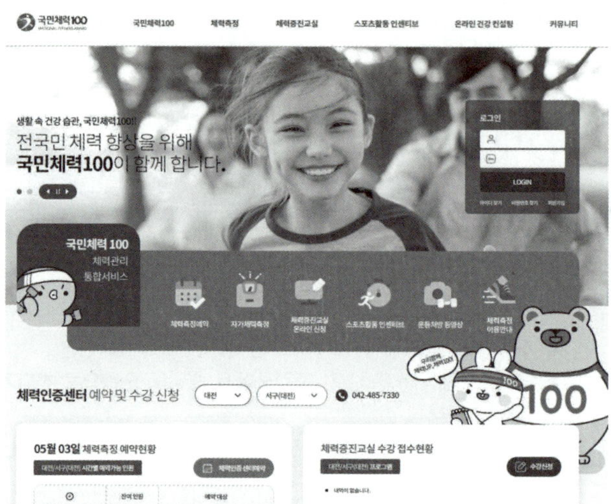

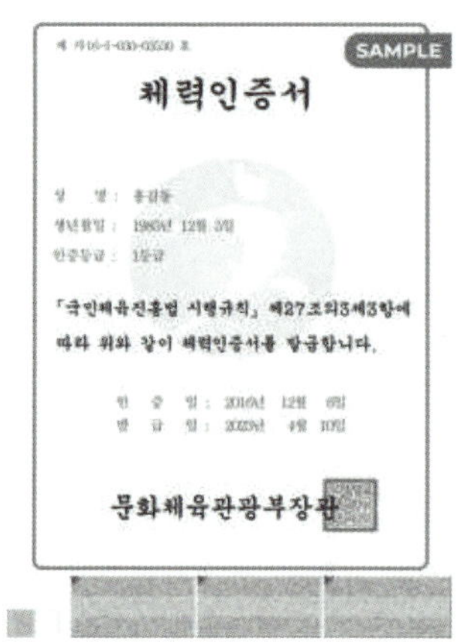

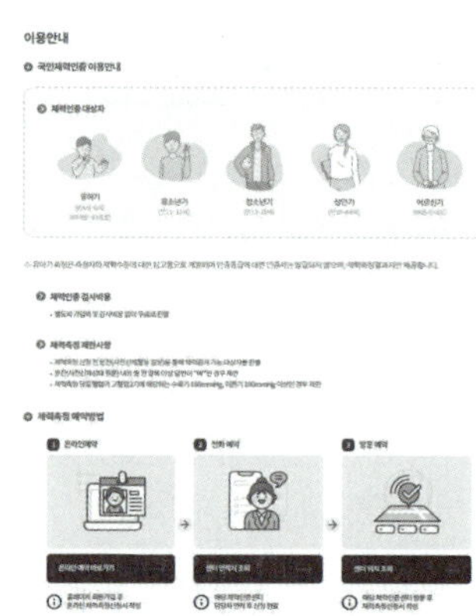

참고 문헌

1) Jackson EM, Howton A. Increasing walking in college students using a pedometer intervention: differences according to body mass index. J Am Coll Health. 2008 Sep-Oct;57(2): 159-64.
2) 문화체육관광부. 국민생활체육조사. 2023; 96-101.
3) American College of Sports Medicine. ACSM Exercise is Medicine. [cited 2024 Mar 23]. Available from: www.exerciseismedicine.org
4) 김영복. 대학생의 음주행동과 캠퍼스 기반의 교육-환경적 접근방안. 한국보건교육건강증진학회 추계 학술대회 자료집. 2017; 203-220.
5) American College Health Association. ACHA-NCHA II (American College Health Association -National College Health Assessment). [cited 2024 Mar 23]. Available from: www.acha-ncha.org.
6) 김정민, 고광욱, 김윤지, 신용현. 대학생들의 신체활동 현황과 과제. 보건교육 · 건강증진학회지. 2011;28(5): 51-60.
7) 신정훈. "대학생들의 신체활동수준과 비만도 분류에 따른 건강생활습관 차이검증." 한국스포츠학회지 14.1 (2016): 325-337.
8) 박세윤, 박정민, 박희근, 윤대현, 이상기, 이영란, 이왕록, 장학영, 정덕조, 현광석. 운동과 건강. 충남대학교출판부. 2016; 304.
9) 김완수 등. ACSM's 운동검사 · 운동처방 지침. 한미의학. 2018:25-42,117-137.
10) 문화체육관광부. 2017 국민체력실태조사. ㈜피오디컴퍼니. 2018: 171-182.
11) 국민체육진흥공단 체육과학연구원. 전문가를 위한 최신운동처방론. 도서출판 21세기 교육사. 2010: 115-122.
12) 한국운동생리학회. 스포츠트레이닝. ㈜ 라이프사이언스. 2018:89-95.
13) 국민체력100. [cited 2024 Mar 23]. Available from: https://nfa.kspo.or.kr/intro/centerList.kspo

04

비만과 운동

1. 현대사회와 비만
2. 비만의 이해
3. 비만의 진단과 평가
4. 비만 예방과 관리를 위한 신체활동
5. 비만 예방과 관리를 위한 식사요법 및 행동수정요법

핵심 point

√ 비만의 개념과 원리를 이해한다.
√ 비만 예방과 관리를 위한 과학적 중재의 중요성을 안다.
√ 비만 예방과 관리를 위한 신체활동 실천 전략을 이해한다.

뚱뚱한 사람이 오래 산다? 25년 동안 추적하니 거짓이었다.

한때 '뚱뚱한 사람이 오래 산다'는 '비만의 역설(obesity paradox)'이 관심을 모았다. 비만인이 오히려 사망률이 낮다는 국내·외 연구가 잇따르면서다. 몇 년 전 한 방송사 다큐멘터리에서 "비만이 오히려 장수와 건강에 도움이 된다"는 연구 결과들을 소개하기도 했다. 최근 비만의 역설을 뒤집는 연구들이 등장했다. 14일 국민건강보험공단에 따르면 1992년 건강검진을 받았던 평균 연령 39세의 공무원과 교직원 105만3,901명의 체질량지수와 사망률의 상관관계를 분석한 결과 BMI가 높아질수록 사망률도 올라갔다. 이러한 경향은 10·15·20년 추적 조사에선 두드러지지 않았으나 25년 추적했더니 확연히 드러났다. 해외에서도 최근 몇 년 사이 '비만의 역설'이 오류라는 점을 확인하는 논문이 발표되고 있다. 지난해 영국 글래스고대 의대 연구팀이 건강한 성인 약 30만 명을 추적 관찰한 연구에서도 마찬가지 결과가 나왔다. 연구팀은 40~69세 건강한 유럽 백인 남녀 29만 여명의 의료 정보를 수집해 BMI 등 비만 지표와 실혈관 질환 발병 사이의 상관관계를 연구했다. 그 결과 나이와 상관없이 과체중과 비만은 모두 고혈압과 심장발작, 뇌중풍(뇌졸중)을 증가시키는 것으로 나타났다.[1)]

우리가 그동안 상식으로 알고 있던 '비만은 건강에 부정적 영향을 준다'는 사실에 반하는 소위 '비만의 역설'을 주장하는 여러 연구가 발표되었다. 아직 이 가설에 대한 찬반 논쟁은 뜨겁게 이어지는 중이지만, 우리가 명확히 알아야 하는 건 특정 연구 결과를 보도하는 언론 기사들이 대중들에게 소개될 때 일부 내용을 과장하여 기술되는 경향이 있다는 사실이다. 또 한편 그런 기사를 대하는 대중들도 자기 관점에서 듣고 싶은 내용만을 받아들이는 경향도 있다. 중요한 것은 비만에 대해 정확한 과학적 사실을 알고 비만을 예방하거나 관리하기 위한 중재 방법에 있어 한쪽으로 치우쳐서는 안 된다는 사실이다. 특히 비만 관리는 어느 특정한 방법만으로 해결되지 않을 뿐만 아니라 단기간에 해결되는 것도 아니다. 일상 속 생활 습관을 건강하게 관리하며 그 과정을 즐기다 보면 자신에 대한 존중과 자신감이 높아지면서 자연스럽게 건강한 체형이 만들어질 것이다. 이 장은 비만의 개념과 비만의 과학적 관리 방법을 다룰 것이다.

1. 현대사회와 비만

오늘날 비만은 많은 사람들에게 광범위하게 영향을 미친다. 세계보건기구[WHO]는 비만을 단순히 과도한 체중 증가로만 보지 않고, 만성질환의 하나로 규정하고 있다. 현재 많은 국가가 비만으로 인한 사회 · 경제적 문제를 해결하고자 다양한 캠페인을 벌이고 있다. 규칙적인 신체활동 또는 운동은 이러한 캠페인들에서 중요한 전략으로, 사람들의 비만 예방과 관리를 위한 가장 효과적인 방법이라 알려져 있다.

현대사회는 급격한 산업화와 자동화로 인해 사람들의 생활 습관에서 큰 변화를 겪게 되었다. 가공식품과 육류 생산량 증가, 이로 인한 고칼로리 음식 섭취 증가, 신체활동 감소, 스트레스와 같은 심리적 건강 위협 등과 같은 현대사회의 특징은 비만을 전 세계적 건강 문제로 인식하게 하였다. 우리나라도 예외는 아니어서, 성인의 비만율이 매년 증가하는 추세를 보이는 중이다(그림 4.1, 4.2).

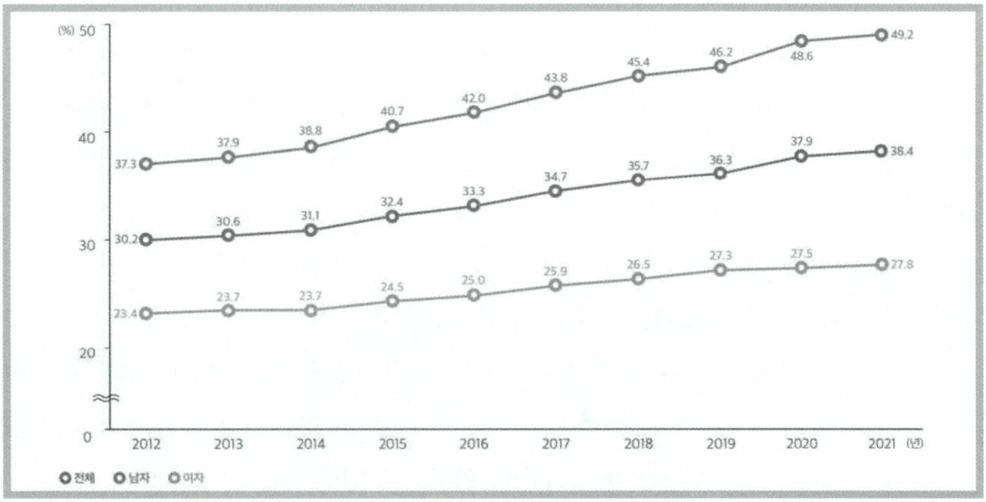

[그림 4.1] 최근 10년간 비만 유병률
(2023 Obesity fact sheet, 대한비만학회)

최근 10년간 성인의 비만과 복부비만 유병률은 지속적으로 증가하여 2021년 비만 유병률은 38.4%, 복부비만 유병률은 24.5%로 증가하였고, 남녀 모두 비만과 복부비만

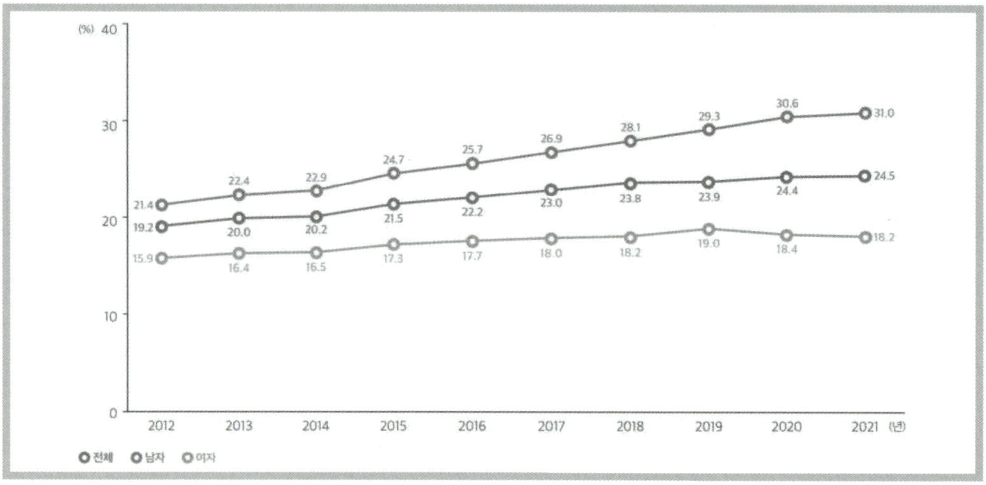

[그림 4.2] 최근 10년간 복부비만 유병률
출처: 2023 Obesity fact sheet, 대한비만학회

유병률이 증가하였으며, 특히 남자에게서 많이 증가하였다. 또한 이러한 경향은 모든 연령군에서 보였으며, 특히 20~30대에서 유병률이 가장 크게 증가했다.[2)]

비만은 단순히 개인의 외모에 국한된 문제가 아니라, 당뇨병, 심혈관 질환 등 다양한 만성질환의 위험을 증가시키는 사회적, 국가적 문제로 인식된다. 또한 비만은 성별과 나이에 관계없이 모든 사람에게 영향을 미치며, 개인의 건강 문제를 넘어서 사회적, 경제적 비용 부담으로 이어지는 심각한 질병이다. 비만으로 인한 문제는 사회 전체에 큰 영향을 미치며, 이를 해결하기 위한 정책적 개입은 국가의 최우선 보건 정책으로 자리매김하게 되었다. 특히 미래 세대인 아동·청소년의 비만율이 높아지고 있는 것은 심각한 문제가 아닐 수 없다. 과도한 입시 경쟁으로 늘어난 학업 시간, 사교육 참여 확대 등의 배경으로 인하여 신체활동 부족, 고열량 음식 섭취 증가, 과일과 채소 섭취율 감소 등 부적절한 생활 습관이 원인이 되었다(그림 4.3 참조).

대부분의 비만 연구 결과들은 비만 예방과 관리에 있어 생활 습관 교정, 특히 규칙적인 운동의 중요성을 강조한다. 운동이야말로 단순히 체중감소뿐 아니라 전반적인 건강증진에도 필수적인 요소이기 때문이다.

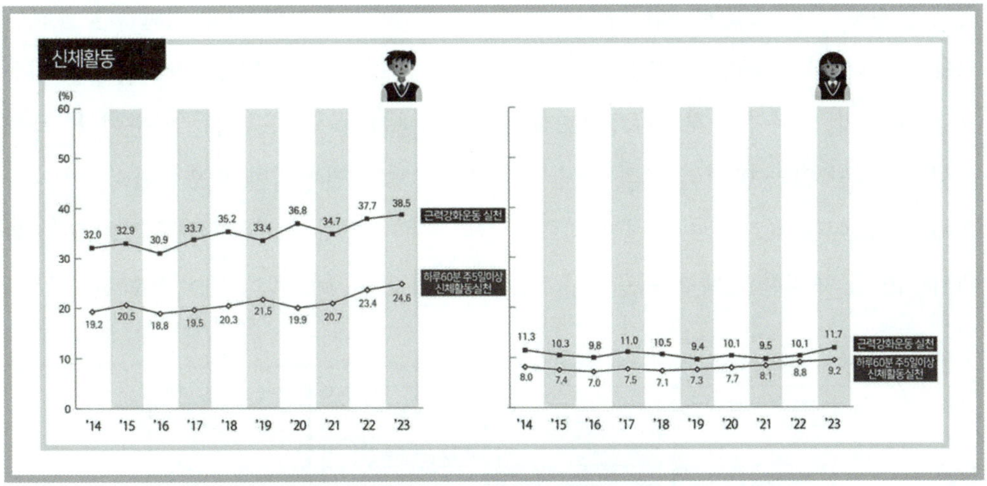

[그림 4.3] 청소년 신체활동 실천율

출처: 2023 청소년건강행태조사, 질병관리청

비만의 예방과 관리에서 운동이 중요한 이유는 높은 칼로리 섭취량을 해소함으로써 적절한 신체구성을 유지할 수 있고, 비만으로 인한 혈중 포도당을 적정 수준으로 유지할 수 있으며, 혈중 콜레스테롤 수치를 개선하고 혈압 관리를 통해 심혈관 질환 위험을 줄이기 때문이다. 이외에도 운동은 우울과 불안감을 낮춰 정신 건강을 개선하고 건강한 생활 습관을 형성하는 데 도움을 준다.

2. 비만의 이해

1) 신체구성과 비만

'신체구성'이란 우리 몸을 구성하는 성분들을 의미하는데, 신체를 구성하는 다양한 성분들을 분석하고 그 비율을 파악하는 것을 의미한다. 신체구성은 건강과 관련된 측면에서 지방과 지방을 제외한 성분, 즉 제지방 성분으로 크게 나눌 수 있다.

지방 성분은 '저장지방'과 '필수지방'으로 구분된다. 저장지방은 지방조직의 세포에 지방이 축적됨으로써 에너지 저장소 역할을 한다. 주로 피부 아래와 내장 기관의 주위에 존재하며, 필요할 때 에너지원으로 사용되고 체온 유지와 신체 기관을 보호하는 기능을 한다. 필수지방은 생명 유지와 정상적인 생리 기능 수행을 위해 필요한 지방으로, 세포막, 중추신경계 및 기관조직, 호르몬 생성 등에 사용되는 성분이다. 특히 여성들에게만 있는 여성의 성적 특이 지방sex-specific fat도 필수지방에 포함된다. 이 지방은 출산 및 여성 호르몬과 관련한 역할을 한다. 제지방 성분lean body mass; LBM은 우리 몸에서 지방을 제외한 단백질, 수분, 무기질 등으로, 근육, 뼈, 체액 등이 포함된다.

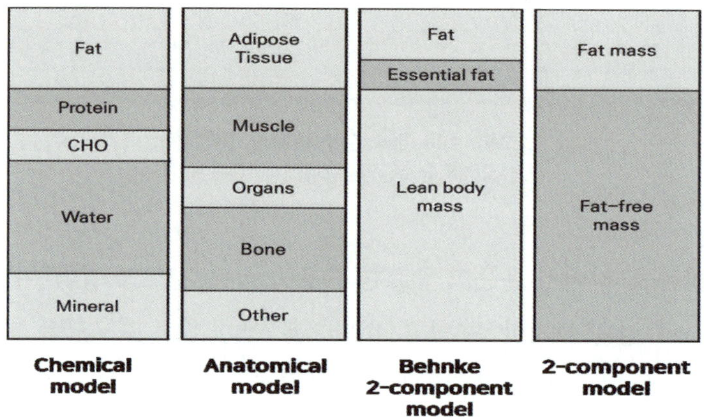

[그림 4.4] 신체구성의 다양한 모델

신체구성 비율, 즉 전체 체중에서 지방 성분이 차지하는 비율을 평가함으로써 비만을 정확히 판정할 수 있다. 그러나 체내 지방량을 직접 측정하긴 어렵기에 대개 간접적으로 평가하는데, 가장 많이 사용하는 방법은 체질량지수와 허리둘레 측정이다.

2) 비만의 정의

비만은 체내에 지방조직이 과다하게 축적되어 대사 장애가 유발된 상태를 의미한다. 지방의 과잉 축적 상태로 간주되는 체지방량은 어느 정도인가? 일반적으로 이상적인 체지방량은 남자의 경우 체중의 약 15%, 여자의 경우 25% 정도이다. 그러나 이 기준은 연령 증가에 따라 기초대사량의 감소로 평균 체지방량이 증가하므로 연령대별로 수정된 기준이 적용되어야 한다. 따라서 가장 건강한 상태인 젊은 남녀의 판정

기준을 적용하여 체지방량이 남자는 체중의 20%, 여자는 30%를 초과할 때 노소를 막론하고 비만으로 판정할 수 있다. 그러나 체내 지방량을 정확히 측정하는 방법은 시행하기 어렵기에 대개는 간접적으로 평가하는데, 우리나라에서 공식적으로 비만을 판정하는 기준으로 주로 사용하는 방법은 체질량지수Body Mass Index: BMI를 이용하는 것과 허리둘레를 측정하는 것이다.[3)]

3) 비만의 원인

일반적으로 비만은 1차성 비만과 2차성 비만으로 나뉜다. 1차성 비만은 에너지 섭취량이 에너지 소모량보다 많은 상태에서 체지방이 증가하여 발생하며, 2차성 비만은 유전, 내분비질환, 약물 등에 의해 발생합니다. 전체 비만 중 90% 이상은 1차성 비만으로, 대다수의 비만은 에너지 불균형 때문에 발생한다고 하겠다.

(1) 1차성 비만

비만은 단순히 말해 과잉 체지방이 몸에 저장된 상태다. 과잉 체지방 축적에는 많은 원인이 있어 하나로만 설명이 어렵다. 식습관, 생활 습관, 연령, 인종 등 다양한 위험 요인들이 복합적으로 작용하여 비만을 유발한다고 볼 수 있다.

① 식습관

비만인의 공통적인 식습관은 식사 횟수가 적거나 불규칙하고, 한 번에 많은 양의 칼로리를 섭취하는 과식 습관이 있으며, 튀긴 음식과 같은 고지방 식품과 단맛이 있는 고당질 식품을 선호한다. 그리고 간식과 야식을 자주 먹고 씹는 횟수가 적으며 식사 이용 시간도 짧다는 특징을 지닌다. 특히 젊은 연령에서 좋아하는 식품인 햄버거, 피자, 치킨, 핫도그 등은 열량이 높고 포화지방이 많아 체내 저장되면 다양한 건강 문제를 유발한다. 이러한 고지방, 고칼로리 식품 섭취, 야식 문화 등이 최근 급격히 상승하고 있는 국내 비만율 추세를 설명하는 요인이라 볼 수 있다.

② 운동부족

많은 학자들이 비만 아동이나 청소년의 식사 습관과 행동 특성을 분석한 결과, 비만에 더 중요한 원인은 고칼로리 섭취나 과식하는 식습관보다 비활동성inactivity이라고 하였다. 많은 연구의 공통적 견해는 활동적인 생활 습관을 유지하고 신체 비활동 시간을 줄인다면 건강한 체중을 유지할 수 있다고 하였다.[4] 국제적으로 합의된 적정 신체활동 가이드라인에 따르면, 매일 45~60분 간 중강도 신체활동에 참여한다면 과체중과 비만을 예방하고 적정 체중을 유지할 수 있다.[5]

일단 비만이 되면 과도한 체중으로 움직임이 느려지고 관절의 부담은 커져 점점 운동을 기피하게 되고, 운동량이 줄어들면 비만은 더욱 심해지는 악순환이 반복될 수 있다. 더구나 아동과 청소년에게 있어서 과도한 학업 시간, 컴퓨터 게임의 보급, 스마트폰 사용 시간의 증가 등으로 이들의 신체활동 참여 시간은 점차 낮아지고 있다.

③ 기타

비만은 다양한 요인에 의해서도 발생할 수 있다. 임신 중의 흡연이나 임신성 당뇨병은 자녀의 비만을 증가시킬 수 있으며, 출생 당시 체중이 높은 경우에 향후 성인기에서 비만 위험률이 증가하는 것으로 알려져 있다. 폐경기에는 에스트로겐과 프로게스테론 분비가 감소하면서 체지방이 증가하고 근육량은 감소하며 기초대사량이 급격히 줄어 지방 저장을 촉진한다. 또한 체지방 분포의 변화를 초래하여 내장 지방의 축적을 유발한다.[4]

비만은 유전적인 배경과 환경이 상호작용하여 발생한다. 일차성 비만에서 일부 특정한 유전적 요소가 비만을 결정하는 데 있어 영향을 줄 수 있지만, 유전적 요소가 어떻게 관여하는가에 대해서는 아직 불분명한 점이 많다. 사회경제적 요인도 비만에 영향을 미치는데 주로 사회경제적으로 지위가 낮은 사람들이 그렇지 않은 사람들에 비하여 비만의 유병률이 더 높은 것으로 관찰되고 있다. 규칙적인 운동과 올바른 식습관을 갖기 어려운 환경적 영향에 의한 것일 가능성이 크다. 그 외에도 과도한 스트레스, 장내 세균의 변화가 비만과 관련되는 것으로 밝혀지고 있으며, 환경오염과 화학물질이 비만에 영향을 준다는 연구도 있다.

(2) 2차성 비만

2차성 비만은 유전적 장애, 신경 및 내분비 질환, 정신적 질환, 약물 등에 의해 2차적으로 비만을 발생시키는 것을 말한다. 이러한 경우 정확한 질환의 원인을 찾아 치료함으로써 체중을 줄이거나 비만을 관리할 수 있다. 유전적 장애에는 프라더-윌리 증후군Prader-Willi syndrome, 로렌스-문-비들 증후군Laurence-Moon-Biedl syndrome, 알스트롬 증후군Ahlstrom syndrome, 코헨 증후군Cohen syndrome, 카펜더 증후군Carpender syndrome 등 매우 드문 질환으로, 2차적으로 비만을 유발할 수 있다. 신경계 질환은 두부 외상이나 종양, 감염성 질환, 두개강 내 수술 또는 뇌압의 상승 등이 있으며, 내분비계 질환은 갑상선 기능저하증, 인슐린종, 성인 성장호르몬 결핍 등이 있다. 정신질환에는 행동장애, 정서장애 같은 정신과 요인과 폭식 장애 등이 비만을 일으킬 수 있다. 항우울제, 당뇨병 치료제, 스테로이드 제제 같은 약물도 2차적으로 체중 증가와 비만을 유발한다.[3)]

4) 비만과 동반 질환

세계보건기구는 비만을 그 자체로 질병이라 규정하였지만, 그보다 더 큰 문제는 각종 만성질환의 원인이 된다는 것이다. 제2형 당뇨병, 고혈압, 지방간, 심·뇌혈관 질환, 대장암, 유방암 등이 대표적인 비만과 관련된 질병들이다.

(1) 제2형 당뇨병

비만에 의해 높은 유병률을 가진 대표적인 질환은 제2형 당뇨병이다. 정상체중과 비교해서 비만한 사람은 제2형 당뇨병의 위험이 5~13배 더 상승한다. 비만으로 인한 당뇨병은 인슐린이 충분히 분비되고 있지만, 제대로 작용하지 못해 생기는 것으로, 복부 비만이 이러한 인슐린 저항성과 관련이 높다. 하지만, 이러한 체중 증가는 이미 당뇨병 발생 이전부터 나타나기 때문에 비만을 예방하면 인슐린 저항성과 제2형 당뇨병 발생을 감소시킬 수 있다.[2)]

(2) 심혈관계 질환

비만은 심혈관계 질환의 위험을 높일 뿐 아니라 모든 종류의 심혈관계 질환에 의한 사망률도 높일 수 있다. 비만도가 높을수록 고혈압의 빈도도 증가하여 정상체중에 비해 고혈압이 동반될 위험이 남녀 각각 2.5배, 4배 더 높아진다. 비만인은 몸 전체에 지방량이 많은 상태이므로 여분의 지방이 혈액 속으로 흘러 들어가 이상지질혈증을 유발하게 된다. 이상지질혈증은 혈액 지질 성분 중, 총콜레스테롤, 저밀도지단백, 중성지질의 함량이 높고, 고밀도지단백 콜레스테롤의 함량은 낮은 상태를 의미하는데, 이것은 혈관 내 내피세포의 염증 작용을 악화시켜 동맥경화를 일으키고, 혈액 속 혈전(피떡)에 의해 좁아진 심장의 관상동맥이 막히게 되면 급성 심정지를 유발하는 심근경색을 일으키게 된다. 이러한 심혈관계 질환의 예방을 위해서는 체중조절과 건강한 혈중 지질 상태를 유지하는 것이 필수적이라 하겠다.[3)]

(3) 암

암 발생 기전으로는 비만으로 인한 인슐린 저항성이 세포 자멸을 억제하고 세포분열 촉진에 관여하는 인슐린 유사 성장호르몬을 증가시키는데, 이것이 종양세포의 증식 및 성장을 촉진하고 전이에도 관여하는 것으로 알려져 있다. 그 외에도 대장암, 전립선암, 신장암, 갑상선암, 식도암, 여성암 중에서 자궁내막암, 난소암, 유방암이 비만과 연관되어 있다고 알려져 있다. 비만은 체내에서 만성염증을 일으키고, 여러 가지 사이토카인을 분비하는데, 이는 암 발생과 관련된 인자들을 자극함으로써 암 발생을 증가시킨다.[3)]

3. 비만의 진단과 평가

1) 체질량지수(BMI)

많은 인구를 대상으로 인체 크기에 대한 일반화된 기준을 남녀에게 적용하여 체지방량을 결정하는 건 쉽지 않다. 체질량지수[BMI]는 체중 신장비(체중을 신장(m)의 제곱으로 나눔)로 나타낸 간단한 지표다. 편리하긴 하지만, BMI는 체지방율을 정확히 표현하지 못한다. 또한 이 값은 신장이 작은 근육이 많은 대상자들에게 잘못 적용될 수도 있다. 그럼에도 BMI는 국민의 신장과 체중으로부터 방대한 자료를 수집, 신체계측학적 자료로 활용하는 역학적 연구에서 널리 이용된다.

[표 4.1] 비만의 국제 기준과 국내 기준

세계보건기구	BMI ≥ 25 kg/m2: 과체중 BMI ≥ 30 kg/m2: 비만
세계보건기구 아시아태평양지역과 대한비만학회	BMI ≥ 23 kg/m2: 과체중 BMI ≥ 25 kg/m2: 비만
대한비만학회 비만 진료지침 2020	BMI 23-24.9 kg/m2: 비만 전 단계(과체중 or 위험체중) BMI 25-29.9 kg/m2: 1단계 비만 BMI 30-34.9 kg/m2: 2단계 비만 BMI ≥ 35 kg/m2: 3단계 비만(고도비만)

(출처: https://general.kosso.or.kr/html/?pmode=obesityDiagnosis)

세계보건기구는 BMI 기준으로 성인의 과체중을 분류하는데, BMI가 25~30인 사람들은 과체중으로, 30 이상은 비만으로 판정한다. 아시아인에게는 체형 특성 때문에 조금 다른 기준을 적용하는데, 세계보건기구 아시아태평양지역 분과에서는 BMI 23 이상을 과체중, 25 이상을 비만으로 판정하고 있다.

2) 허리둘레

복부비만의 대표적인 진단 방법이 허리둘레 측정법이다. 국내에서 허리둘레로 측정한 복부 비만의 기준은 성인 남성에서는 90cm 이상, 여성에서는 85cm 이상일 때 복부비만으로 진단한다.

[표 4.2] 한국인의 체질량지수와 허리둘레에 따른 동반 질환의 위험도

분류	체질량지수 (kg/m2)	허리둘레에 따른 동반 질환의 위험도	
		<90cm(남자) <85cm(여자)	≥90cm(남자) ≥85cm(여자)
저체중	<18.5	낮음	보통
정상	18.5-22.9	보통	약간 높음
비만 전단계	23-24.9	약간 높음	높음
1단계 비만	25-29.9	높음	매우 높음
2단계 비만	30-34.9	매우 높음	가장 높음
3단계 비만	≥35	가장 높음	가장 높음

(출처: 2023 Obesity Fact Sheet, 대한비만학회)

측정법은 양발 간격을 25~30cm 정도 벌리고 서서 체중을 균등히 분배시키고, 숨을 편안히 내쉰 상태에서 줄자를 이용하여 갈비뼈 가장 아래 위치와 골반의 가장 높은 위치(장골능)의 중간 부위를 측정한다. 측정 시에는 줄자가 연부조직에 압력을 주지 않을 정도로 느슨하게 하여 0.1cm까지 측정한다.

3) 생체전기저항분석법

생체전기저항분석법Bio-Impedance Analysis은 신체의 지방과 근육은 전기 흐름의 특성이 다르다는 것을 적용하여 지방의 비율을 계산하는 방법이다. 이 방법은 비침습적이고 간편하게 측정할 수 있는 안전한 방법이다. 이 방법의 기본원리는 제지방 조직은 전류가 잘 전도되는 데 비해 지방조직은 그렇지 않으므로 손과 발에 미세 전류를 통과시켜 전류의 저항을 측정한다. 전류 흐름에 대한 저항은 역으로 제지방 조직과 총수분량과 관련이 있다. 이에 따라 지방조직, 제지방조직 및 총수분량이 계산된다.

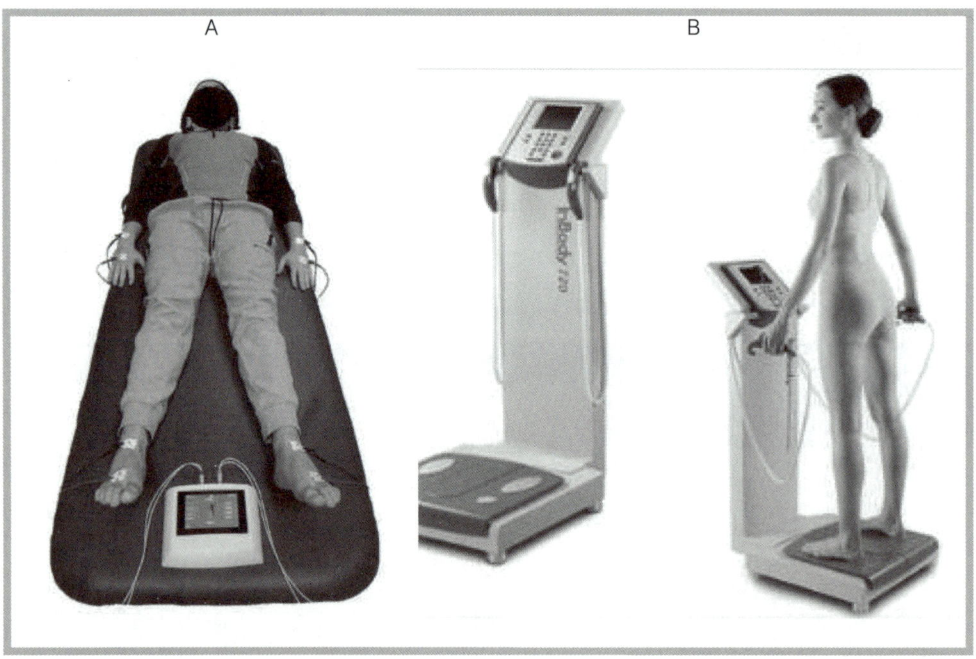

[그림 4.5] A: 전통적인 BIA 측정(좌) B: 최신 BIA 측정(우)

(A: Canpa et al.,(2021)[13], B: Inbody co., Ltd. Korea)

생체전기저항분석법으로 측정되는 자료는 지방량, 제지방량, 총수분량 및 추정된 근육량이다. 생체전기저항 기기는 보건소, 체력센터, 대학 및 각급 학교, 병의원, 사설 체력운동 시설 등 다양한 시설에 보급되어 있어 간편하게 측정할 수 있다. 이 방법은 신체 수분량에 따라 오차가 커지므로 검사 일주일 전부터 이뇨제 복용과 검사 이틀 전 음주를 삼가야 한다. 이 방법을 이용한 비만 판정은 체지방률에 있어 남성 25%, 여성 35% 이상일 경우다. 그러나 체지방률의 분별점에 대한 근거가 현재까지는 부족하므로 동반 질환을 고려하여 체질량지수와 허리둘레를 이용하여 비만을 진단하는 것이 가장 우선적으로 고려되어야 한다.[3]

4. 비만 예방과 관리를 위한 신체활동

1) 비만의 운동 효과

규칙적인 신체활동은 인체에 다양한 긍정적인 효과를 준다. 운동은 지방을 에너지원으로 활용하여 분해할 수 있다는 관점에서 비만 관리에 효과적일 뿐만 아니라 각종 건강 및 체력 요소를 개선하여 비만 관련 질환 유병률을 줄이고, 심리적 도움도 준다.

(1) 에너지 소비량 증가

신체의 에너지는 안정시 대사율Resting Metabolic Rate: RMR, 활동에 의한 에너지Thermic Effect of Exercise: TEE, 음식 소화를 위한 에너지Themic Effect of Food: TEF 형태로 소모된다. 운동은 이들 중 안정시 대사율 저하를 방지하고 활동에 의한 에너지 소모를 늘림으로써 비만 치료에 효과적이다.[6] 안정시 대사율은 개인별 차이(대략 1,200~2,400칼로리)가 있는데, 체표면적, 체중(특히 제지방체중), 성별, 나이 등에 의해 영향을 받는다. 비만인은 활동량이 적어 안정시 대사율이 전체 에너지 소모에서 차지하는 비율이 높다. 그러나 신체구성 중 근육량도 적어 안정시대사율이 낮고, 체중 감량을 시행하면 제지방도 감소하여 안정시 대사율이 더 떨어진다. 따라서 적절한 저항 운동은 식이 제한으로 인한 근육량 감소를 예방함과 동시에 안정시대사율 저하도 예방하는 효과가 있다.[7]

활동 대사량은 활동 종류, 시간, 강도에 따라 개인차가 크며 전체 에너지 소모량의 5~40% 정도이다. 활동량이 크고 높은 강도의 운동일수록 활동 대사량이 큰데, 활동 자체로도 에너지 소모가 있지만, 운동 후 소모된 글리코겐을 생성 및 저장하고 운동으로 손상된 조직을 복구하는 데 추가적인 에너지를 소모한다. 특히 같은 강도의 운동에서 비만인은 정상인보다 체중감소와 지방 감소에 효과가 더 크다.[8]

(2) 신체구성의 재조정

한 메타 분석 연구에 따르면, 운동을 하지 않고 식이 제한만을 했을 경우, 24~28%의 제지방이 감소하고, 유산소 운동과 저항 운동을 병행한 복합 운동을 하면 11~13%의 제지방이 감소한 것으로 나타났다.[8] 이는 운동이 체지방 감소뿐 아니라 근육량을 유지함으로써 바람직한 신체구성으로 우리 몸을 재구성할 수 있음을 의미한다. 이러한 변화는 안정시대사율의 저하를 막아 감소한 체중을 장기간 유지하는 데 도움을 줄 수 있음을 잘 보여준다.

(3) 전반적인 건강 증진

규칙적인 운동은 체지방 감소와 같은 비만 예방뿐 아니라 여러 건강 요소를 개선한다. 심폐 기능을 향상하여 혈압과 혈관 건강을 개선하고, 인슐린 저항성을 개선하여 혈당조절에도 긍정적인 영향을 미치며, 지질대사를 개선하여 이상지혈증을 예방할 수 있다. 또한 비만한 사람들이 가지고 있는 소극적인 태도와 스트레스, 우울-불안 경향을 낮추어주고, 자아존중감과 자신감을 높여 정신 건강에도 도움을 준다.[9]

2) 비만 예방을 위한 운동프로그램

운동프로그램은 비만 예방과 관리를 위한 기본 중재 방법으로써, 체중 및 체지방 감소뿐만 아니라 감량된 체중을 유지하고, 근육 등 제지방을 유지하기 위한 중요한 방법이다. 하지만 비만인의 경우 과도한 체중과 운동에 익숙하지 않은 점 그리고 체력 수준이 낮아서 운동프로그램을 지속하기 어렵다는 걸 인식해야 한다. 따라서 비만인의 경우 운동 시 개인의 신체구성, 체력 수준, 의학적 상태를 고려하여 프로그램을 적용해야 한다. 비만 예방 및 치료를 위한 운동프로그램에는 다음의 요소가 고려되어야 하는데, 운동 빈도, 강도, 지속시간, 종류 및 운동량, 점증적 진행이고, 이들을 줄여 FITT-VP(Frequency, Intensity, Time, Type - Volume, Progression)라 부른다.[10)]

(1) 운동 빈도: 운동을 얼마나 자주 해야 하는가(Frequency)?

체중 감량 및 관리를 위한 유산소 운동은 중강도에서 주당 5회 이상이 권고된다. 주당 200~300분 또는 2,000kcal 이상의 에너지를 소비하는 운동으로, 하루 40~60분 가량 소요되는 정도다. 그러나 비만인의 경우 낮은 체력과 관절에 대한 부담 등으로 낮은 강도에서 시작하는 게 좋다. 또한 제지방량 감소를 예방하기 위해 저항 운동은 각 대근육군(가슴, 어깨, 등, 허리, 복부, 엉덩이, 다리, 팔 등)의 부위가 고르게 운동될 수 있도록 주당 2~3회 실시하고, 주당 2~3회의 유연성 운동을 하도록 권장된다.[11)]

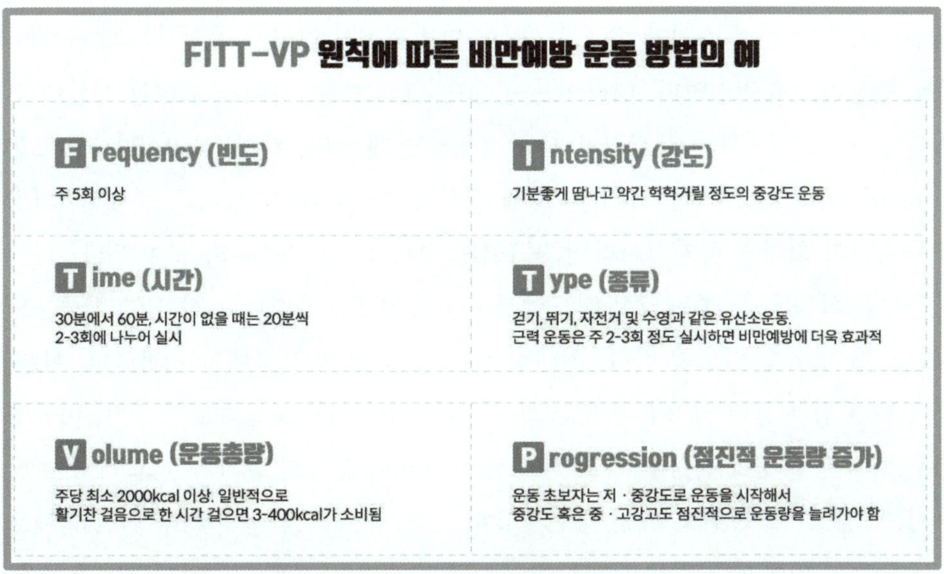

[그림 4.6] FITT-VP 원칙에 따른 비만 예방 운동 방법의 예
(대한비만학회, https://general.kosso.or.kr/html/?pmode=obesityCure#)

(2) 운동 강도: 운동을 얼마나 강하게 해야 하는가(Intensity)?

운동 강도는 운동 형태에 따라 다르게 적용된다. 새로운 운동프로그램에 참여할 때는 저-중강도에서 시작하여 운동에 대한 적응 후 운동의 강도를 점차 늘려야 한다. 운동 강도의 처방에는 유산소 운동 시에는 일반적으로 심박수[Heart rate: HR]와 운동 자각도[Ratings of Perceived Exertion: RPE]를 주로 사용하고, 저항 운동 시에는 최대 중량 비율, 즉 % 1RM[Repetition Maximum]을 사용한다.

① 심박수에 의한 유산소 운동의 강도 설정

어느 정도로 운동해야 하는 가의 결정은 운동 중 심박수와 운동 강도가 정비례 관계에 있다는 점을 근거로 적정 운동 강도에 상응하는 운동 중 특정 심박수 범위를 설정함을 의미한다. 이때 특정 심박수를 '목표 심박수'라 하며 운동 중 그 수준을 유지하는 게 바람직하기에 미리 설정하고 운동을 수행한다.

이 방법은 최대심박수에 목표로 하는 운동 강도의 백분율을 곱해 구하는 방법, 즉 % HRmax(최대심박수) 방법이다. 이 방법을 이용하려면 최대심박수를 알아야 한다. 최대심박수는 운동부하검사를 통해 더 이상하기 지속하기 힘들 정도까지 운동했을 경우 심박수를 직접 측정할 수 있으나, 이 방법은 비만인에게 있어서는 안전상의 이유로 활용하기 부적절하다. 따라서 운동습관, 체력 수준, 나이를 고려한 계산에 의한 최대심박수를 예측하는 간접적 방법을 적용하는 게 좋다. 가령, 최대심박수는 '220에서 나이를 뺀 값'으로 추정하기에, 20세 성인의 최대심박수는 200회/분이다. 처방된 운동 강도가 최대 능력의 70%라면, 목표심박수는 200×0.7=140회/분이 된다.

운동을 처음 하는 경우 낮은 강도에서 시작하여 2주 간격으로 점차 늘려 중등도의 강도로 유지할 수 있도록 한다. 최대심박수(220−나이)의 50%에서 시작하고, 이후 운동 강도를 점차 늘려 약 8주 후에는 최대심박수의 75%에 도달하도록 한다. 비만인의 경우, 대부분 고강도 운동을 하고 땀을 많이 흘려야 운동의 효과가 있고 체중이 많이 빠지는 것으로 잘못 알고 있는 경우가 많다. 그러나 비만 환자의 경우 비만 자체로도 운동 능력이 떨어진 경우가 많고 다른 신체적인 건강 문제를 고려하더라도 운동을 심하게 할 필요도 없고, 해서도 안 된다. 그렇기에 낮은 강도에서 시작하여 중등도로 서서히 강도를 높이는 게 좋다.[12)]

② 운동 자각도에 의한 유산소 운동의 강도 설정

비만인의 운동처방 시 보다 안전하고 현실적인 방법으로, 운동 자각도를 사용하여 목표 운동 강도를 설정한다. 운동 자각도란 운동 중 본인이 느끼는 주관적인 힘든 정

[표 4.3] 운동 자각도를 활용한 유산소성 운동 강도

운동 자각도	상태	
6		
7	very very light	매우 편하다.
8		
9	very light	약간 편하다.
10		
11	light	편하다.
12		
13	fairly hard	약간 힘들다.
14		
15	hard	힘들다.
16		
17	very hard	매우 힘들다.
18		
19	very very hard	최대로 힘들다.
20		

(출처: 대한비만학회, https://general.kosso.or.kr/html/?pmode=obesityCure#)

도를 숫자로 체크하여 운동 강도를 조절하는 방법이다. 운동 자각도 적용은 〈표 4-3〉과 같이, 신체의 전반적인 상태를 숫자로 표현할 때, 가장 편안한 상태를 6으로, 가장 힘든 상태를 20으로 할 때 본인의 신체 상태를 6~20중에서 선택하게 한다.

[표 4.4] 최대심박수 비율과 운동 자각도에 의한 운동강도 분류

운동강도	% HRmax(최대심박수)	RPE(운동 자각도)
초저강도	〈50	〈10
저강도	50-〈64	10-11
중강도	65-〈74	12-13
고강도	〉75	14-18
최대강도	100	〉19

(출처: 대한비만학회, https://general.kosso.or.kr/html/?pmode=obesityCure#)

(3) 운동시간: 얼마나 오랫동안 해야 하는가(Time)?

비만인의 운동 실천은 적절한 에너지 소비와 더불어 운동 손상을 줄이는 데 주안점을 두어야 한다. 에너지 소비는 운동의 강도와 시간의 상호작용으로 결정되는데, 비만 관리를 위해서는 운동 강도보다는 운동시간을 늘리는 데 보다 중점을 두는 것이 효과적이다. 운동시간은 일반적으로 1회 30분 이상 실시하며, 20~30분씩 2회에 나눠 운동하거나, 10분씩 운동을 하루 동안 여러 번 실시해도 좋다.

(4) 운동 형태: 어떤 운동을 해야 하는가(Type)?

걷기, 조깅, 자전거, 수영 등과 같은 유산소성 운동은 지방 대사를 활성화하여 체지방 소모에 효과적이며, 심혈관계에 자극을 주어 심폐지구력을 증진하는 데 효과적이다. 또한 저항 운동은 운동하는 근육군에 자극을 주어 근력과 근지구력을 증진할 뿐만 아니라 근육량 증가를 통해 안정시 대사율을 높이는 효과도 있다. 따라서 유산소 운동과 저항 운동을 함께 복합적으로 실시하는 게 좋다. 어떤 운동이든지 비만인의 경우 관절에 큰 무리가 가지 않는 게 좋고, 장기간의 효과를 목표로 천천히 꾸준히 실천해 나가는 게 중요하다. 특히 운동 지속 측면에서 운동의 효과성뿐 아니라 흥미도 고려해야 한다. 운동의 종류에 얽매이기보다 실천 과정에서 즐겁게 참여할 수 있고 심리적 만족감을 찾아야 한다. 또한 특별한 운동이 아니더라도 일상생활 속에서 활동량을 늘릴 수 있는 신체활동도 긍정적인 효과를 얻을 수 있기에, 청소나 쇼핑 시 걷기, 출퇴근 시 걷기나 자전거 타기, 엘리베이터보다 계단 이용하기 등, 일상생활에서 활동량을 습관적으로 실천하도록 해야 한다.

(5) 운동량: 운동을 얼마나 해야 하는가(Volume)?

운동량은 빈도, 강도, 시간을 모두 합한 것으로, 전체 에너지 소비량(kcal)를 알 수 있는 지표가 된다. 일반적으로 체중 감량을 위한 운동량은 주당 최소 2,000kcal 이상 소비하도록 권고된다. 〈표 4-5〉는 신체활동과 운동 형태에 따른 체중당 에너지 소비량를 나타내고 있으므로 자기 체중을 적용하여 운동량을 산출할 수 있다. 예를 들어, 체중 70kg인 사람이 속보를 1시간 한다면 5.28 × 70 = 370kcal를 소비한 것이므로, 이를 6일 동안 했을 때는 2,220kcal의 에너지를 소비한 것이 된다.

[표 4.5] 신체활동 및 운동별 에너지소비량(단위: kcal/hour/kg)

누워있기	0.84	탁구	4.18
앉아있기	1.26	걷기	4.80
식사하기	1.38	배구	4.84
앉아서 글쓰기	1.74	골프	5.06
요리하기	2.70	속보	5.28
사교춤	3.06	배드민턴	5.72
목수일	3.30	스케이트	5.72
자동차세차	3.30	스키	5.72
산책	3.52	자전거타기	5.94
집안청소	3.52	테니스(단식)	6.38
창문 닦기	3.52	등산	7.26
낚시	3.72	수영	7.70
장보기	3.72	축구	8.14
노동	4.18	농구	8.28
정원가꾸기	7.04	조깅	9.24

(출처: Kang, JH. Exercise Therapy of Obesity, JKMA, 47(4); 303-308, 2004)

(6) 운동의 점증: 운동량은 얼마나 늘려야 하는가(Progression)?

운동 실천에 있어 가장 중요한 것은 운동 효과와 안전일 것이다. 운동 효과를 높이려면 고강도 운동을 오래 하면 좋겠지만, 이는 이론상의 운동 효과일 뿐 현실적으로는 안전 측면에서 비현실적이다. 따라서 낮은 강도의 운동으로 시작, 운동시간과 운동 강도를 순차적으로 증진해야 하며, 운동 참여자가 건강에 이상이 없는 정도로 견딜 수 있는 수준까지 점증하는 게 필요하다.

5. 비만 예방과 관리를 위한 식사요법 및 행동수정 요법

1) 식사요법

비만 예방과 관리를 위해서는 운동 실천과 함께 식습관 관리를 병행해야 한다. 총 에너지 섭취량을 줄이되, 필수 영양소가 고르게 공급될 수 있도록 하며, 포화지방과 가공식품의 섭취를 줄이고, 복합 탄수화물과 단백질, 그리고 채소와 과일 섭취를 충분히 하도록 한다. 식사 습관에 있어서 불규칙한 섭취를 피하고, 제때 천천히 식사하는 습관을 가져야 하며, 기름진 음식과 달거나 짠 음식을 피하도록 한다. 특히 짧은 기간에 많은 체중감량을 목표로 하면 부작용을 피할 수 없고 장기적으로 유지하기도 어렵기에 천천히 실천하도록 한다. 비만 관리를 위한 식사요법 실천에서 참고할 수 있는 식사 종류별 특성(표 4-6)에 따라 식습관 관리를 실천하되, 자신의 건강 상태와 선호도, 무엇보다 장기적인 실천이 가능하도록 선택하도록 한다.

[표 4.6] 식사 종류별 특성

구분	특 성
저열량식	• 에너지 섭취를 500~1,000kcal 정도 줄이고, 영양학적으로 적절한 일상적 식사 가능 • 1주일에 0.5~1.0 kg 정도의 체중 감량 효과를 기대할 수 있고, 열량 섭취 제한 효과는 6개월에 최대에 이르며, 이후에는 이보다 감량효과가 낮아짐
초저열량식	• 1일 800kcal 이하로 극심한 에너지 섭취 제한 • 단기간 빠른 속도로 체중 감량 가능. 장기적으로는 저열량식과 유의적 차이 없음 • 심각한 의학적 문제가 발생할 수 있으므로 의학적 감시 필요
초저탄수화물식	• 총에너지의 30%, 1일 130g 미만으로 탄수화물 섭취를 제한 • 초기 체중 감량효과는 크나, 장기적으로는 효과가 없거나 미미함 • 혈청 중성지방 수치 개선 효과가 있으나, LDL-콜레스테롤 수치 상승 등 심혈관계 위험을 높일 수 있음
저탄수화물식	• 총에너지의 40~45% 수준으로 탄수화물 섭취를 제한 • 초기 체중 감량효과는 크나, 장기적으로는 효과가 없거나 미미함 • 혈청 중성지방 수치 개선에 효과적이지만, 탄수화물 제한 정도가 크면 LDL-콜레스테롤 수치에 좋지 않은 영향을 미칠 수 있음
고단백식	• 총에너지의 25~30% 수준으로 단백질 섭취 • 탄수화물 과다 섭취 방지, 에너지 제한에 따른 체단백 손실 방지, 적절한 단백질 영양상태 유지에 도움이 됨 • 체중 감량/유지에 효과적이기는 하지만 정도가 크지 않음
간헐적 단식/ 시간 제한식	• 지속적으로 에너지 섭취를 제한하는 대신, 식사 제한을 하는 시기를 정해 식사조절 - 간헐적 단식: 에너지 섭취 제한을 하는 날과 그렇지 않은 날을 설정 - 시간 제한식: 하루 중 음식 섭취 시간대를 설정 • 지속적인 에너지 제한 방법에 비해 체중 감량 정도에 유의적인 차이가 없거나, 있어도 정도가 크지 않음 • 장기간 비만 식사 치료의 한 방법으로 포함하기에는 근거가 제한적

(출처: 2022 비만 진료지침, 대한비만학회)

2) 행동수정요법

비만 관리를 위해서는 장기간의 생활 습관 개선이 필수적이다. 체중감량을 위한 행동수정요법을 기반으로 식사 조절과 활동량 증가 등의 포괄적인 생활 습관 개선을 실천해야 한다. 음식 섭취와 신체활동, 체중을 매일 점검하고 일지로 작성하는 습관을 갖도록 한다.

[표 4.7] 체중 감량을 위한 행동수정요법

구분	내용
음식 구입 수칙	• 배가 부를 때 음식을 구입한다. • 미리 작성한 목록표에 따라 음식을 구입한다. • 패스트푸드나 가공식품을 피한다. • 음식 구입 시 구입에 필요한 만큼의 돈만 가지고 간다.
식사 수칙	• 음식 섭취량을 줄일 수 있는 계획을 세운다. • 간식 섭취 대신 운동을 한다. • 계획된 시간에 식사나 간식을 한다. • 다른 사람들이 권하는 음식을 적절하게 거절한다.
음식 관련 행동 수칙	• 음식을 보이지 않는 곳에 보관한다. • 모든 음식은 정해진 한곳에서만 먹는다. • 사전에 음식 보관 장소로 정해지지 않은 곳(예: 책상 서랍 등)에 보관된 음식물은 폐기한다. • 식사를 한 후에는 식탁 위에 음식물이나 그릇을 놓아두지 않는다. • 적은 양의 밥그릇, 국그릇, 숟가락 및 음식 식기를 사용한다. • 식사 후에는 바로 식탁을 떠나거나 식당에서 나간다. • 남은 음식을 보관하지 말고 과감히 버린다.
외식 수칙	• 외식이 꼭 필요하지 않은 약속의 경우, 식사 약속 대신 차를 마시는 약속이나 다른 활동(예: 영화관람, 운동, 산책, 쇼핑 등)을 중심으로 약속을 잡는다. • 꼭 필요한 외식 약속이 있을 경우, 기존 식사는 계획대로 진행(외식을 대비해 굶는 등의 행동은 금물)하고 외식 시 어떤 음식을 어떻게 먹을 것인지 미리 계획한다. • 한 번에 많이 주문하지 말고 식사 후 주문한다. • 후식은 미리 주문하지 말고 식사 후 주문한다. • 칼로리가 높은 음식은 자신의 자리에서 되도록 멀리 놓는다. • 곁들여진 야채를 우선적으로 먹고 드레싱은 가능한 한 사용하지 않는다. • 음료수는 가능한 한 주문하지 말고 시원한 물이나 차를 마신다.

(출처: 2022 비만 진료지침, 대한비만학회)

균형 잡힌 일상을 행복하게 지내야!! 비만 걱정 NO NO!!

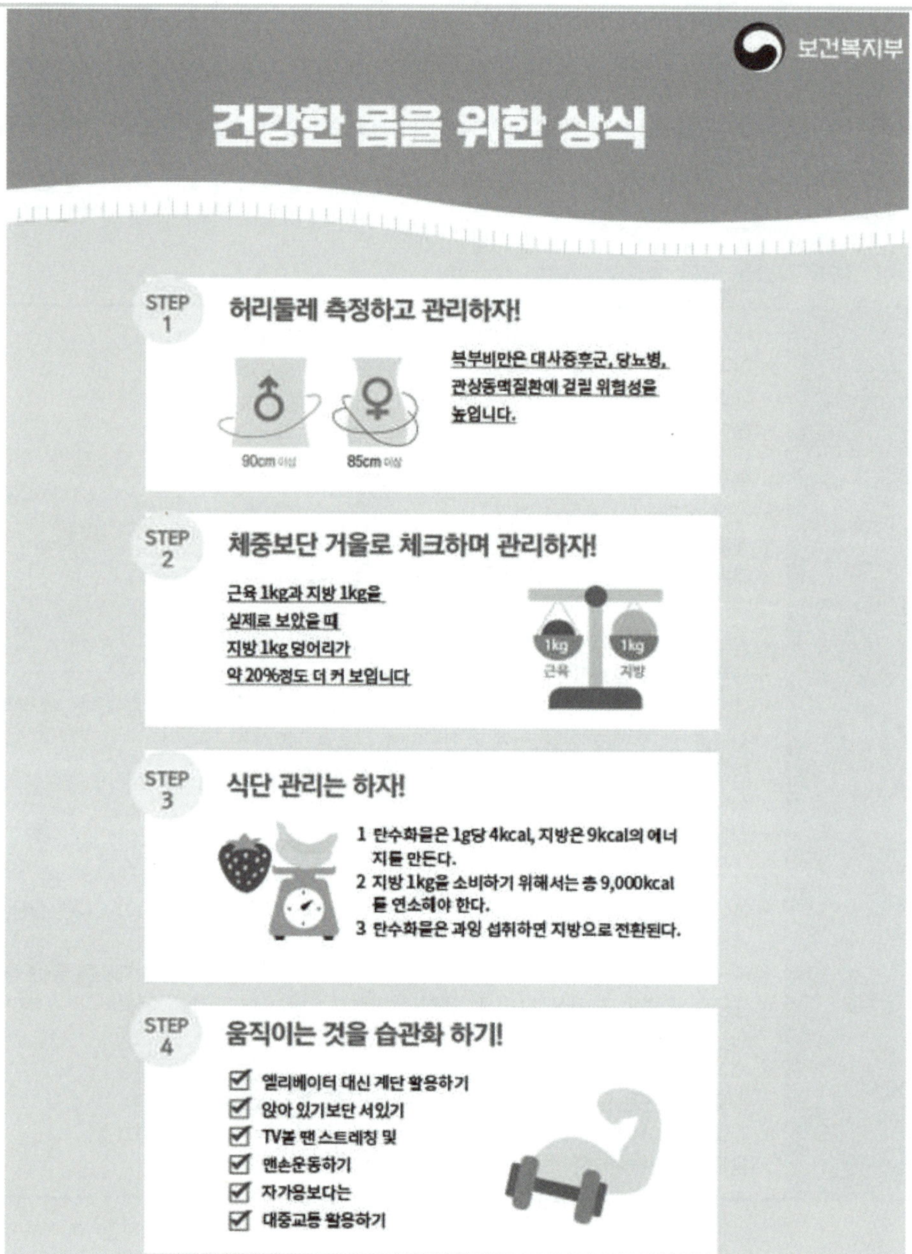

▶ 비만 예방을 위해선 조급한 운동이나 다이어트보다 일상 습관을 건강하게 만드는 실천이 중요

[그림 4.7] 보건복지부 공식 블로그
(https://blog.naver.com/mohw2016/221114807413)

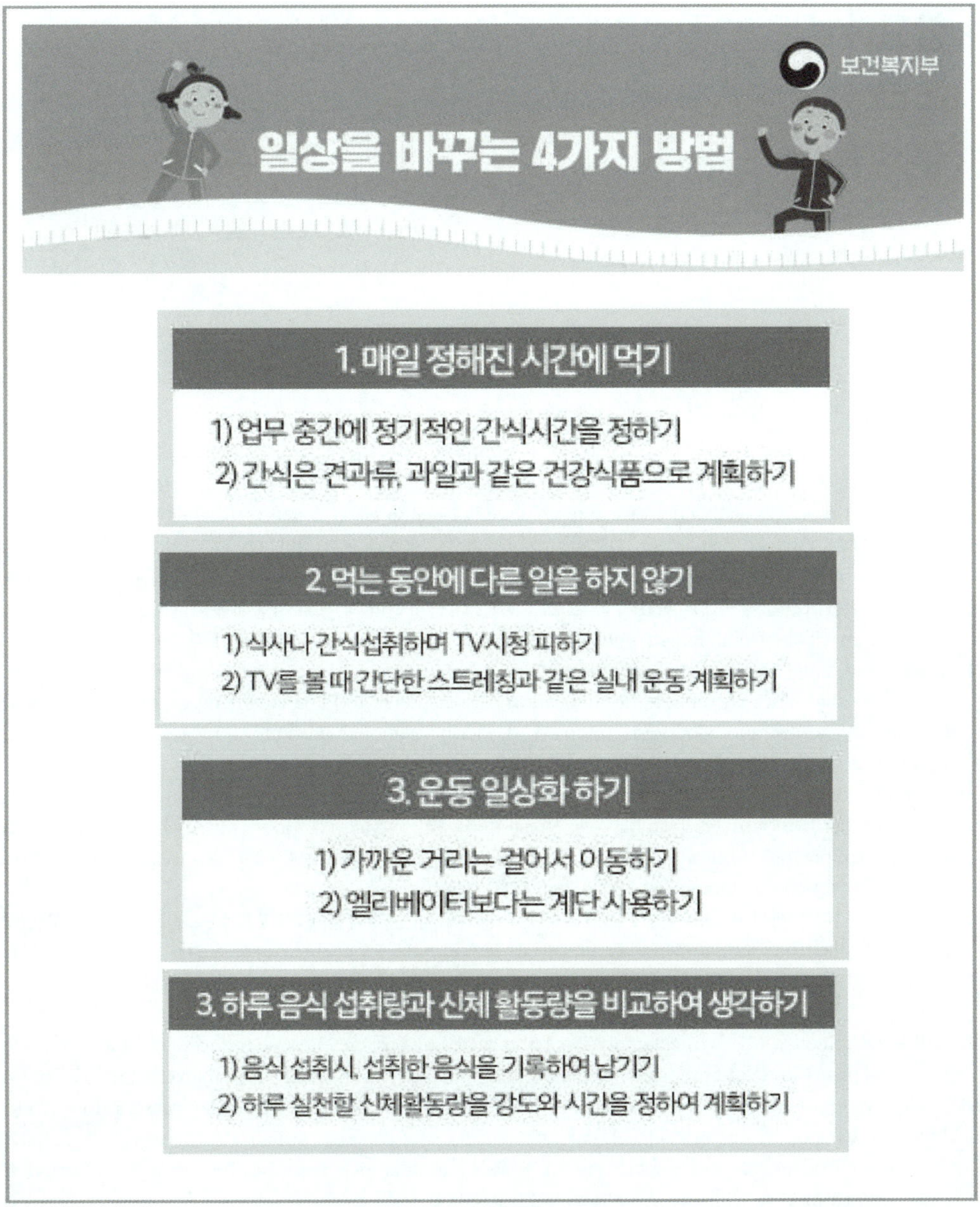

[그림 4.8] 보건복지부 공식 블로그
(https://blog.naver.com/mohw2016/221114807413)

참고 문헌

1) 황수연, 김민욱. 뚱뚱한 사람이 오래 산다? 25년 동안 추적하니 거짓이었다. 중앙일보. 2019.11.06. [cited 2024 Jun 7]; Availbale from: https://www.joongang.co.kr/article/23602797
2) 박철영. 2023 Obesity fact sheet, 대한비만학회, 2023. [cited 2024 Jul 11] Availbale from: https://www.kosso.or.kr/file/2023_Obesity_Fact_sheet_web_kor.pdf?v=2407110433
3) 이창범. 대한비만학회 비만 진료지침 2022, 8판, 대만비만학회 진료지침위원회, 2022. [cited 2024 Jun 11]; Availbale from: https://general.kosso.or.kr/html/?pmode=BBBS0001300003
4) Centre for Public Health Excellence at NICE (UK); National Collaborating Centre for Primary Care (UK). Obesity: The Prevention, Identification, Assessment and Management of Overweight and Obesity in Adults and Children [Internet]. London: National Institute for Health and Clinical Excellence (UK); 2006 Dec. PMID: 22497033.
5) Saris WH, Blair SN, van Baak MA, Eaton SB, Davies PS, Di Pietro L, Fogelholm M, Rissanen A, Schoeller D, Swinburn B, Tremblay A, Westerterp KR, Wyatt H. How much physical activity is enough to prevent unhealthy weight gain? Outcome of the IASO 1st Stock Conference and consensus statement. Obes Rev. 2003 May;4(2):101-14.
6) 오상우. 비만환자에서의 운동처방, 대한임상건강증진학회 춘계학술대회 자료집, 2002. [cited 2024 Jul 11]; Availbale from: https://www.healthpro.or.kr/journal/list3.php?code=seminar
7) Leibel RL, Rosenbaum M, Hirsch J. Changes in energy expenditure resulting from altered body weight. N Engl J Med. 1995 Mar 9;332(10):621-8.
8) Ballor DL, Keesey RE. A meta-analysis of the factors affecting exercise-induced changes in body mass, fat mass and fat-free mass in males and females. Int J Obes. 1991 Nov;15(11):717-26.
9) Andersen RE. Exercise, an active lifestyle, and obesity: making the exercise prescription work. Phys Sportsmed. 1999 Oct;27(10):41-50
10) American College of Sports Medicine. ACSM's Guidelines for Exercise Testing and Prescription 9'th ed. Lippincott williams & wilkins.. 2014;158-60
11) American College of Sports Medicine Position Stand. The recommended quantity and quality of exercise for developing and maintaining cardiorespiratory and muscular fitness, and flexibility in healthy adults. Med Sci Sports Exerc. 1998 Jun;30(6):975-91.
12) Kang, JH. Exercise Therapy of Obesity, J.K.M.A, 2004;47(4):303-308.
13) Campa F, Toselli S, Mazzilli M, Gobbo LA, Coratella G. Assessment of body composition in athletes: A narrative review of available methods with special reference to quantitative and qualitative bioimpedance analysis. Nutrients. 2021 May 12;13(5):1620.

05

대사질환과 운동

핵심 point

√ 대사성 질환의 개념과 원인을 이해한다.
√ 대사질환의 관리 방법을 안다.
√ 운동을 통한 대사질환 예방과 치료 방법을 이해한다.

1. 들어가며

1) 대사질환의 소개

(1) 대사질환 개념

만성 질환 또는 생활 습관병이라고 불리는 대사질환은 대사 기능 장애로 인해 발생하는 여러 건강 상태를 포괄하는 질환이다. 현대사회에서는 주로 잘못된 식습관, 신체활동 부족, 스트레스와 같은 생활 습관 요인으로 인해 점점 널리 퍼지고 있으며, 신체 내 다양한 기관과 시스템에 영향을 미쳐 심각한 건강 문제를 만들고 삶의 질을 낮춘다. 대사질환과 함께 사용되는 '대사 증후군metabolic syndrome'이라는 용어는 1988년 Reaven이 'Syndrome X'라 처음 명명하였는데, 심장병, 뇌졸중, 제2형 당뇨병 위험을 증가시키는 여러 가지 질환이 함께 발생하는 상태를 의미한다.[1] 이러한 상태에는 혈압 상승, 고혈당, 과도한 복부지방, 비정상적인 콜레스테롤 또는 중성지방 수치가 포함된다. 이러한 위험 요인이 함께 발생하면 심각한 건강 문제가 발생할 위험이 크게 증가한다. 이후 많은 연구를 통해 초기 개념이 발전되어 대사증후군으로 명명되고 여러 학술단체에 의해 진단 기준이 만들어졌다.

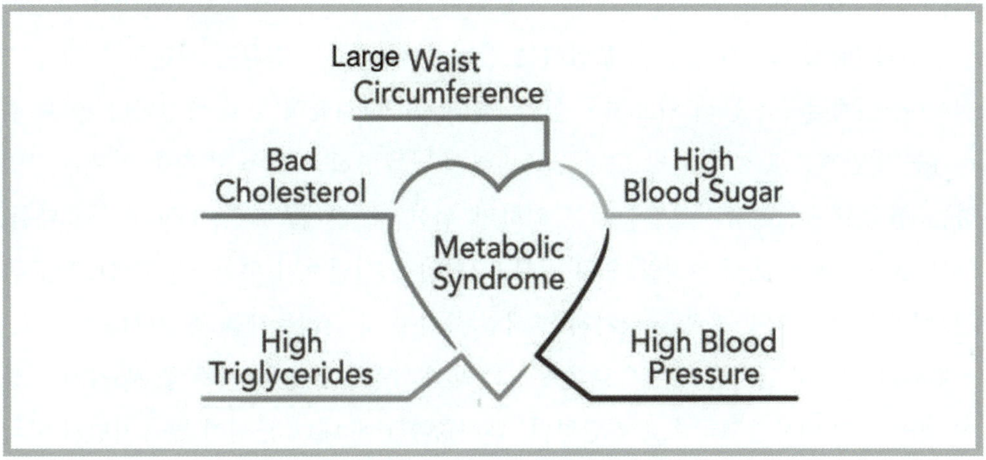

[그림 5.1] 대사질환의 개념
(Metabolic syndrome Canada[2])

대사 질환을 해결하기 어려운 건 질환 자체의 까다로운 특성 때문이다. 더욱이 많은 사람이 대사 질환이 더 심각한 단계로 진행될 때까지 자신이 대사 질환을 앓고 있다는 사실조차 깨닫지 못한다. 그래서 정기건강검진과 위험 요인에 대한 선제적 관리의 중요성이 강조되기도 한다.

대사질환이 발생하는 원인은 특히 생활 방식과 밀접한 관련이 있다. 예를 들어, 건강에 해로운 가공식품, 설탕, 지방이 많이 포함된 식단은 비만, 인슐린 저항성, 높은 콜레스테롤 수치를 유발할 수 있다. 반대로 통곡물, 과일, 채소, 저지방 단백질, 건강한 지방이 풍부한 균형 잡힌 식단은 이러한 질환을 예방하는 데 도움이 될 수 있다. 규칙적인 신체활동 역시 체중조절, 인슐린 민감성 개선, 심혈관 건강 증진에 도움이 되므로 중요하다. 유전적 요인도 대사질환 발생에 영향을 미친다. 당뇨병, 고혈압, 심혈관질환에 대한 가족력이 있는 사람은 발병 위험성이 더 크다.[1] 하지만 이러한 유전적 소인이 있더라도 생활 습관을 개선하면 그 위험을 더욱 완화할 수 있다.

(2) 대사 질환의 진단

대사질환 진단에는 일반적으로 환자의 병력, 신체검사 및 일련의 실험실 검사에 대한 종합적인 평가가 포함된다. 평가 목표는 위험 요인의 존재 여부와 근본적인 대사 기능 장애를 파악하는 것이다. 철저한 병력 검사는 환자의 위험에 영향을 미칠 수 있는 기존 질환, 대사 질환의 가족력, 생활 습관 요인을 파악하는 데 도움이 된다.

개인의 병력, 신체검사 등을 포함하는 실험실 검사 대사 질환을 진단하는 데 필수적이다. 신체검사를 통해 의료진은 혈압, 체중, 키, 허리둘레 등을 측정한다. 이후 검사에는 일반적으로 공복 혈당 수치를 측정하여 당뇨병 또는 당뇨병 전증 여부를 확인하는 혈당 검사, 이상지질혈증을 확인하기 위한 총 콜레스테롤, LDL 콜레스테롤, HDL 콜레스테롤 및 중성지방 수치 검사, 고혈압을 식별하기 위한 정기적인 혈압 측정, 비만 및 복부지방 분포를 평가하는 체질량 지수 및 허리둘레를 측정한다.[3]

병력과 실험실 검사를 바탕으로 〈표 5.1〉의 대사증후군 진단 기준 중 세 가지 이상에 해당할 때 대사증후군으로 진단한다. 대사증후군에 대한 관심이 높아지면서 미국 국가 콜레스테롤 교육프로그램이나 국제 당뇨 재단 등, 유관 학회에서 진단 기준을 제시했는데, 구체적 진단 기준은 각 학회마다 다르나, 많은 부분이 유사하다.

[표 5.1] 대사증후군 진단 기준표

진단 기준	설명	기준 수치
복부 비만	허리둘레	남성: 90cm 이상
		여성: 85cm 이상
중성지방	혈중 중성지방	150mg/dL 이상
HDL 콜레스테롤	혈중 HDL 콜레스테롤	남성: 40mg/dL 미만
		여성: 50mg/dL 미만
고혈압	혈압 기준 수치 이상	130/85mmHg 이상
공복 혈당	공복 혈당	100mg/dL 이상

대사증후군 진단 기준 중 비만과 관련된 기준을 비교해 보면 다음의 〈표 5.2〉와 같다. 현재 국내에서는 NCEP 진단 기준에 복부비만 기준만 한국인에 맞추어 사용하는 경우가 많다.[4] 대사증후군은 합병증이 발생하기 전에는 증상이 없다. 대사증후군의 요소들은 함께 나타나는 경우가 많기에, 한 개 이상의 소견이 발견되면 적극적인 생활 습관 평가, 신체검사 및 검사실 검사를 통해 동반 위험 요인을 발견하고 치료하여 심뇌혈관질환을 예방해야 한다.

[표 5.2] 대사증후군과 연관된 비만의 지표와 기준

진단 기구/학회 년도	비만종류	비만지표	비만기준
WHO 1988	비만 또는 복부 비만	체질량지수	〉30kg/m²
		허리/엉덩이 둘레 비율	남자〉0.9, 여자〉0.85
NCEP ATP Ⅲ 2005	복부 비만	허리둘레	서구 남자 ≥102cm, 여자≥88cm 아시아 남자 ≥90cm, 여자≥80cm
IDF 2005	복부 비만	허리둘레	유럽 남자≥94cm, 여자≥80cm 미국 남자≥102cm, , 여자≥88cm 남아시아 남자≥90cm, 여자≥80cm

(출처: 국가건강정보포털)[4]

(3) 대사질환 관리의 중요성

대사질환의 조기 발견과 관리는 관련 합병증을 예방하고 삶의 질을 개선하는 데 중요하다. 대사질환을 초기에 발견하면 생활 습관 개선으로 질환을 되돌리거나 완화하는 데 효과적이다. 다음의 생활 습관 수정은 대사질환 관리의 초석이 된다.

- **식단 변화**: 포화지방, 트랜스 지방, 콜레스테롤, 나트륨이 적은 심장 건강에 좋은 식단을 선택한다. 과일, 채소, 통곡물, 저지방 단백질, 건강한 지방을 섭취하는 것도 도움이 된다.
- **규칙적인 신체활동**: 일주일에 150분 이상의 중강도 유산소 운동 또는 75분 이상의 고강도 운동에 참여한다. 근육량과 대사율을 좋게 만들기 위해 저항 운동을 병행하면 더욱 효과가 좋다.
- **체중 관리**: 균형 잡힌 식단과 규칙적 운동을 통해 건강한 체중을 달성 및 유지한다.
- **금연**: 금연 노력은 심혈관 질환의 위험을 줄이고 전반적인 건강을 개선한다.
- **스트레스 관리**: 마음챙김, 명상, 충분한 수면 같은 스트레스 해소 기술을 실천한다.

하지만 경우에 따라 생활 습관 교정만으로는 대사 질환을 관리하기에 충분치 않을 수 있기에, 이때는 의학 검진과 약 처방과 같은 임상 치료가 필요하다.

- **약물 복용**: 혈당 수치, 혈압, 콜레스테롤 수치를 조절하기 위한 약물 처방으로는 일반적으로 항고혈압제, 스타틴, 항당뇨병약 등이 처방된다.
- **정기적인 모니터링**: 혈당 수치, 혈압 및 지질 프로필을 계속 모니터링하여 치료의 효과를 평가하고 필요한 조정을 한다.
- **전문가 의뢰**: 내분비 전문의, 심장 전문의, 영양사 등, 전문가에게 의뢰하여 치료와 안내를 받는다.

(4) 대사질환의 병태적 생리

대사질환의 근본적인 메커니즘을 이해하는 것은 효과적인 예방 및 치료 전략을 개발하는 데 중요하다. 대사 질환은 인슐린 저항성, 만성염증, 산화 스트레스 등 공통적인 병리 생리학적 경로를 공유하는 경우가 많다. 인슐린 저항성과 제2형 당뇨병은 대사질환의 주요 특징이다. 인슐린 저항성은 체내 세포가 혈당 수치를 조절하는 호르몬인 인슐린에 덜 반응할 때 발생한다.[1) 2) 3) 4) 5)] 췌장은 이를 보상하기 위해 더 많은 인슐린을 생산하는 고인슐린혈증을 유발한다. 시간이 지나면 췌장의 베타세포가 고갈되어 인슐린 분비 장애와 혈당 수치 상승을 초래하게 된다.

만성 염증도 대사질환의 바탕이 된다. 지방 조직, 특히 내장 지방은 TNF-α[Tumor necrosis factor-α], IL-6[Interleukin 6], CRP[C-reactive protein]와 같은 전염증성 사이토카인[Proinflammatory cytokine]을 분비한다.[5] 이 사이토카인은 인슐린 저항성, 내피 기능 장애 및 죽상 동맥 경화증을 유발하여 심혈관 질환의 위험을 증가시킨다.

ROS[Reactive oxygen species], 활성산소종 생성과 항산화 방어 사이의 불균형을 특징으로 하는 산화 스트레스는 대사 질환의 발병에 중요한 역할을 한다. ROS는 지질, 단백질, DNA[Deoxyribo nucleic acid]를 포함한 세포 구조를 손상시켜 세포 기능 장애와 세포 사멸로 이어질 수 있다. 이러한 산화적 손상은 특히 혈관 내피에 해를 끼쳐 죽종 형성과 심혈관 합병증을 촉진한다.

(5) 대사질환의 문제점과 예방 전략

대사질환은 공중 보건에 큰 영향을 미치며 전 세계적으로 높은 이환율과 사망률에 기여하고 있다. 이러한 질병의 유병률 증가는 의료 시스템과 사회에 큰 문제가 되고 있다. 직접적인 의료비, 생산성 손실과 같은 간접 비용, 장기적인 장애를 포함하여 대사질환의 경제적 부담은 상당하다. 당뇨병, 고혈압, 심혈관 질환과 같은 만성질환을 관리하려면 지속적인 의료 서비스, 약물 치료, 생활 습관 개선이 필요하며, 이는 많은 의료 비용의 대가를 요구하게 된다. 대사 질환은 개인의 삶의 질을 크게 떨어뜨릴 수 있다. 심혈관 질환, 신부전, 신경병증, 망막증과 같은 합병증은 신체적 제한, 만성 통증, 정서적 고통으로 이어질 수 있다. 삶의 질을 유지하기 위해서는 이러한 합병증을 완화하고 전반적인 웰빙을 개선하는 데 많은 노력이 필요하다.[6] 대사질환을 예방하려면 다음과 같은 공중 보건 정책, 지역사회 기반 개입 등 다각적인 접근 방식의 전략이 필요하다.

① **건강한 라이프스타일 장려**: 교육 캠페인과 커뮤니티 프로그램을 통해 규칙적인 신체활동, 건강한 식습관, 금연을 장려한다.

② **정책 개입**: 건강한 식품에 대한 접근성을 높이고, 신체활동을 위한 안전한 환경을 조성하며, 건강에 해로운 제품의 마케팅을 규제하는 정책을 시행한다.

③ **선별 검사 프로그램**: 대사성 질환의 위험이 있는 개인을 식별하고 조기 개입 및 지원을 제공하기 위한 선별 프로그램을 구축한다.

대사 질환은 유전적, 생활 습관, 환경적 요인이 복합적으로 작용하여 발생하는 복잡한 질환이다. 이러한 질환을 관리하고 합병증을 예방하려면 조기 발견, 생활 습관 조정, 의학적 개입이 중요하다. 건강한 생활 습관과 예방 치료를 장려하는 공중 보건 노력은 개인과 사회에 대한 대사성 질환의 부담을 크게 줄일 수 있다. 위험을 이해하고 사전 조치를 취함으로써 개인은 대사 건강과 삶의 질을 개선할 수 있다.

2. 대사질환의 원인과 형태

대사질환 원인과 형태를 이해하는 건 개인의 건강 관리와 예방 전략 수립에 중요한 이점을 제공한다. 이는 가족과 사회 전체의 건강증진에 중요한 역할을 할 수 있어서, 질병을 조기에 발견하고 예방하며, 맞춤형 치료 계획을 세워 합병증을 줄이고, 건강한 생활 습관을 유지할 수 있도록 해준다.

1) 대사질환의 원인

대사질환의 원인은 매우 복합하여 부분적으로만 이해되고 있으며, 여러 가지 위험 인자들이 서로 연관되어 있다고 알려져 있다. 따라서 이러한 다양한 유전적, 환경적인 요인들에 대해 종합적으로 이해하고 조절하는 것이 중요하다.[7)]

(1) 인슐린 저항성

인슐린은 췌장에서 분비되는 호르몬이다. 주로 간이나 근육, 지방조직에서 당이 세포에 흡수되도록 하여 혈당을 낮추는 작용을 한다. 하지만 인슐린에 대한 신체의 반응이 감소하는 인슐린 저항성 상태가 될 수 있다. 즉, 인슐린이 분비되어도 근육과 간 등에서 혈당을 이용하지 못해 혈액 속 포도당 수준은 높은 고혈당 상태가 유발되고, 이어 당뇨병 전단계 또는 당뇨병으로 진행될 수 있는 것이다. 이렇게 높아진 인슐린은 체내 염분과 수분을 축적하여 고혈압을 유발할 수 있다. 또한 증가한 인슐린은 지방 축적을 유도, 비만을 촉발하고, 혈중 중성지방의 농도를 높여 이상지질혈증으로 이어질 수 있다.

(2) 비만

체중 증가는 대사질환의 주요 원인이자 위험인자로서 영향력이 크다. 정상 체중인 사람도 대사증후군이 생길 수 있지만, 비만일 경우엔 그 위험도가 급격히 증가한다. 따라서 비만해질수록 대사증후군 유병률은 늘어나게 된다. 특히, 체질량지수가 정상이라도 중심성 비만이 있으면 대사증후군 위험도가 커진다. 중심성 비만은 내장지방 세포에서 지방산이 과다하게 유리되어 혈중 유리지방산이 많아지므로 인슐린 저항성이 생길 확률도 더욱 높다.

(3) 유전적 요인

대사질환은 유전적 요인과 환경적 요인의 복합적인 영향을 받아 발생한다. 유전적 요인은 대사질환의 발병 위험을 높이는 중요 요소로 작용한다. 당뇨나 고콜레스테롤 혈증 등의 가족력이나, PPAR-γ[peroxisome proliferator-activated receptor-γ], ABCA1[ATP Binding Cassette Subfamily A Member 1], APOE[Apolipoprotein E] 유전자 등이 여러 변이를 일으킬 수 있고, 환경적 요인과의 복합적 작용에 의한 경로로도 발병할 수 있다.

(4) 교감신경의 활성 증가

교감신경이 활성화되면 내장 지방의 분해를 촉진하여 유리지방산이 증가하고, 이에 따라 인슐린 저항성이 유발되어 대사증후군이 발생한다. 스트레스, 고혈압, 인슐린 저항성, 비만 등의 대사질환은 모두 교감신경계의 과도한 활성화와 관련이 있다.

(5) 스트레스

스트레스는 교감신경계를 활성화하여 아드레날린과 노르에피네프린 같은 호르몬을 분비하게 합니다. 이는 심박수, 혈압, 혈당 수치를 증가시키는 역할을 한다. 만성 스트레스는 교감신경계의 지속적인 활성화를 초래하며, 이는 여러 대사적 변화를 유발할 수 있고, 만성적인 스트레스에 노출된 사람은 대사증후군의 발생 위험도가 두 배 정도 높다. 스트레스는 뇌-부신 호르몬 조절축에 영향을 미쳐 혈중 코티솔을 증가시키고, 이에 따라 인슐린과 혈당 수준이 증가하면서 내장비만을 촉진하여 이상지질혈증, 고혈압 등의 문제로 이어진다.

(6) 신체활동의 감소

신체활동 부족은 현대사회의 매우 일반적 문제로, 이는 다양한 대사질환의 발병과 밀접한 관계가 있다. 충분한 신체활동을 하지 않으면 칼로리 소비가 감소하여 에너지 불균형이 초래되고, 체중 증가, 인슐린 저항성, 심혈관질환 등의 위험이 증가한다. 일상생활 중 신체활동 수준이 떨어지면 내장지방이 축적되고, 고밀도 지단백 콜레스테롤이 감소하며, 중성지방, 혈당, 혈압이 높아지며, 근육의 인슐린 민감성이 저하하게 되어 인슐린 저항성을 야기한다.

(7) 미토콘드리아 기능 이상

미토콘드리아는 세포 내에서 에너지를 생산하는 중요한 소기관으로, 대사질환과 밀접한 관련이 있다. 미토콘드리아 기능 이상은 에너지 대사에 영향을 미쳐 다양한 대사질환을 유발하거나 악화할 수 있다. 미토콘드리아 DNA[mtDNA]의 돌연변이는 에너지 생산에 필요한 효소 기능을 방해하는 '기능 이상'을 유발하여 여러 대사질환을 유발하기도 한다. 고칼로리 식단, 신체활동 부족, 독성 물질 노출 등 환경적 요인은 미토콘드리아 손상과 산화 스트레스를 증가시켜 미토콘드리아 기능에 변화를 일으켜 대사질환 위험을 높인다. 한편, 나이가 들면서 에너지 생산 감소와 산화 스트레스 증가로 미토콘드리아 기능이 자연스레 저하되기도 한다. 노화와 관련된 미토콘드리아 기능 저하는 특히 비만, 당뇨병, 심혈관 질환 발병과 밀접한 관계가 있다.[8]

2) 대사질환의 형태

대사질환은 신체가 에너지를 사용하는 방식에 영향을 미치는 광범위한 질환이다. 이러한 질환은 유전적, 생활 습관, 환경적 요인이 복합적으로 작용하는 경우가 많은 만큼, 나타나는 질환 형태도 다양하다. 가장 흔한 형태의 대사질환이 이상지질혈증, 당뇨병, 비만, 고혈압 등이다. 이러한 각각의 질환에는 위험 요인 및 건강에 미치는 영향력에서 고유한 특징들이 있다.

(1) 이상지질혈증(고지혈증)

이상지질혈증은 '혈중 지질 수치가 비정상적인 상태'를 말한다. 지질에는 콜레스테롤과 중성지방이 포함되며, 이는 정상적인 신체 기능에 필수적이지만 수치가 높으면 해로울 수 있다. 이상지질혈증은 심장마비 및 뇌졸중을 포함한 심혈관질환의 주요한 위험 요소다.

[표 5.3] 이상지질혈증의 요인에 따른 세부 특징

요인	특징	설명
고콜레스테롤혈증	혈중 총콜레스테롤 및 LDL 콜레스테롤 수치가 높은 상태	- LDL 콜레스테롤은 동맥에 플라크가 쌓일 수 있기 때문에 '나쁜 콜레스테롤' 이라고 불림 - 죽상동맥경화증을 유발할 수 있음
고중성지방혈증	혈중 중성지방(TG: Triglycerides) 수치가 높은 상태	- 중성지방은 우리가 섭취한 음식에서 혈액으로 운반되는 지방의 형태 - 수치가 높아지면 죽상동맥경화증의 원인이 됨
낮은 HDL 콜레스테롤혈증	혈중 HDL 콜레스테롤 수치가 낮은 상태	- HDL 콜레스테롤은 '좋은 콜레스테롤' 로 불림 - 낮은 수치는 동맥에서 LDL 콜레스테롤을 제거하는 역할 감소

이상지질혈증은 가족력에 따른 유전적 요인, 포화지방과 트랜스 지방, 콜레스테롤이 많은 식단, 신체활동 부족, 과도한 음주, 흡연 등이 주요 원인이다. 당뇨병, 갑상선 기능 저하증, 신장 질환도 혈중지질 수치에 이상을 유발할 수 있다. 따라서, 포화지방, 트랜스지방, 콜레스테롤이 낮은 식단을 채택하여 과일, 채소, 통곡물, 오메가-3 지방산 섭취를 늘이고, 규칙적인 유산소 운동에 참여하여 지질 프로필을 개선하는 생활습관을 실천해야 한다. 또한 스타틴, 피브레이트, 니아신, 오메가-3 지방산 등 약물과 보충제를 병행하여 관리해야 한다.

(2) 당뇨병

당뇨병은 인슐린 생산, 인슐린 작용 또는 둘 다의 결함에 따른 고혈당을 특징으로 한다. 특히 제2형 당뇨병은 인슐린 저항성과 상대적 인슐린 결핍이 특징인 질환이다. 비만과 좌업 생활 방식이 관련이 있는 경우가 많다.[9] 따라서 식단 조절 및 규칙적인 운동을 통한 생활 습관 변화가 일차적으로 필요하다. 여기에 덧붙여, 경구 혈당 강하제, 인슐린 요법 등 의학적인 치료가 병행되어야 한다.

당뇨병이 유발하는 합병증으로는 심장마비, 뇌졸중, 죽상동맥경화증 등 심혈관 질환의 위험 증가, 지에 신경이 손상되어 통증과 마비 증상을 유발하는 신경병증, 만성 신장 질환 및 말기 신장 질환으로 이어질 수 있는 신장병증, 망막의 혈관이 손상되어 시력 문제와 실명을 초래하는 망막병증 등이 있다.[10]

(3) 비만

비만은 과도한 체지방이 특징인 상태로 건강 문제의 위험을 키운다. 비만은 일반적으로 체질량지수[BMI]를 사용하여 평가되며, BMI가 30 이상이면 비만으로 판정한다. 비만의 원인으로는 유전적 소인이 있지만, 저영양 고칼로리 식이섭취, 좌업생활 방식 등 환경적인 요인, 과식이나 잘못된 식단, 신체활동 부족 등 행동적 요인, 트레스, 우울증 및 기타 정서적 문제 등 심리적 요인 등이 있다.

비만해지면 고혈압, 관상동맥 질환, 뇌졸중과 같은 심혈관 질환과 인슐린 저항성 및 제2형 당뇨병과 같은 포도당 대사 장애, 관절에 과도한 체중이 실려 골관절염과 요통의 위험 증가, 유방암, 대장암, 자궁내막암 및 기타 암의 위험 증가 등 건강상의 위험이 커진다.[11] 때문에 관리가 중요해진다. 비만 관리를 위해서는 칼로리 섭취를 줄이고, 영양소가 풍부한 식품을 선택하고, 설탕과 고지방 식이를 피하기 위한 식단 조절과 규칙적인 운동으로 칼로리를 소모하여 전반적인 건강을 개선하는 게 필수적이다. 필요에 따라 정서적, 심리적 요인을 해결하기 위한 상담 및 지원과 같은 행동치료와 약물 및 수술요법이 병행되어야 한다.

(4) 고혈압

고혈압은 '동맥벽에 가해지는 혈액의 힘이 지속적으로 너무 높은 상태'로 설명된다.

[표 5.4] 고혈압을 유발하는 위험 요소, 합병증 및 관리 방법

구 분		내 용
고혈압 위험 요소	유전적 소인	- 고혈압 가족력이 있으면 위험이 높아짐
	나이	- 나이가 들수록 혈관의 탄력이 떨어지기 때문에 위험 증가
	생활습관 요인	- 높은 나트륨 섭취, 신체 활동 부족, 과도한 음주, 흡연
	비만	- 과체중은 심장과 혈관에 부담을 가중시킴
고혈압 합병증	심혈관질환	- 심장마비, 뇌졸중, 심부전, 죽상동맥경화증 위험 증가
	신장 손상	- 만성 신장 질환 및 신부전으로 이어질 수 있음
	시력 문제	- 망막의 혈관이 손상되면 시력을 잃을 수 있음
	인지 장애	- 장기적인 고혈압은 인지 기능 저하와 치매의 원인이 될 수 있음
고혈압 관리 방법	식단 변화	- 나트륨 섭취 줄이고 과일, 채소, 통곡물 풍부한 균형 잡힌 식단(DASH 식단)
	신체 활동	- 규칙적인 유산소 운동으로 혈압을 낮추고 심장 건강을 개선
	체중 관리	- 건강한 체중을 달성하고 유지하여 심혈관계에 가해지는 부담을 줄임
	약물 복용	- 이뇨제, ACE 억제제, 베타 차단제, 칼슘 채널 차단제와 같은 항고혈압제

고혈압은 심혈관질환의 중요한 위험 요인이며 치료하지 않고 방치하면 심각한 건강 합병증을 유발할 수 있다. 고혈압의 종류에는 가장 흔한 유형으로, 원인을 확인할 수 없지만 유전 및 생활 습관 요인과 관련이 있는 본태성 고혈압과 신장 질환, 부신 장애 또는 특정 약물과 같은 기저 질환으로 인해 발생하는 이차성 고혈압이 있다.

3. 대사질환의 예방과 관리

1) 운동의 이점

규칙적인 신체활동은 대사질환을 관리하고 예방하는 데 핵심 역할을 한다. 운동은 체지방, 특히 복부지방을 줄이고 인슐린 민감성을 높이며 혈중지질 프로필 개선을 돕는다. 이들 중 특히 걷기, 달리기, 수영과 같은 유산소 운동이 유용하다.

(1) 체중 관리

운동의 중요 이점 중 하나는 체중 관리다. 비만은 제2형 당뇨병, 고혈압, 이상지질혈증을 비롯한 여러 대사 질환의 주요 위험 요인이 되는데, 규칙적인 신체활동은 칼

로리를 소모하고 체지방을 줄이며 건강한 체중을 유지하는 데 기여한다. 연구에 따르면 약간의 체중 감량만으로도 인슐린 감수성을 크게 개선하고 제2형 당뇨병 발병 위험을 줄일 수 있다고 알려져 있다.[12)]

(2) 인슐린 감수성

인슐린 감수성이 증가하면 신체가 혈당 수치를 관리하는 데 필요한 인슐린 양을 줄여, 제2형 당뇨병이 있거나 발병 위험이 있는 개인에게 유용하다. 운동 형태별로는 유산소 운동과 저항 운동에서 모두 운동 중과 운동 후에 부분적으로 근육 세포의 포도당 섭취가 증가하면서 인슐린 감수성이 향상되는 것으로 나타났다.[13)]

(3) 혈중 지질

규칙적인 신체활동은 혈중 지질 수치에도 긍정적이다. LDL 콜레스테롤과 중성지방 수치를 낮추고 HDL 콜레스테롤 수치를 높여준다. 이런 변화는 죽상 동맥 경화증과 심혈관질환 위험을 줄여준다. 특히 유산소 운동은 지질 프로필을 개선하는 데 효과적이지만 저항 운동도 이러한 이점에 도움을 주는 것으로 나타났다.[14)]

(4) 고혈압

운동은 심장의 효율성을 개선하고 동맥 경직을 감소시켜 혈압을 낮추는 것으로 알려졌다. 규칙적인 유산소 운동은 수축기 혈압과 이완기 혈압을 낮춰주고, 이는 고혈압과 뇌졸중 및 심장병과 같은 관련 합병증을 예방하는 데 중요하다.[15)]

(5) 심혈관 건강

신체활동은 심장을 강화하고 혈액 순환을 개선하며 심혈관계의 전반적인 효율성을 좋게 해준다. 이는 일반적으로 대사증후군과 관련된 심혈관 질환 발병 위험을 줄여주고, 건강한 혈관 유지와 몸 전체의 혈류 개선에도 도움을 준다.[16)]

(6) 정신 건강

운동은 대사질환의 예방과 관리의 효과면에서 간접적으로 정신 건강에도 상당한 이점이 있다. 신체활동은 대사 건강에 부정적인 영향을 미칠 수 있는 스트레스, 불안,

우울증을 줄일 수 있다. 정신 건강이 개선되면 식단 및 운동을 포함한 건강한 생활 습관 선택하고 지킬 수 있게 된다.[17]

2) 권장 운동요법

대사 질환을 예방하고 관리하는 데 필요한 운동의 종류와 강도, 기간은 개인의 건강 상태, 체력 수준 및 특정 대사 상태에 따라 달라진다. 다음의 지침을 참조해 보자.

(1) 유산소 운동[18]

- 유형: 걷기, 조깅, 달리기, 자전거 타기, 수영과 같은 활동
- 운동 시간: 주당 최소 150분 중강도 또는 75분 고강도 유산소 운동
- 빈도: 일주일에 한 번씩, 세션은 10분 이상 지속
- 효능: 심혈관 건강 개선, 체중 관리 지원, 인슐린 민감성 향상, 지질 프로필 개선

(2) 저항 훈련[18]

- 유형: 웨이트 리프팅, 저항 밴드 운동, 체중 운동(예: 팔굽혀펴기, 스쿼트)
- 기간: 일주일에 최소 2일, 모든 주요 근육군
- 빈도: 세션마다 각 운동에 대해 8~12회 반복의 여러 세트 포함
- 효능: 근육량 증가, 인슐린 감수성 개선, 체중 관리, 전반적인 대사기능 강화

(3) 유연성 및 균형 운동[18]

- 유형: 스트레칭, 요가, 태극권 등의 활동
- 지속 시간: 최소 10~15분 동안 지속되는 세션, 일상생활에 통합하여 활용
- 빈도: 대부분의 요일
- 장점: 유연성, 균형감, 전반적 신체 기능 개선, 낙상 위험 감소, 일상 수행력 향상

(4) 고강도 인터벌 트레이닝(High Intensity Interval Training: HIIT)[17]

- 유형: 단시간 고강도 운동 후 휴식 또는 저강도 운동(예: 전력 질주, 고강도 사이클링)
- 소요 시간: 준비운동 및 정리운동을 포함하여 약 20~30분 정도로 짧게 진행

- **빈도**: 일주일에 2~3회
- **효능**: 심혈관 건강 개선, 인슐린 민감성 향상, 체중 감량

3) 생활습관 수정

운동과 함께 생활 습관 교정을 통한 대사질환을 예방과 관리 전략이 필요하다.

(1) 건강한 식생활 균형을 맞춘 권장 사항[14)]

- **과일과 채소 섭취량 늘리기**: 건강에 필수적인 비타민, 미네랄, 섬유질 풍부
- **통곡물 선택**: 현미, 퀴노아, 통밀 제품과 같은 통곡물은 정제된 곡물보다 바람직
- **포화지방 및 트랜스지방 제한**: 포화지방과 트랜스지방 함량 높은 가공식품, 붉은 육류, 유제품은 낮추고 견과류, 씨앗류, 아보카도, 올리브오일 같은 건강한 지방 선택
- **설탕/소금 섭취 줄이기**: 과도한 설탕과 소금은 비만, 고혈압, 인슐린 저항성 원인
- **저지방 단백질 섭취하기**: 생선, 가금류, 콩, 콩류 등의 단백질 공급원

(2) 체중 관리

체중 관리를 위해서는 섭취한 칼로리가 소모한 칼로리를 초과하지 않도록 조절하고, 지속 가능한 식습관 및 신체활동 습관을 채택해야 한다. 또한, 동기 부여를 유지하고 필요한 조정을 위해 체중과 신체 조성의 정기적 점검이 필수적이다.[12)]

- **칼로리 섭취 및 소비 균형**: 섭취한 칼로리가 소모 칼로리 수 초과하지 않도록 조절
- **행동 변화**: 일시적 다이어트가 아닌 지속 가능한 식습관 및 신체활동 습관 채택
- **모니터링**: 동기 유지 및 필요한 조정을 위해 체중과 신체 조성 정기적 관찰

(3) 금연

흡연은 심혈관질환의 중요한 위험 요인이며 고혈압과 당뇨병과 같은 질환을 악화시킬 수 있다. 금연 지원 프로그램, 니코틴 대체 요법 및 상담 등 금연이 필요하다.[15)]

(4) 스트레스 관리

만성 스트레스는 코르티솔 수치를 증가시켜 체중 증가와 인슐린 저항성을 유발하여 대사 건강에 부정적인 영향을 미친다.[17] 스트레스 관리 기법엔 다음이 포함된다.

- **마음챙김과 명상**: 이완을 촉진하고 스트레스를 줄이는 수련법
- **규칙적인 신체활동**: 운동은 그 자체로 강력한 스트레스 해소제
- **충분한 수면**: 전반적인 건강을 위해 하루 7~9시간의 양질의 수면 보장

(5) 정기 건강 검진

대사질환의 조기 발견과 관리를 위해서는 정기적인 건강검진이 필수다.[10] 이러한 검진에는 다음의 요소가 포함되어야 한다.

- **혈압 모니터링**: 고혈압을 조기에 발견하기 위해 정기적으로 혈압 확인
- **혈당 검사**: 공복 혈당과 당화혈색소[HbA1c] 수치 모니터링으로 당뇨병 관리
- **지질 프로필 검사**: 이상지질혈증 관리를 위해 콜레스테롤 수치 평가
- **BMI 및 허리둘레**: 비만 및 복부지방 분포 평가

4) 의학적 치료

생활 습관 교정이 대사질환 예방 및 관리의 기본이지만, 일부 의학적 치료가 필요할 수 있다.[19] 다음의 사항을 참고하자.

첫째, 여러 가지 의약품이 대사 질환 관리에 도움이 될 수 있다.

- **항고혈압제**: 고혈압 조절
- **스타틴**: 콜레스테롤 수치 감소
- **항당뇨병 약물**: 당뇨환자의 혈당 수치 관리
- **체중 감량 약물**: 생활 습관 변화만으로는 체중 감량이 어려운 개인의 비만 조절

둘째, 심한 비만의 경우 비만 수술과 같은 외과적 치료를 고려하기도 한다. 여기에는 위장관 우회술이나 절제술과 같은 시술이 포함되고, 이는 체중 감량과 대사 건강

개선에 큰 도움이 될 수 있다. 셋째, 대사질환을 효과적으로 관리하려면 정기적인 모니터링과 후속 조치가 필요하다. 지속적인 평가에 따라 약물, 생활 습관 중재 및 기타 치료법을 조정해야 한다.

결국, 대사성 질환을 예방하고 관리하려면 규칙적 신체활동, 건강한 식습관, 체중 관리, 금연, 절주, 스트레스 관리 등 다각적인 방식이 필요하다. 생활 습관 변화만으로 충분치 않다면, 의학적 개입 역시 도움이 된다. 이런 전략을 선택함으로써 개인은 대사질환의 위험을 크게 줄이고 전반적인 건강과 삶의 질을 개선할 수 있다.

4. 대사질환에 대한 구체적인 운동 지침

현대인의 생활습관병이라고 일컬어질 만큼 일상생활에 자주 발생하는 대사질환에 대응한 운동처방은 대사적 특성에 따라 개인에게 맞는 요구와 제한점을 만족할 맞춤형 운동 프로그램 구성이 되어야 한다. 효과적인 운동처방은 안전성, 효과성 및 순응도를 보장하기 위해 몇 가지 기본 원칙(개별화, 특이성, 점진성, 과부하 및 회복의 원리)을 고려한다. 대사질환을 예방하고 개선하기 위한 운동 형태로는 유산소 운동과 근력 운동을 각각 혹은 서로 조합하여 실시하는 게 좋다. 또한 유연성 운동이나 여러 형태의 운동을 조화롭게 병행하는 것도 권장된다. 유산소 운동으로는 걷기, 조깅, 수영, 자전거 타기 등이 심폐계cardiopulmunary system을 주로 활용하고 강화하는 전신운동의 형태를 말하고, 근력 운동으로는 웨이트 리프팅, 체중부하 운동, 저항 밴드 운동 등 근골격계musculoskeletal system를 주로 활용하여 부위별 운동의 조합이 도움이 될 수 있다. 유연성 운동은 요가나 필라테스와 같이 인체 주요 관절들을 중심으로 몸의 유연성을 향상하고, 근골격계의 신체적 및 정신적 긴장을 완화해 준다.[9]

1) 이상지질혈증

혈중 지질 수치가 비정상적인 이상지질혈증은 심혈관 질환의 위험을 증가시킨다. 한편 운동은 지질 수치를 개선하여 이상지질혈증을 관리하는 데 중요한 역할을 한다고 알려져 있다. 일반적 운동 형태별로 구체적인 운동 지침은 다음과 같다.[20]

(1) 유산소 운동[13)]

빠르게 걷기, 조깅, 자전거 타기, 수영과 같은 유산소 운동은 지질 수치를 개선하는 데 효과적이다. 이러한 운동은 LDL 콜레스테롤과 중성지방을 낮추고 HDL 콜레스테롤을 높이는 긍정적인 영향이 있다.

- 강도: 보통에서 격렬한 강도
- 빈도: 주당 최소 5일
- 지속 시간: 세션당 30~60분
- 유형: 빠르게 걷기, 달리기, 자전거 타기, 수영과 같은 활동

(2) 저항 운동[13)]

역도 및 맨몸 운동을 포함한 저항 운동은 전반적인 지질 개선에 효과적이다. 근육량을 증가시켜 지질 대사에 도움이 된다.

- 강도: 보통에서 높은 강도(1RM Repetition maximum의 60~80%)
- 빈도: 주당 최소 2일
- 소요 시간: 주요 근육군에 대해 8~12회씩 2~4세트 반복, 세션당 20~30분
- 유형: 웨이트 리프팅, 저항 밴드, 체중 운동

(3) 유산소 운동과 저항 운동 병행

유산소 운동과 저항 운동을 병행하면 지질 프로필을 개선하는 데 더 나은 결과를 얻을 수 있다. 두 가지 형태의 운동에 모두 참여하면 생리학적으로 심혈관 및 근육 건강을 종합적으로 개선하는 효과를 확인할 수 있다.

(4) 유연성 및 균형 운동[20)]

요가, 태극권과 같은 유연성 및 균형 운동은 지질 수치에 직접적인 영향을 미치지는 않지만, 전반적인 체력을 향상하고 부상 위험을 줄여 유산소 및 저항 운동에 꾸준히 참여하게 해주는 간접적인 효과가 있다.

- **빈도**: 일주일에 최소 2~3일
- **강도**: 꽉 조이는 느낌이나 약간의 불편함이 느껴질 정도로 스트레칭
- **지속 시간**: 각 스트레칭을 15~30초간 유지하고 2~4회 반복
- **유형**: 정적 스트레칭, 요가, 동적 스트레칭

2) 당뇨병

운동을 할 때는 근육이 에너지를 요구하기에 자연스럽게 혈중 포도당 이용률이 증가한다. 운동하는 동안과 운동 후에도 혈당 수치를 계속 낮추는 효과가 있다. 따라서 규칙적인 신체활동은 당뇨환자의 혈당 수치를 관리하고 인슐린 민감성을 개선하는 데 긍정적이다.[9]

(1) 유산소 운동

유산소 운동은 혈당 수치를 낮추고 인슐린 민감성을 높이는 데 특히 효과가 있다.

- **빈도**: 주당 최소 3~7일
- **강도**: 중간 강도(최대심박수의 50~70%)
- **소요 시간**: 세션당 30~60분
- **유형**: 걷기, 수영, 사이클링, 에어로빅 댄스

(2) 저항성 운동

저항성 운동은 근육의 포도당 흡수를 개선하고 인슐린 저항성을 줄이며, 근육량을 유지하는 데 도움을 준다.

- **빈도**: 일주일에 2~3일
- **강도**: 중간 강도(1RM의 50~70%)
- **운동 시간**: 주요 근육군에 대해 10~15회씩 2~3세트 반복, 세션당 20~30분
- **유형**: 프리웨이트, 기구 저항 운동, 체중 저항 운동

(3) 유연성 및 균형 운동

유연성 및 균형 운동은 당뇨환자의 이동성 개선 및 낙상 예방에 역할을 한다.

- **빈도**: 일주일에 최소 2~3일
- **강도**: 조이거나 약간 불편할 정도로 스트레칭
- **지속 시간**: 각 스트레칭을 10~30초간 유지하고 2~4회 반복
- **유형**: 정적 스트레칭, 요가, 동적 스트레칭

(4) 고강도 인터벌 트레이닝(HIIT)

HIIT는 중강도 연속 운동에 비해 단시간에 혈당조절을 개선하여 당뇨환자에게 유익할 수 있다.

- **강도**: 단시간의 고강도 운동
- **빈도**: 주 2~3일
- **지속 시간**: 세션당 15~20분

(5) 추가 고려사항

- **혈당 모니터링**: 운동 전후 혈당 수치를 확인, 저혈당이나 고혈당 위험을 관리
- **발 관리**: 당뇨병성 신경병증 환자의 경우 부상 방지를 위해 적절한 신발 착용

3) 비만

운동을 통한 비만 관리는 체지방 감소와 근육량 유지뿐만 아니라 전반적인 체력 향상에도 중점을 둔다.[21][22]

(1) 유산소 운동

유산소 운동은 비만 관리에서 칼로리 소비와 수반되는 지방 감소 효과가 중요하다.

- **빈도**: 대부분의 요일(최소 5일)
- **강도**: 보통에서 격렬한 강도(최대심박수의 50~75%)
- **소요 시간**: 세션당 45~60분
- **유형**: 걷기, 조깅, 사이클링, 수영, 집단운동

(2) 저항성 운동

저항성 운동은 체중 감량 과정에서도 제지방량, 특히 근육량을 유지하여 신진대사율을 향상하는 데 도움을 준다.

- **빈도**: 일주일에 2~3일
- **강도**: 중간 강도(최대 1회 반복의 50~70%)
- **운동 시간**: 주요 근육군에 대해 8~12회씩 2~4세트 반복, 세션당 20~30분
- **유형**: 웨이트 리프팅, 저항 밴드, 체중 저항 운동

(3) 유연성 및 균형 운동

유연성 및 균형 운동을 통합하여 실시하면 전반적인 체력을 향상하고 부상 위험을 줄이며 지속적인 운동 참여를 지원할 수 있다.

- **빈도**: 일주일에 최소 2~3일
- **강도**: 조이거나 약간 불편할 정도로 스트레칭
- **지속 시간**: 각 스트레칭을 15~30초간 유지, 2~4회 반복
- **유형**: 정적 스트레칭, 요가, 동적 스트레칭

(4) HIIT

HIIT는 단기간에 체중 감량과 심혈관 건강을 개선하는 데 특히 효과적이다.

- **강도**: 단시간의 고강도
- **빈도**: 주 2~3일
- **소요 시간**: 세션당 20~30분

(5) 생활 습관 개선을 위한 행동 전략

걷기, 계단 이용하기, 앉아 있는 시간 줄이기 등, 체계적인 운동 프로그램으로 보완하여 하루 종일 신체활동을 늘리도록 생활환경을 조성하는 것이 효과적이다.

- 목표 설정: 현실적이고 달성 가능한 목표 설정
- 자가 모니터링: 신체활동과 식단 섭취 기록
- 지원 시스템: 집단운동 수업에 참여하거나 운동 친구와 함께 수행

4) 고혈압

규칙적인 운동은 심장 효율성 개선 및 동맥 경화도를 줄여 고혈압을 낮추는 데 도움이 된다.[23)]

(1) 유산소 운동

유산소 운동은 혈압을 낮추고 심혈관 건강을 개선하는 데 매우 효과적이다.

- 빈도: 대부분의 요일(최소 5일)
- 강도: 중간 강도(최대심박수의 40~60%)
- 소요 시간: 세션당 30~60분
- 유형: 빠르게 걷기, 수영, 자전거 타기, 저강도 유산소 운동

(2) 저항 운동

저항 운동은 혈압 감소와 전반적인 심혈관 건강에 기여한다.

- 빈도: 일주일에 2~3일.
- 강도: 저강도에서 중간 강도(1RM의 40~60%)
- 운동 시간: 주요 근육군에 대해 8~12회씩 2~4세트 반복
- 유형: 프리웨이트, 기구저항 운동, 체중 저항 운동

(3) 유연성 및 균형 운동

유연성 및 균형 운동은 심혈관 건강에도 효과가 있으며, 스트레스를 완화하고 전반적인 신체 기능을 개선한다.

- 빈도: 일주일에 최소 2~3일
- 강도: 조이거나 약간 불편할 정도로 스트레칭

- 지속 시간: 각 스트레칭을 10~30초간 유지하고 2~4회 반복
- 유형: 정적 스트레칭, 요가, 동적 스트레칭

(4) 추가 고려 사항

- 혈압 모니터링: 운동 전후에 혈압을 확인하여 부작용 여부 모니터링
- 무거운 물건을 들지 말고, 높은 부하의 저항 운동을 할 때 숨을 참는 발살바 동작 Valsalva Maneuver은 혈압을 높일 수 있으므로 피한다.[24)]

5) 운동처방 프로그램의 관리 및 수정

지속적인 효과와 안전을 보장하려면 운동프로그램을 정기적으로 모니터링하고 조정하는 것이 중요하다.[24)]

(1) 정기 평가

정기적 체력 평가 및 건강검진을 실시, 진행 상황을 평가하고 필요한 조정을 한다. 여기에는 체중, 체성분, 혈당 수치, 혈중 지질 수치, 혈압 관리 등이 포함된다.

(2) 운동프로그램의 수정

체력이 향상되면 운동 강도, 지속시간, 빈도를 점차 늘려 계속 도전하여, 더 많은 신체 개선 효과를 달성하도록 운동처방 프로그램의 운동량과 운동 부하를 조정한다.

(3) 방해 요소 제거

시간 부족, 동기 부여, 시설 접근성 등 운동 실천을 방해하는 장애물을 파악하고 해결한다. 지원, 교육, 실용적인 해결책을 제공하면 개인이 운동 루틴을 유지하는 데 도움이 될 수 있다.

(4) 전문가 지원

운동생리학자, 물리치료사, 영양사 등 의료 전문가와 협력하여 운동 지도와 지원을 제공한다. 이러한 전문가는 개인의 특성에 맞게 프로그램을 설계하고, 진행 상황

을 모니터링하며, 필요에 따라 계획을 조정하는 데 전문적인 도움을 줄 수 있다. 효과적인 관리와 예방을 위해서는 다양한 대사 질환에 맞는 구체적인 운동 지침을 따르는 것이 중요하다. 유산소 운동, 저항성 운동과 함께 유연성 운동이나 균형 운동 등 다양한 운동을 통합하면 종합적인 건강 효과를 얻을 수 있다. 개인의 진행 상황과 건강 상태에 따라 운동 프로그램을 정기적으로 관리하고 조정하는 것이 필수적이다.

참고 문헌

1) Eckel RH, Grundy SM, Zimmet PZ. The metabolic syndrome. Lancet. 2005 Apr 16-22;365(9468):1415-28.
2) Metabolic syndrome canada, [cited 2024 Jun 22]. Available from: https://www.metabolicsyndromecanada.ca/mets
3) Grundy SM. Obesity, metabolic syndrome, and cardiovascular disease. J Clin Endocrinol Metab. 2004 Jun;89(6):2595-600.
4) 질병관리청. 국가건강정보포털. [cited 2024 Jun 22]. Available from: https://health.kdca.go.kr
5) Lemieux I, Pascot A, Prud'homme D, Alméras N, Bogaty P, Nadeau A, Bergeron J, Després JP. Elevated C-reactive protein: another component of the atherothrombotic profile of abdominal obesity. Arterioscler Thromb Vasc Biol. 2001 Jun;21(6):961-7.
6) Liese AD, Mayer-Davis EJ, Haffner SM. Development of the multiple metabolic syndrome: an epidemiologic perspective. Epidemiol Rev. 1998;20(2):157-72.
7) Wang Z, Chen J, Zhu L, Jiao S, Chen Y, Sun Y. Metabolic disorders and risk of cardiovascular diseases: a two-sample mendelian randomization study. BMC Cardiovascular Disorders. 2023;23(1):529
8) Petersen KF, Befroy D, Dufour S, Dziura J, Ariyan C, Rothman DL, DiPietro L, Cline GW, Shulman GI. Mitochondrial dysfunction in the elderly: possible role in insulin resistance. Science. 2003 May 16;300(5622):1140-2.
9) American Diabetes Association Professional Practice Committee. 2. Classification and Diagnosis of Diabetes: Standards of Medical Care in Diabetes-2022. Diabetes Care. 2022 Jan 1;45(Suppl 1):S17-S38.
10) National Institutes of Health. What is Diabetes?. National Institute of Diabetes and Digestive and Kidney Diseases. 2022 [cited 2024 Jul 22]. Available from: https://www.niddk.nih.gov/health-information/diabetes/overview/what-is-diabetes.
11) World Health Organization. Obesity and Overweight. World Health Organization, 2018 [cited 2024 Jul 25]. Available from: https://www.who.int/news-room/fact-sheets/detail/obesity-and-overweight.
12) Mokdad AH, Ford ES, Bowman BA, Dietz WH, Vinicor F, Bales VS, Marks JS. Prevalence of obesity, diabetes, and obesity-related health risk factors, 2001. JAMA. 2003 Jan 1;289(1):76-9.
13) Eckel RH, Grundy SM, Zimmet PZ. The metabolic syndrome. Lancet. 2005 Apr 16-22;365(9468):1415-28.
14) National Institutes of Health, Managing Blood Cholesterol Levels. National Heart, Lung, and Blood Institute (NHLBI). 2019 [cited 2024 Jul 26]. Available from: https://www.nhlbi.nih.gov/health-topics/management-high-blood-cholesterol.
15) World Health Organization. Hypertension. World Health Organization, 2019 [cited 2024 Jul 22]. Available from: https://www.who.int/news-room/fact-sheets/detail/hypertension.
16) Kannel WB, McGee DL. Diabetes and cardiovascular disease. The Framingham study. JAMA. 1979 May 11;241(19):2035-8.
17) Centers for Disease Control and Prevention. Physical Activity Guidelines for Americans, 2nd

Edition. enters for Disease Control and Prevention (CDC), 2022 [cited 2024 Jun 12]. Available from: https://www.cdc.gov/physicalactivity/guidelines/index.html.

18) Physical Activity and Health: A Report of the Surgeon General. U.S. Department of Health and Human Services. Centers for Disease Control and Prevention, 1996, [cited 2024 Jun 13]. Available from: https://www.cdc.gov/nccdphp/sgr/index.htm.

19) Billon, C., et al. "Conquering Metabolic Syndrome: Navigating Pharmacological Avenues for Comprehensive Therapeutics." Journal of Pharmacology and Experimental Therapeutics, vol. 388, no. 2, 2024, pp. 232-240, doi:10.1124/jpet.123.001733.

20) National Heart, Lung, and Blood Institute. Managing Blood Cholesterol Levels. National Institutes of Health (NHLBI), 2019 [cited 2024 Jul 13] https://www.nhlbi.nih.gov/health-topics/management-high-blood-cholesterol.

21) Grundy SM. Obesity, Metabolic Syndrome, and Cardiovascular Disease. The Journal of Clinical Endocrinology & Metabolism. 2004;89(6):2595-600.

22) Colberg SR, Sigal RJ, Fernhall B, Regensteiner JG, Blissmer BJ, Rubin RR, Chasan-Taber L, Albright AL, Braun B; American College of Sports Medicine; American Diabetes Association. Exercise and type 2 diabetes: the American College of Sports Medicine and the American Diabetes Association: joint position statement. Diabetes Care. 2010 Dec;33(12):e147-67.

23) National Heart, Lung, and Blood Institute. Metabolic Syndrome. National Institutes of Health (NHLBI), 2021 [cited 2024 Jun 12]. Available from: https://www.nhlbi.nih.gov/health-topics/metabolic-syndrome.

24) Haskell WL, Lee IM, Pate RR, Powell KE, Blair SN, Franklin BA, Macera CA, Heath GW, Thompson PD, Bauman A. Physical activity and public health: updated recommendation for adults from the American College of Sports Medicine and the American Heart Association. Med Sci Sports Exerc. 2007 Aug;39(8):1423-34.

06

심혈관질환과 운동

1. 심혈관질환이란?
2. 일반적인 심혈관질환
3. 운동처방

핵심 point

√ 심혈관질환의 의미를 이해한다.
√ 심혈관질환 예방과 운동의 필요성을 설명한다.
√ 심혈관질환의 운동처방을 이해하고 실천한다.

심혈관질환을 알려주는 여섯 가지 증상

1. 조금만 걸어도 숨차

일반적으로 심혈관질환은 심장을 쥐어짜는 듯한 흉통이 전형적인 증상이다. 특히 노인의 경우 갑자기 숨이 차다고 하면서 쓰러지는 경우가 있는데, 노화 현상이라고 가볍게 여기면 안 된다.

2. 반복되는 기침

감기 증상이 없으면서 기침만 지속된다면 심장질환을 의심해 볼 수 있다. 심부전증에서 발생하는 기침은 대체로 마른기침이며, 자세 교정으로 다소 기침이 완화되기도 한다. 하지만 정밀 진단을 통해 진단을 받는 것이 중요하다.

3. 일어설 때 어지럼증

어지럼증의 원인 중 가장 흔한 원인은 귀의 전정기관 문제이다. 하지만 심장질환의 경우에도 어지럼증이 흔히 나타나는데 기립성 저혈압이나 부정맥 등을 의심해 볼 수 있다.

4. 턱과 잇몸 통증

턱과 잇몸이 아픈데 치과 이상 소견이 없거나 치료를 받았는데도 증상이 지속된다면 허혈성 심장질환(협심증 또는 심근경색)을 의심할 수 있다.

5. 입맛은 없는데 체중 증가

하지 부종이 있거나, 몸이 붓고 체중이 급격히 증가한 경우, 심부전을 의심할 수 있다.

6. 디스크 아닌데 다리 저릿

심장이나 뇌뿐 아니라, 팔, 다리, 목의 혈관에서도 동맥경화로 인해 혈관이 막힐 수 있다. 막힌 혈관으로 인해 근육에 충분한 혈액이 공급되지 않아, 걷거나 운동할 때 다리 통증이 생긴다.

– 헬스조선(2019.2.28.)[1]

1. 심혈관질환이란?

심혈관계 질환은 심장과 주요 동맥에 발생하는 질환을 의미한다. 이 질환에는 여러 종류가 포함된다. 대표적으로는 고혈압, 고지혈증, 관상동맥질환, 부정맥, 심근염, 심근경색증, 허혈성심질환 등이 있다. 실제로 심혈관질환 그 자체만으로 건강에 악영향을 주지만, 합병증으로 인한 사망이 증가할 수 있으므로 예방과 관리는 매우 중요하다. 심혈관 사고의 발병 위험은 관상동맥질환으로 진단을 받은 사람들에게서 가장 높게 나타난다. 한 연구에 따르면, 심장재활 프로그램 34,673명의 환자에서 한 건의 비치명적인 합병증과 116,402명의 환자에서 시간당 한 건의 치명적인 심혈관 합병증을 발견하였다.[2] 그럼에도, 환자들의 경우 응급상황에 대처하기 위해 의료적으로 준비되고 감독되는 상황에서 검진을 받고 운동을 지속해야 함을 인지해야 한다.

2. 일반적인 심혈관질환

1) 고혈압(hypertension)

심장은 혈액을 전신에 보내는 펌프 역할을 하며, 혈관은 혈액을 운반하는 파이프 역할을 한다. 혈관은 심장에서 전신으로 혈액이 나가는 (대)동맥과 전신에서 심장으로 혈액이 들어오는 (대)정맥, 그리고 소동맥과 소정맥을 연결하는 그물 모양의 모세혈관으로 구성되어 있다. 몸에 펌프 역할을 하는 심장은 몸 전체에 혈액을 보내주기 위해 대동맥이라는 큰 혈관을 향해 혈액을 내뿜게 되는데 이렇게 내뿜어진 혈액들은 대동맥과 같이 큰 혈관에서 모세혈관 쪽의 작은 혈관으로 갈라지게 되며, 따라서 저항을 받게 된다. 예를 들어, 도로에서의 병목 정체와 같이 한꺼번에 많은 혈액이 몰리기 때문에 대동맥 안에서 혈액의 흐름이 저항을 받게 되며, 이 힘은 대동맥의 벽을 밀게 된다. 따라서 혈압이란, '심장의 수축하는 운동과 혈관의 저항 양쪽 사이에서 생기는 것으로 혈관벽을 미는 압력'을 말한다. 즉, 혈압은 압력 펌프를 사용하여 적절한 압력으로 물을 보낼 때 필요한 수압과 같다고 할 수 있다.

혈압은 동맥혈압, 모세혈관혈압, 정맥혈압으로 구별되며, 평상시 혈압 수치는 보통 동맥혈압을 의미한다. 혈압을 흔히 최고는 얼마고, 최저는 얼마라 부르는데, 최고혈압이란 심장이 수축하여 혈액을 내볼 때 혈관이 받는 압력으로서 '수축기 혈압'이라 하며, 최저혈압이란 혈액이 심장으로 돌아올 때 혈관에 미치는 압력으로 '이완기 혈압'이라 한다. 일반적으로 정상혈압을 120/80mmHg라 표시하며, 이때 120mmHg는 수축기 혈압, 80mmHg는 이완기 혈압이다. 따라서 고혈압이란 혈압이 140/90mmHg 이상인 사람으로 정상 혈압인에 비해 심장혈관계 사망률이 약 2배 높다.

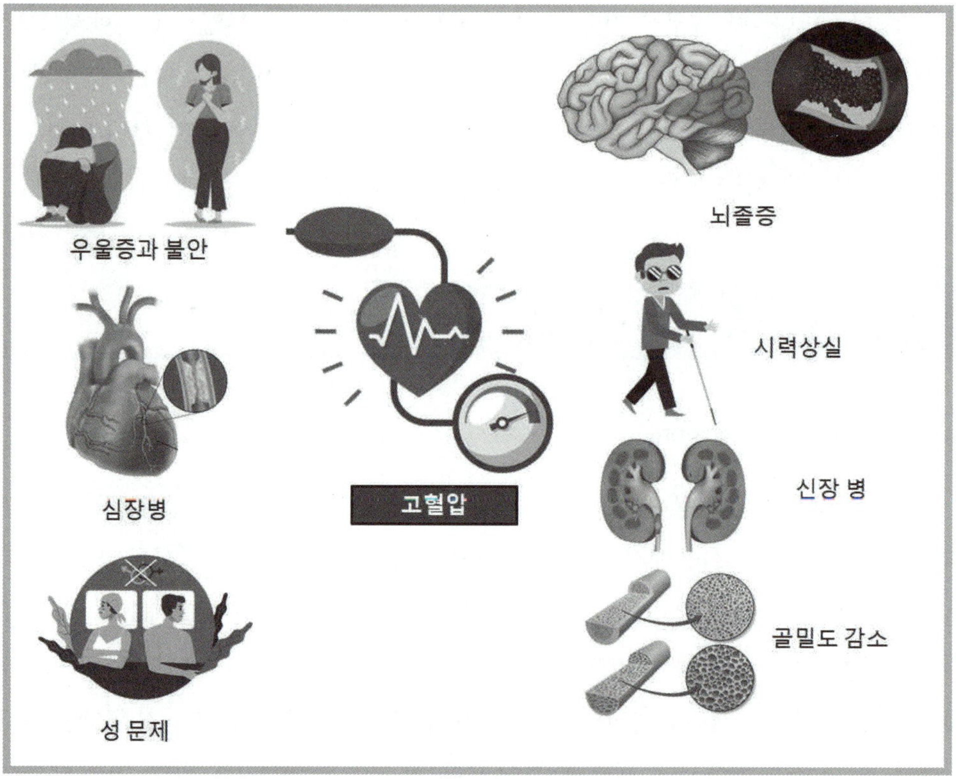

[그림 6.1] 고혈압으로 발생하는 합병증
(https://pulse-cardiology.com/hypertension-symptoms-and-causes)

고혈압은 일반적으로 뚜렷한 증상이 없는 것이 보통이며, 혈압이 높을수록 증상이 강하게 오는 것도 아니다. 보편적으로, 고혈압이 있어도 증상을 느끼지 못하고 생활하며 일부만이 증상을 호소한다. 개인차가 심하여 혈압이 매우 높아도 아무런 증상을 느끼지 못하는가 하면, 혈압이 조금만 올라도 심한 증상을 호소하는 예도 있다. 고혈압을 '소리 없는 저승사자' 또는 '침묵의 살인자'라 부르는 이유다. 증상이 없어도 혈압을 재보기 전엔 고혈압이 있는지 없는지 알 수 없기에, 적어도 한 달에 한 번씩은 혈압을 측정해 보는 게 좋다. 증상이 있는 사람은 주로 '뒷머리가 띵하다, 어지럽다, 쉽게 피곤해진다' 등의 증상을 나타낸다. 특히 정신적, 육체적 과로로 피로한 경우에 잘 나타난다. 합병증이 발생한 이후에는 흔히 '몸이 붓는다, 숨쉬기 곤란하다, 가슴이 아프다, 두통이 오고 잘 안 보인다'고 호소하며, 뇌혈관의 합병증이 있는 경우에는 구토나 의식장애 등 더욱 심한 증상을 나타낸다.

(1) 고혈압의 원인

고혈압의 대부분을 차지하는 일차성 고혈압(본태성 고혈압)은 발생 원인이 아직도 확실히 밝혀지지 않았다. 다만 적어도 한 가지 원인이 아닌 여러 요인이 모여서 고혈압을 일으키는 것으로 알려진다. 그중에서도 유전적 요인(가족력)이 가장 중요하게 작용한다. 전체 고혈압 환자 중 약 90%는 1차성 고혈압이며, 나머지 10%가 이차성 고혈압이다. 가장 흔한 본태성 고혈압의 경우 정확하게 고혈압이 생긴 근본적인 이유는 알 수 없지만 연구를 통해 '어떤 경우에 고혈압이 잘 생긴다' 등을 알 수 있는데 이를 '고혈압 위험인자'라 부른다. 즉, 인종이나 나이, 가족력이 해당된다.

인종별로 살펴보면, 백인보다 흑인의 경우 더 많은 것으로 나타났으며, 나이는 많을수록 혈압은 비례적으로 올라간다. 가족력의 경우 양친이 모두 고혈압이면 자녀의 약 80% 정도에서 고혈압이 발생하고, 양친 중 한쪽이 고혈압이면 자녀의 25~40% 정도에서 고혈압이 발생한다. 또한 노력이나 생활 습관 변화로 조절할 수 있는 인자로서 비만, 운동 부족, 흡연, 소금, 염분, 저칼륨증, 알코올, 스트레스 등이 있다.

운동은 심장을 튼튼하게 만들어주기에 고혈압 치료에 아주 중요하다. 또한 운동이 부족하면 체중이 증가하며, 고혈압 위험이 증가한다. 흡연은 담배 속의 니코틴을 비롯한 각종 유해 물질로 인해 혈관을 손상시키고 딱딱하게 만들어 고혈압을 일으킬 수 있다. 그리고 일산화탄소로 인해 산소 부족을 야기하고 더 많은 혈액의 전달을 요구하여 고혈압 발생의 원인이 된다.

소금은 일일 20g 이상 섭취하게 되면 고혈압에 걸리기 쉽다. 염분이 혈관을 수축시키고 말초혈관의 저항을 높이기 때문이며, 칼륨의 섭취가 적으면 염분이 체내에 많이 쌓일 수 있어 고혈압 발생 위험을 증가시킨다. 또한 알코올 과다 섭취는 그렇지 않은 사람보다 고혈압 위험 정도를 높인다. 그리고 스트레스는 혈압상승물질의 분비가 늘어나 혈압이 올라간다. 즉, 아드레날린은 혈압상승 작용뿐 아니라 교감신경 홍분 등 여러 가지 작용을 하여 고혈압 외에도 건강에 해를 끼친다. 스트레스가 혈압을 지속적으로 높이지는 않지만, 스트레스에 의해 일시적으로 고혈압이 생길 수 있으며, 혈관을 손상시킬 수 있다.

(2) 고혈압의 진단

JNC[Joint National Committee on Prevention, Detection, Evaluation, and Treatment of High Blood Pressure]의 여덟 번째 보고서에 의하면, 고혈압 전 단계를 규정하여 고혈압에 대한 경각심을 제시하였다. 또한 고혈압 1단계와 2단계로 분류하여 의학적 처방에 대한 기준을 설정하였다. 또한 〈표 6.1〉과 같이 대상자들의 나이와 질병에 따른 목표 혈압을 제시하여 혈압 관리를 실천할 수 있도록 제시하였다.

[표 6.1] 18세 이상 성인의 혈압 분류표

구분	수축기혈압(mmHg)	목표 이완기혈압(mmHg)
정상	〈 120	〈 80
고혈압 전단계	120~139	80~89
고혈압 1단계	140~159	90~99
고혈압 2단계	〉 160	〉 100

(출처: James et al., 2014[3])

(3) 혈압의 변화

혈압은 하루에도 여러 차례 변한다. 이른 아침 혈압과 오후, 저녁 동일한 측정기구로 동일인을 측정하더라도 결과는 다양하게 나타난다. 즉, 단지 혈압을 잰 그 순간의 혈압 수치라는 것이다. 일반적으로 아침 기상 시에 가장 높은 혈압치가 나타나며, 음식, 술, 통증, 스트레스, 기분 등에 의해 오르락내리락한다. 또한 측정시간과 장소, 몸의 자세, 정신적인 건강, 활동에 의해서 다소 차이가 나며 수축기 혈압의 변동이 빈번하게 나타난다. 그러므로 자신의 정확한 혈압을 알려면 혈압을 2분 간격으로 두 번 이상 측정의 평균값을 알고 있으면서, 2~3일 간격으로 재측정하는 게 효과적이며, 평균값들이 자신의 혈압 측정치라고 생각하는 것이 옳다.

[표 6.2] JNC 8 대상자에 따른 목표 혈압 권고

대상자 나이	목표 수축기혈압	목표 이완기혈압
≥ 60세	〈 150	〈 90
≤ 60세	〈 140	〈 90
〉 18 신장 질환자	〈 140	〈 90
〈 18 당뇨환자	〈 140	〈 90

(출처: James et al., 2014[3])

2) 고지혈증

혈중에 지질 성분이 증가한 상태다. 혈관 벽에 지질 성분이 쌓여 죽상경화증을 일으키거나 이와 관련된 다른 질환을 유발한다. 비슷한 용어로 이상지질혈증[dyslipidemia]이 사용되기도 한다.

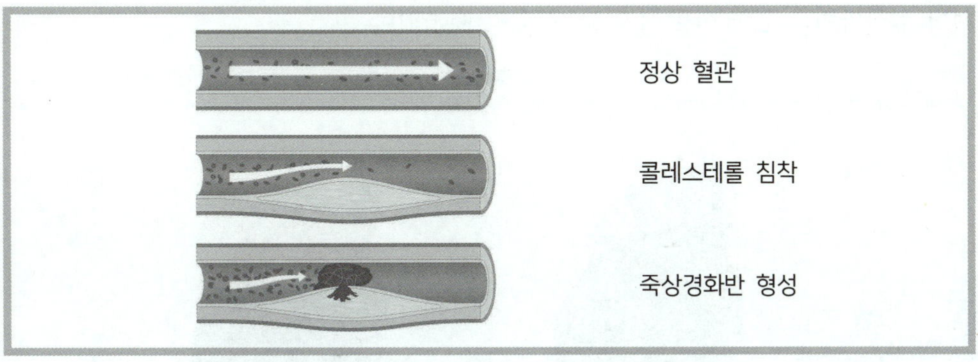

[그림 6.2] 고지혈증 생성 과정
(https://www.heartandstroke.ca/heart-disease/conditions/atherosclerosis)

3) 부정맥(arrhythmia)

심장의 혈액 순환 활동은 심장의 수축과 확장이 반복하며 이루어진다. 이러한 심장의 수축은 심장근육 세포에 전기적 자극이 전달되어야 발생한다. 심장의 자극 생

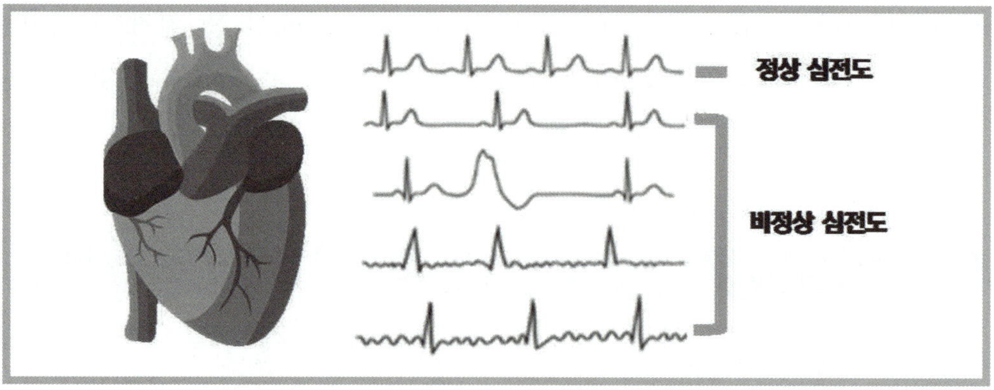

[그림 6.3] 심장의 전기적 신호와 심전도 파형

성 조직에서 규칙적으로 분당 60~100회의 전기 자극을 만들고 이 자극이 심근세포에 정상적으로 도달하면 심장 수축과 이완이 반복되어 신체 각 조직으로 혈액이 공급된다. 하지만 심장에서 전기신호 생성이나 전달이 이상해지거나, 비정상적인 전기신호가 발생할 경우, 심장 박동 속도가 비정상적(빨라지거나 늦어지거나 혹은 불규칙해지거나)이 될 때, 이를 부정맥이라고 한다. 부정맥이 의심되면 일단 병원에서 진단부터 받아야 한다. 심장 능력이 저하되어 혈액량이 감소함에 따라 호흡곤란, 현기증, 실신 등이 나타나 심장마비로 인한 사망에 이를 수 있기 때문이다.

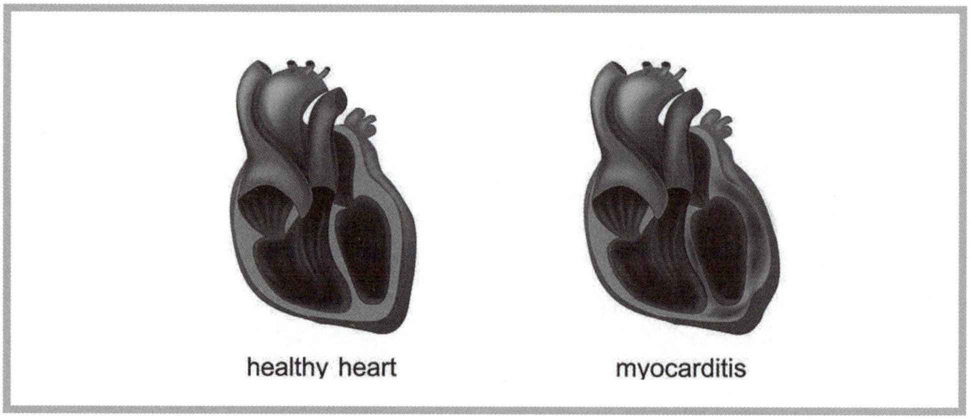

[그림 6.4] 정상 심장(좌)과 심근염 심장(우)
(https://www.heartfoundation.org.nz/your-heart/heart-conditions/myocarditis)

4) 심근염(myocarditis)

심근염은 다양한 원인에 의하여 심장 근육에 급성 또는 만성으로 염증 세포가 침윤한 상태를 말한다(앞의 그림 6.4 참조). 주된 원인은 바이러스 감염, 주변 환경의 독소에 의한 독성 심근염, 그리고 면역학적 이상이 대부분이다. 증상으로는 흉통, 호흡곤란, 열, 오한, 근육통 등으로 나타난다.

5) 허혈성심질환(ishemic heart disease)

인체의 정상적 기능은 혈관을 통해 산소와 영양을 공급받아야 한다. 심장 역시 관상동맥을 통해 필요한 산소와 영양을 공급받는다. 하지만 필요량 이하로 공급받게 되면 심장근육에 대사산물이 쌓이고 저산소증에 빠지게 되어 기능에 이상이 생기게 되는데 이를 허혈성심질환이라 한다. 허혈성심질환은 협심증과 심근경색증으로 분류할 수 있다. 협심증은 가슴 중앙 부위가 조이는 듯한 통증이 나타나며, 이 통증이 팔이나 목으로 퍼지기도 한다. 허혈성심질환은 심전도 검사나 심초음파 검사, 심혈관조영술 등으로 진단하며, 질병에 따라 항혈소판제, 질산염, 베타-아드레날린 수용체 차단제 등을 처방한다.

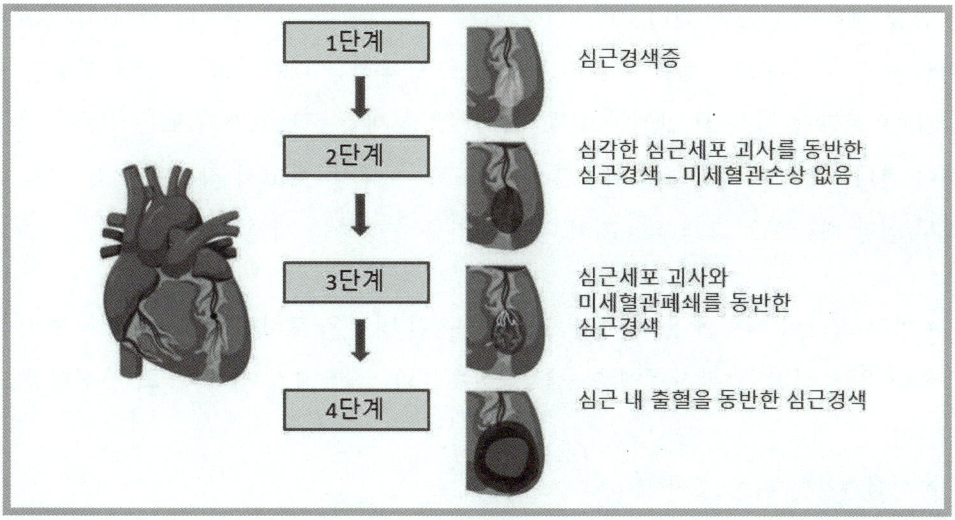

[그림 6.5] 심근경색증의 유형
(https://www.ahajournals.org/doi/10.1161/CIR.0000000000000617)

6) 심근경색증(myocardial infarction)

심장은 3개의 심장혈관(관상동맥)에 의해 산소와 영양분을 공급받는다. 이 중 어느 하나라도 혈전증이나 혈관의 빠른 수축 등에 의해 급성으로 막히는 경우 산소와 영양 공급이 급격하게 줄어들어 심장 근육의 세포가 괴사하는 심근경색증이 발생한다. 심근경색의 유발 위험인자는 다음과 같다.

① 고령, ② 흡연, ③ 고혈압(≥140/90mmHg 이거나 항고혈압제를 복용하고 있는 경우), ④ 당뇨병, ⑤ 가족력(부모 형제 중 남자 55세 이하, 여자 65세 이하에서 허혈성 심질환을 앓고 있는 경우), ⑥ 기타(비만, 운동 부족)

일반적으로 심장 재활은 생활 습관의 변화와 운동으로 관련 위험 요인을 줄이고, 규칙적인 생활 행동으로 발전시켜 건강한 삶으로 나아가야 한다. 심장 재활은 외래 환자에게 적용되며, 동맥경화의 진행을 안정화, 약화, 또는 좋게 함으로써 여러 형태의 질병을 지닌 사람들의 사망률과 질병 발생률을 줄인다. 심장 재활의 이득은 프로그램 참여 후 심혈관 관련 위험 발생률을 감소시켜 환자에게 부과될 수 있는 비용을 절감할 수 있고, 이후 발생할 수 있는 의료 비용을 줄여줄 수 있기에 개인과 사회에 매우 중요하다.

심장 재활은 기존의 센터 기반 심장 재활 프로그램을 포함하거나, 안전하고 효과적인 심장 재활 프로그램을 위한 모든 기준을 충족하는 다른 대안 모델을 포함할 수 있다. 프로그램 적용 시 안전하고 효과적인 심장 재활 프로그램의 모든 기준을 충족해야 한다. 또한 효과검증이 가능할 수 있도록 추적 및 보고서 작성도 필요하다. 따라서 심장 재활 프로그램 적용에서 다음 평가를 수행하는 게 좋다.[4)]

- 가장 최근의 심혈관 문제, 동반 질환 및 관련 병력을 포함한 의료 및 수술 병력
- 12-유도 심전도, 관상동맥조영술, 심장초음파, 스트레스 검사 등 최근 심혈관 검사
- 심혈관질환 위험 요인(표 6.3)
- 복용량, 투여경로, 투여 빈도를 포함한 현재 약물 복용
- 심폐와 근골격계에 중점을 둔 신체검진(예: 국민체력100 체력인증결과)

[표 6.3] 심혈관질환 위험 요인과 준거 정의

양성 위험요인	기준의 정의
나이	남성≥45세, 여성≥55세
가족력	부 또는 형제 중 55세 이전 or 모 또는 자매 중 65세 이전에 심근경색, 관상동맥중재술 또는 급사한 가족 있음
흡연	현재 흡연자, 6개월 이내의 금연자 또는 간접흡연자
신체활동	중강도에서 고강도 신체활동이 최소 역치인 500~1,000MET · min 또는 75~150min · wk-1에 미달
체질량지수 허리둘레	체질량지수≥30kg · m-2 또는 허리둘레가 남성〉102cm, 여성〉88cm
혈압	≥2외 측정한 평균 혈압에서 수축기 혈압 ≥130mmHg 그리고 이완기혈압≥80mmHg 또는 항고혈압 약물 복용
지질	LDL0c ≥130mg · dL-1(3.37mmol · L-1) 또는 HDL-c 남성 〈40mg · dL-1(1.04mmol · L-1), 여성 〈50mg · dL-1(1.30mmol · L-1)
혈당	공복 시 혈당 ≥100mg · dL-1(5.5mmol · L-1) 또는 경구혈당부하검사(OGTT)에서 2시간 이후 혈당 ≥140mg · dL-1(7.77mmol · L-1) 또는 HbA1C ≥5.7%
음성 위험요인	**기준의 정의**
HDL-c	≥60mg · dL-1(1.55mmol · L-1)

운동 트레이닝도 대부분의 심장 질환자에게 안전하고 효과적일 수 있다. 그러나 운동 트레이닝 중 심장 관련 사고의 발생 위험에 대해 다음과 같은 예방이 필요하다.

- 적극적인 생활 습관 관리를 위한 심혈관 위험 요인 평가 및 상담
- 2차 심장질환 위험을 줄이기 위해 건강한 생활 습관 변화를 위한 교육 및 지원
- 안전하고 효과적인 맞춤형 운동 계획 수립 및 시행(감독 포함)
- 혈압, 지질, 당뇨병 개선을 목표로 관찰
- 심리, 스트레스 평가 및 상담
- 진행 상황 및 관련 의료 관리 문제에 관해 주치의나 기타 건강관리 제공자와 소통
- 적절한 직업 및 레크리에이션 활동

또한 운동 위험에 대한 일상적인 평가는 심장 재활 세션 전, 중, 후에 수행해야 하며 다음을 포함하도록 한다.

- 심박수, 혈압, 체중
- 활동과 직접적 관련 없는 증상 또는 임상 상태 변화의 근거
- 운동 과민증의 증상 및 근거
- 약물의 변경 및 처방된 약물요법의 준수
- 개인의 위험 상태와 정확한 리듬 감지의 필요성에 따라 주기적 심조율 기록지에 대한 원격 측정, 블루투스 또는 유선 모니터링으로 구성될 수 있는 심전도 및 심박수 감지

7) 뇌졸중(stroke)

뇌혈관 사고라고 불리는 뇌졸중은 뇌동맥에서 발생하는 심혈관계질환의 형태다. 뇌졸중은 뇌 기능의 부분적 또는 전체적으로 급속히 장애가 상당 기간 이상 지속되는 것으로, 뇌혈관의 병 외에도 다른 원인을 찾을 수 없는 상태를 일컫는다. 일반적으로 '허혈성 뇌졸중'과 '출혈성 뇌졸중'으로 구분된다. 전체 뇌졸중 중 허혈성 뇌졸중이 가장 흔하며(약 83%) 두뇌 혈관 내부가 막힘으로 인해 두뇌 부위로의 혈액 흐름이 제한된다. 두 가지 중 하나가 원인이다.

- 뇌혈관에 혈전이 형성되는 뇌혈전증이 가장 흔하며 혈관의 동맥경화적 손상 부위에 흔히 혈전이 형성
- 신체의 다른 부위로부터 떨어져 나온 색전이 뇌의 동맥을 막는 뇌색전증

허혈성 뇌졸중의 경우 막힌 부위 뒤쪽으로의 혈액 흐름이 제한되며 혈관에 의해 혈액이 공급되는 두뇌 부위는 허혈 상태가 되면서 산소가 부족해져 사망을 초래할 수 있다. 출혈성 뇌졸중에는 다음의 두 가지가 있다.

- 두뇌의 뇌동맥 하나가 파열되는 뇌출혈
- 두뇌 표면의 혈관 하나가 파열되며 두뇌와 두개골 사이의 공간에 혈액이 고이는 지주막하출혈

두 가지 모두 파열된 부위 뒤쪽으로의 혈액 흐름이 감소하는데, 그 이유는 혈관 손상 부위에서 혈액이 빠져나오기 때문이다. 또한 혈관의 바깥쪽에 혈액이 축적되면서 연약한 뇌 조직에 압력을 가하게 되며 이것은 두뇌 기능에 변화를 일으킬 수 있다. 뇌출혈은 혈관 벽의 약한 부위가 혈관 밖으로 부풀어 오르는 동맥류 때문에 발생하며, 동맥류는 흔히 고혈압이나 혈관 벽 손상으로 초래된다.

3. 운동처방

일반적으로 건강한 대상자에 대한 운동처방은 FIIT[frequency, intensity, time, type] 원칙으로 결정할 수 있다. 따라서 건강한 성인 집단에 사용된 운동처방 기법은 심혈관질환이 있는 사람들에게도 적절하게 적용될 수 있다. 하지만 다음과 같은 구체적인 고려 사항과 수정 사항을 이해하고 적용해야 한다.[5)]

① 가벼운 동적 또는 정적 스트레칭과 준비운동 및 정리운동

② 유산소 운동은 건강한 체중 및 기타 건강을 유지하기 위해 칼로리 소비 증가에 중점을 둔 동적 대근육군 활동이 포함

③ 상지와 하지를 포함하는 다양한 형태의 유산소 운동프로그램 적용

④ 개인의 임상 상태, 위험도 분류, 운동 능력, 근골격계 제한 및 인지 장애 포함

⑤ 운동으로 유도되고 휴식이나 니트로글리세린으로 완화되는 전형적인 협심증의 존재는 심근허혈의 존재에 대한 충분한 근거

⑥ 개인의 이상 반응 역치가 확인된 경우(ST분절 하강에 의해 결정된 허혈성 역치, 혈역학적 반응 저하 등) 운동강도는 처음 확인된 심박수보다 최소 10회 낮은 심박수로 처방

⑦ 최고심박수를 알 수 없는 경우 운동강도 설정을 RPE를 사용할 수 있도록 조치

⑧ 평소 시간에 처방된 약을 복용하도록 지도. β-아드레날린성 차단제를 복용하는 사람은 운동 자극에 대하여 심박수 반응이 약해지고 최대 운동능력이 늘거나 줄어들 가능성

⑨ 이뇨제 치료를 받는 경우 운동 후 혈액량 감소, 저칼륨혈증 또는 기립성 저혈압 위험 증가. 이런 경우 적절한 수분 공급에 대한 교육을 제공하는 동안 운동에 대한 혈압 반응, 어지럼증, 가벼운 현기증 그리고 부정맥 증상 관찰

⑩ 유산소 운동 시간을 점진적으로 증가시키는 것으로 제안하며, 개인이 독립적으로 일부 운동 세션을 수행하도록 권장

⑪ 운동 능력이 저하되었음을 나타낼 수 있는 증상의 변화 또는 기타 임상적 변화가 있을 때마다 운동검사 수행

⑫ 사전 예방 활동 수준, 직업 및 직업 목표 요구사항, 개인 건강 및 체력 목표 포함

1) 고혈압 환자의 운동처방

식사요법과 함께 가장 중요한 것은 염분 섭취를 줄이는 것이다. 염분은 혈압을 올리는 주요 인자이므로 짜게 먹는 습관을 지닌 우리나라 사람들은 염분을 줄이는 것이 매우 중요하다. 평균적으로 우리나라 사람들의 하루 소금 섭취량은 15~20g 정도이기 때문에 섭취량을 반 이상 줄여야 한다. 하루 약 10.5g의 소금을 섭취하는 사람이 섭취량을 반으로 줄이면 수축기 혈압이 평균 4~6mmHg 감소하는 것으로 보고된다. 염분 섭취에 따른 혈압의 반응은 사람마다 다를 수 있지만 한국인은 식사 습관에서 줄이는 것이 필수적이다. 다음과 같은 몇 가지 원칙을 준수하는 것이 고혈압 개선과 치료에 효과적이다.

- 염분 제한 및 칼륨 섭취
- 금주 및 적절한 운동
- 동물성 지방 및 당분 섭취의 최소화
- 표준체중 유지 및 스트레스 감소
- 환경의 급격한 변화 최소 및 혈압 유지 전문 치료

이 중 운동 트레이닝은 고혈압 예방과 관리가 가능하게 하여 생활 습관 수정에 권장되는 좋은 방법이다. 규칙적 유산소성 운동은 혈압을 감소시켜 하향 조절하는 것으로 보고되는데, 다음은 고혈압 환자를 위한 유산소 및 저항성 운동 권장 사항이다.

(1) 유산소 운동 지침

운동 빈도는 일주일에 3~5회, 운동 강도는 VO2max 40~70%, 운동 시간은 30~60분 동안 지속할 수 있는 유산소 운동 또는 최소 10분간 유산소 운동을 반복해서 3~5회 할 수 있는 운동이 추천된다. 또한 이 세 가지 조건을 충족하면서 주당 700kcal 이상 소모할 수 있도록 권장된다. 그리고 운동 시 수축기 혈압이 200mmHg를 초과하거나, 확장기 혈압이 115mmHg 이상인 경우 운동을 중단하도록 한다.

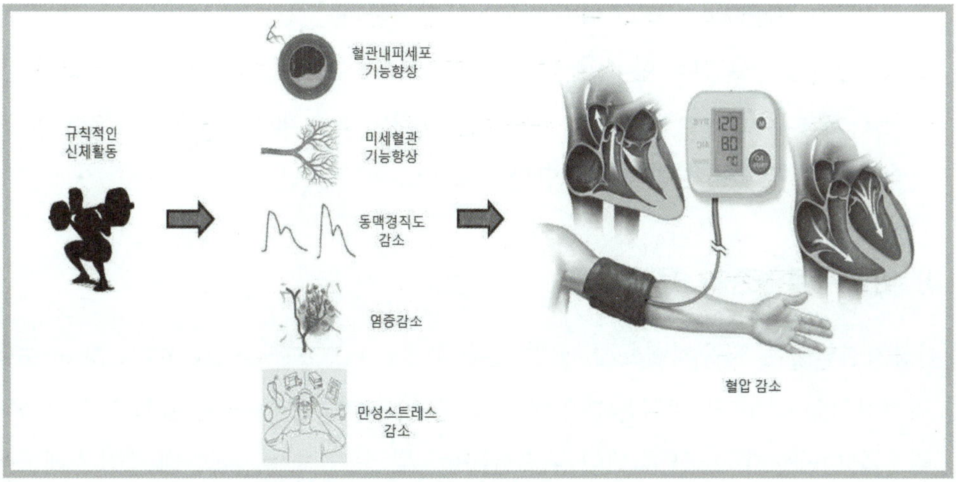

[그림 6.6] 신체활동에 따라 혈압 감소 기전
(https://www.germanjournalsportsmedicine.com/archive/archive-2023/issue-3/physical-activity-and-arterial-hypertension)

(2) 저항성 운동 지침

운동 빈도는 일주일에 2~3회, 운동 세트는 1세트, 반복 횟수는 10~15회, 운동 구성은 대근육 운동 8~10개 종목을 권장한다. 저항성 운동의 경우 과도하게 파워를 요구하는 높은 강도의 운동은 자제하도록 한다.

2) 심부전 환자의 운동처방

심부전 환자의 운동은 안전하게 만성 심부전 환자를 치료하기 위한 치료적 접근에서 가치 있는 보조 수단으로 인식된다. 또한 박출량이 감소한 심부전 환자의 운동 능력과 중추 혈역학적 기능, 자율신경계 기능, 말초혈관 및 골격근 기능을 좋게 만든다. 심부전 환자에서 운동은 두 가지 주요 목표로 실시하는데, 운동을 규칙적으로 할 수 있도록 하며, 일반적으로 유산소 활동이 포함된 운동 프로그램을 하도록 한다. 따라서 다음과 같은 고려 사항이 준비되어야 한다.[6]

① 목표심박수 범위는 증상 제한 최대운동검사에서 측정한 최고심박수를 기준으로 결정한다. 측정된 최고심박수를 사용할 수 없는 경우 목표심박수는 안정 시 심박수 + 20~30회 그리고 RPE 11~14로 설정한다.
② 최대운동검사를 실시 한 경우 더 높은 강도의 유산소 운동을 고려할 수 있다.
③ 운동 프로그램은 점진적으로 운동량을 늘리도록 설계해야 하며, 가능한 한 지속 시간과 빈도를 증가하도록 한다.

3) 이상지질혈증과 운동처방

이상지질혈증은 혈중지질(total cholesterol; TC, LDL-c, triglyceride; TG, HDL-c) 수치가 비정상적인 경우다. 원인은 다양하지만, 잘못된 식습관과 생활 습관으로 나타나는 경우가 대다수다. 또한 유전이 주요 원인이 될 수 있으며, 가족 내 콜레스테롤이 매우 높은 경우가 많다. 그리고 다양한 질병에 의해 혈중지질 수치가 변하기도 하는데, 특히 비만 또는 인슐린 저항성이나 당뇨병 환자에서 주로 높은 중성지방 수치가 나타난다. 단백질 동화를 촉진하는 근육강화제 복용은 HDL-c 수치를 20~70% 정도 감소시키는 것으로 알려져 있다.

일반적으로 지질강하제를 처방받는 이에게도 생활 습관의 개선이 요구된다. 실제로 운동은 이상지질혈증을 개선하는 데 유용하나, 효과는 미비하다. 최근 연구들에 의하면 유산소 운동은 LDL-c 수치를 3~6mg/dL까지 감소시키지만, HDL-c과 TG의 효과는 일괄성이 부족하다. 저항성 운동은 LDL-c이나 TG 수치를 6~9mg/dL까지 감소시키지만 유산소 운동과 달리 변수가 많다. 반면 식이요법과 체중감량은 이상지질혈증에 상당한 개선 효과를 보이는 것으로 나타나고 있다.

이상지질혈증의 경우 다른 동반 질환이 없으면 건강한 성인을 위한 운동처방과 매우 유사하다. 하지만 건강한 성인과 비교하여 가장 큰 차이점은 '체중 유지'다. 따라서 체중 감량을 위해 에너지 소비를 최대화하여 유산소 운동이 기초가 되는 FITT를 권고사항으로 삼아야 한다. 또한 저항성 운동과 유연성 운동은 유산소 운동에 비해 일관성이 부족하기에 유산소 운동의 보조 운동프로그램으로 고려하는 게 좋다.

4) 운동 관련 심장 사고 예방

고강도 운동과 관련된 심장 사고 발병률은 특이하게도 낮게 나타난다. 미국스포츠의학회와 미국심장협회의 2007년 공동발표에 따르면 '의사들은 습관적이고 규칙적인 신체활동의 이익이 심장사의 위험을 초과하기 때문에 운동의 위험성을 과대 평가해서는 안 된다'라고 밝힌 바 있다. 또한, 고강도 운동 중에 심장 사고를 줄이기 위한 여러 가지 방법을 다음과 같이 추천하였다.

- 건강관리 전문가는 신체적으로 활동적인 어린이와 성인을 올바르게 평가하기 위해서 운동 관련 사고와 관련된 병리적인 상태에 대하여 숙지하여야 한다.
- 활동적인 사람들(신체활동 비율이 높은 사람)은 심장질환의 전조증상(가슴과 등 위쪽에 과도하거나 비정상적인 피로 및 통증)의 특성을 알아야 하고, 이러한 증상이 발견될 시 신속한 치료를 받도록 한다.
- 학생운동선수(중 · 고등 · 대학) 경력이 있는 사람들은 운동관리 전문가 또는 의사에게 사전 검진을 받도록 한다.
- 심장질환 또는 가족력이 있는 선수는 정해진 지침을 사용하여 경기 전에 건강관리 전문가로부터 평가를 받도록 한다.
- 응급상황에 대한 대처 훈련을 받은 직원에 의해 특정화된 계획과 적절한 소생술 관련 장치를 구비하도록 한다.

현재까지는 고강도 운동 상황에서 심혈관 사고의 수를 줄이기 위한 방법이 체계적으로 연구되지 않았다. 하지만 더 활동적이고 건강하고자 하거나 신체활동과 체력 수준을 개선하려는 개인을 관리하기 위하여 운동 전문가들은 합리적인 예방조치를 취해야 할 의무가 있다. 좌식 생활을 하는 많은 사람이 저강도-중강도 운동프로그램을 안전하게 시작할 수 있다고 해도, 모든 개인은 의료적 허가를 위한 필요성을 결정하기 위하여 운동 참여 전 선별 과정을 거치도록 한다. 그리고 운동과 체력 프로그램을 감독하는 운동 전문가들은 기본적으로 심폐소생술과 그 절차에 대한 최신 훈련을 받아야 한다. 뿐만 아니라, 심혈관질환 징후 및 증상 관련 교육을 받아야 하며, 이러한 증상이 발생하면 추가 검사를 위해 의사에게 문의할 수 있도록 해야 한다.

멋진 바디를 원하는가? 건강한 신체를 원하는가?

과거와 달리 운동이라는 단어를 건강에 많이 비유한다. '건강한 삶'을 산다는 건 알맞은 운동과 건강한 식단을 구성해야 한다는 것은 이제 누구나 다 아는 상식이 되었다. 하지만 운동이 건강한 삶을 대변할 수 있을까?

최근 2030세대에게 바디 프로필 촬영은 유행처럼 번지고 있다. 젊은 세대가 바디 프로필로 얻고자 하는 건 무엇일까? 꼰대인 나로서는 이해하기 힘들지만, 다양한 이유가 있으리라 생각된다. 물론 근육이 많은 몸은 건강을 유지하기 위해서는 매우 유리한 점들이 많다. 하지만 과연 우리 몸은 멋진 바디를 원하고 있을까?

개인 특성에 따라 다르겠지만, 인체는 하루에 필요한 에너지가 있다. 과잉 섭취로 필요 이상의 에너지를 흡수하면 모든 영양소는 지방으로 전환되어 저장되고, 부족해지면 영양 부족 현상으로 면역 저하와 질병에 노출되기 쉽다. 그렇다면 건강한 신체를 위한 운동과 영양 섭취는 어떻게 해야 할까? 솔직히 명쾌한 해답을 줄 수 없다. 개인이 생각하는 만족도에 따라 다르지 않을까? 그 만족도가 결국 현재의 본인 체중과 직결될 수 있음을 누구나 알 것이다.

인체의 뇌는 섭취한 산소의 1/5을 소비하며, 섭취한 영양소의 20%가량을 사용한다. 인체가 휴식을 취하거나 운동을 하더라도 혈액의 8%는 뇌의 공간에 머문다. 하지만 극단적인 체중 감량과 고강도 운동은 뇌로 가는 혈당의 감소로 인하여 두통, 무기력증, 피로 등이 발생하고 만성화할 경우 사망에 이르게 할 수도 있다. 그럼에도 불구하고, 대다수 사람은 바디 프로필 촬영을 위해서 극단적인 탄수화물 제한식을 선호한다. 이는 인체에서 탄수화물의 중요한 역할을 완전히 무시하는 만행이라 할 수 있다.

언제부터인지 몰라도 우리는 탄수화물을 등한시하고 있다. 일반적으로 고강도 운동을 하려면 가장 필수적인 영양소는 탄수화물이다. 즉, 인체가 에너지를 발생하기 위한 첫 번째는 탄수화물이고, 높은 강도의 운동을 수행할 때도 탄수화물이 사용된다(운동초기와 높은 운동강도에서 지방 사용 비율은 낮음). 과도한 신체활동 또는 고강도 운동으로 인해 탄수화물이 부족해지면 인체는 단백질을 분해해서 사용한다. 즉, 근손실의 주범이 되며, 운동으로 얻고자 하는 근육 효과를 반감시키는 원인이 된다.

우리 인체에서 근육은 단백질로 구성되어 있기에 멋진 몸을 만들려면 단백질 섭취가 필수다. 일반적으로 단백질 하루 섭취량은 체중 1kg당 0.8~1.2g 정도고, 더 많은 근육 형성을 위해서는 2.2g까지 가능하지만, 우리가 원하는 근육은 많은 양의 단백질을 섭취한다고 해서 더 많이 형성되지는 않는다. 즉, 단백질 섭취는 소화과정을 통해 아미노산으로 분해해야 하고, 이러한 아미노산은 인체에서 새로운 단백질이 될 수 있도록 합성되어야 한다. 이때 가장 중요한 게 필수아미노산이다. 즉, 분해와 합성이 유기적으로 조화를 이루기 위한 노력이 필요하다. 예를 들면 권장량 이상의 단백질을 섭취했다면, 더 많은 운동과 근육으로 합성되기 위한 다양한 합성 인자들과 더 많은 회복이 필요하다. 운동을 통한 단백질의 분해 · 합성 과정이 없이 다량의 단백질만 섭취하게 되면, 단백질 소화과정에서 발생하는 독성 물질이 우리 몸에 축적된다. 다시 말해, 외형은 좋아질지 몰라도 신체 속은 무너지는 것이다.

초중고교를 거치며 우리 인체는 움직임을 최소화하는 것에 익숙해졌다. 대학생활 역시 좋은 직장에 취업하기 위해 뇌에 많은 부담을 주지만, 움직임은 점점 최소화하고 있다. 하지만 새롭게 유행하는 바디 프로필 열풍으로 운동과 신체활동에 관심을 가지는 건 매우 긍정적이지만, 멋진 몸매 만들기를 위해 신체를 혹사하는 것은 지양해야 하지 않을까? 다시 말해, 규칙적인 운동을 통해 건강한 삶을 유지하려는 것에는 찬성하나, 높은 운동강도와 영양 불균형으로 인한 잘못된 멋진 몸매 만들기 프로젝트는 인체에 또 다른 질병의 원인임을 인지했으면 한다. 멋진 몸매를 위해 신체를 힘들게 하는 것보다 건강한 신체를 유지하기 위한 평생 운동을 지금부터 만들어 가는 건 어떨까?

참고 문헌

1) 한희준. 심혈관질환 알려주는 의외의 증상 6가지. 헬스조선. 2029 Feb 28. Available from:https://health.chosun.com/site/data/html_dir/2019/02/28/2019022802325.html
2) Singer J, Yelin EH, Katz PP, Sanchez G, Iribarren C, Eisner MD, Blanc PD. Respiratory and skeletal muscle strength in chronic obstructive pulmonary disease: impact on exercise capacity and lower extremity function. J Cardiopulm Rehabil Prev. 2011 Mar-Apr;31(2):111-9.
3) James PA, Oparil S, Carter BL, et al., 2014 evidence-based guideline for the management of high blood pressure in adults: report from the panel members appointed to the Eighth Joint National Committee (JNC 8). JAMA 2014, 311(5), 507-520.
4) American Association of Cardiovascular and Pulmonary Rehabilitation. The continuum of care: from impatient and outpatient cardiac rehabilitation to long-term secondary prevention. In: Cuidelines for Cardiac Rehabilitation and Secondary Prevention Programs: 5th ed. Champaign(IL): Human Kinetics, 2013, 5-18.
5) 2018 Physical Activity Guidelines Advisory Committee Scientific Reports. Washington (DC): U.S. Department of Health and Human Services. 2018, Available from: https://health.gov/sites/default/files/2019
6) Williams MA, Haskell WL, Ades PA, Amsterdam EA, Bittner V, Franklin BA, Gulanick M, Laing ST, Stewart KJ; American Heart Association Council on Clinical Cardiology; American Heart Association Council on Nutrition, Physical Activity, and Metabolism. Resistance exercise in individuals with and without cardiovascular disease: 2007 update: a scientific statement from the American Heart Association Council on Clinical Cardiology and Council on Nutrition, Physical Activity, and Metabolism. Circulation. 2007 Jul 31;116(5):572-84.

07

근골격계 질환과 운동

핵심 point

√ 근골격계 질환에 대한 원인과 증상을 이해한다.
√ 근골격계 질환에 대한 예방 방법을 알아본다.
√ 근골격계 질환에 대한 운동프로그램을 이해한다.

1. 들어가며

근골격계 질환은 근육, 뼈, 인대와 그 결합조직 등의 문제로 인해 발생하는 다양한 질환을 포함하는 것을 말한다. 근골격계의 뼈는 몸의 지주가 되고, 근육은 뼈를 둘러싸고 부착되어 움직임이 일어나도록 힘을 발휘하는 역할을 한다. 따라서 신체는 근골격계의 조화로운 움직임에 의해 동작(움직임)이 일어나게 된다. 20세 이후 나이가 들어가며 노화가 진행되고, 근골격계는 점차 퇴행하면서 관절 부위를 비롯하여 근육 손상, 변형, 통증, 감각 이상 등이 나타나게 된다. 계속해서 이러한 근골격계의 변화가 일어나면 일상생활을 하는 많은 움직임의 기능 장애가 나타나며 점차 만성적인 근골격계 질환을 포함한 건강 질환을 유발하게 된다.

근골격계 질환의 형태나 종류는 다양하다. 이 장에선 모든 근골격계 질환을 다루기 어렵기에 근골격계의 대표적 질환이라고 할 수 있는 요통, 발목 염좌, 근육 좌상, 관절 그리고 건염 특히 아킬레스 건염에 대해 다룰 것이다. 또한 이러한 질환과 관련된 문제를 예방하고 완화하기 위해 근골격계질환을 위한 운동프로그램은 큰 도움이 될 수 있다. 근골격계질환에는 어떠한 것이 있고, 증상과 원인에 대해 살펴보고, 관련 질환에 대한 운동프로그램을 살펴보자.

2. 요통과 운동

1) 요통의 원인

요통은 일상적이다. 요통을 일생에 한 번 이상 경험한 사람이 전 세계 인구의 80% 이상일 정도로 건강상 중요한 문제일 뿐만 아니라, 치료에 드는 비용으로 인해 경제적인 문제가 되기 때문이다. 요통의 기전이나 원인은 명확한 진단을 내리기 어려운 원인불명(근육염좌, 스트레스)에 의한 것이 대부분이다. 이러한 기전이나 원인에 상관없이 발병하게 되면 척추의 근력 감소를 비롯하여 지속적인 통증, 허리와 다리의 관절 가동 범위 감소에 영향을 줄 수 있다.[1)]

요통을 경험하는 사람의 몸통근trunk muscle의 근력은 정상인에 비해 약한 것으로 나타난다. 몸통근은 척주(척추뼈와 척추 사이 연골, 디스크 포함)의 움직임과 자세를 조정해 주면서 척추(뼈)를 고정시키는 등, 우리 신체에서 중요한 역할을 한다. 앉아 있거나 서있는 자세가 나쁠 때, 등배근이 과신전되면서 척추의 인대와 주변 근육에 부하가 증가하여 요통이 발생한다. 또한 오랜 시간 동안 상체를 앞으로 숙인 상태에서 일이나 공부를 하는 사람에게서 추간판의 압력이 높아져 요통이 많이 발생한다. 뿐만 아니라, 나이, 성별, 직업적 특성, 활동 형태 등에 따른 자세, 비만, 흡연 염증, 퇴행성질환 등의 신체적, 정신적 긴장이나 스트레스 같은 사회심리적 요인도 요통의 원인이다. 특히 신체활동의 감소는 근력, 근지구력, 유연성 그리고 근신경계 기능을 약화하여 척추의 구조적 변화를 악화, 요통의 원인으로 작용하곤 한다.

2) 요통에 영향을 미치는 요소

스트레스, 나쁜 자세, 신체 비활동, 그리고 비만 등이 요통을 증가시킨다. 스트레스를 받으면 등배근이 긴장을 하고, 이로 인해 등이 뻣뻣해지면서 요통이 가중될 수 있다. 나쁜 자세는 척추기립근과 척추의 변형 및 긴장 증가로 인하여 척추를 지탱하는 근육의 불균형이 나타나면서 신체의 좌우 근육의 불균형이 증가함에 따라 점점 요통이 증가하게 된다. 신체 비활동, 즉 운동 부족인 사람은 근력과 근지구력 및 유연성 감소로 인한 관절 가동 범위가 줄어들게 되고, 척추에 가해지는 압력이 가중되면서 요통이 증가한다.

3) 요통을 위한 운동

요통 치료방법으로는 수술, 약물 복용, 물리치료, 및 침상에서의 휴식 그리고 운동요법 등이 있다. 운동요법을 제외한 이러한 많은 방법은 오랜 신체 비활동 상태를 장기간 가지게 되면서 근육의 약화, 회복의 저하 등의 문제를 초래할 수 있다.

운동은 요통의 원인이 되는 잘못된 척추의 구조를 바로잡기 위해 척추 주변 근육과 인대의 기능을 향상해 주면서, 손상된 조직에 혈액과 영양을 공급함과 동시에 염증은 완화하는 역할을 한다.

(1) 운동의 목적

요통 환자들은 정상인에 비해 현저한 체력 감소와 운동범위 즉, 움직임의 제한을 나타낸다. 운동은 근육을 부드럽게 신장 또는 이완시키며, 인대, 뼈, 건을 비롯한 근육 강화와 척추디스크(추간판)를 포함하는 관절연골에 충분한 영양을 공급해 준다. 따라서 요통을 위한 운동의 목적은 다음과 같다.

① 통증 감소
② 근력 및 근지구력 강화
③ 척추에 생긴 역학적 부하 감소
④ 올바른 자세 유지
⑤ 유연성 증가
⑥ 일반적인 신체 적응도 증진

(2) 운동 시 주의사항

운동 시 다음 몇 가지 사항들을 고려해야 한다.

① 요통을 위한 운동은 척추 기능의 회복과 유지이다.
② 근력 운동에서 운동량은 반복 횟수의 증가로 한다. 무게 증가는 최소화하는 것이 좋다.
③ 요통 운동 초기 단계에서는 통증 완화를 목표로 시행한다.
④ 운동 시 통증이 유발되면 즉시 중단하고 안정을 취한다.
⑤ 운동 중 통증이 악화하는 경우엔 운동강도를 낮춰 다시 시작한다.
⑥ 운동으로 요통이 완화 또는 악화할 경우 병원을 방문한다.

(3) 통증 예방을 위한 운동

① 한쪽 무릎 가슴 앞으로 당기기(Single-knee-to-chest stretch)

- 바닥에 누운 후 한 쪽 다리를 거의 완전히 구부리고 점진적으로 반대쪽 다리의 무릎 뒤쪽을 손으로 잡고 가슴 쪽으로 당긴다.
- 10~30초간 마지막 자세를 유지한다.

• 다리를 바꾸고 이 동작을 반복해서 실시한다.
• 허리근(요근), 넙다리뒤근(햄스트링), 허리뼈인대(요추인대) 이완

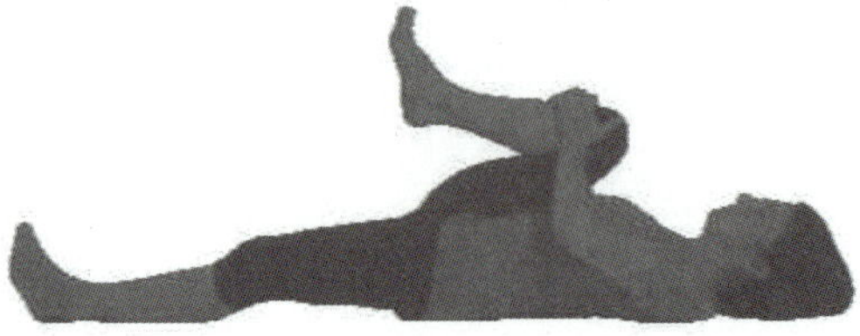

[그림 7.1] 한쪽 무릎 가슴 앞으로 당기기

② 양 무릎 가슴 앞으로 당기기(Double-knee-to-chest-stretch)

• 바닥에 누운 후 양 무릎을 손으로 잡고 가슴 쪽으로 천천히 끌어당긴다.
• 이 자세를 10~30초간 유지한다.
• 상부 및 하부 등근육(등배근), 넙다리뒤근(햄스트링), 척추인대 이완

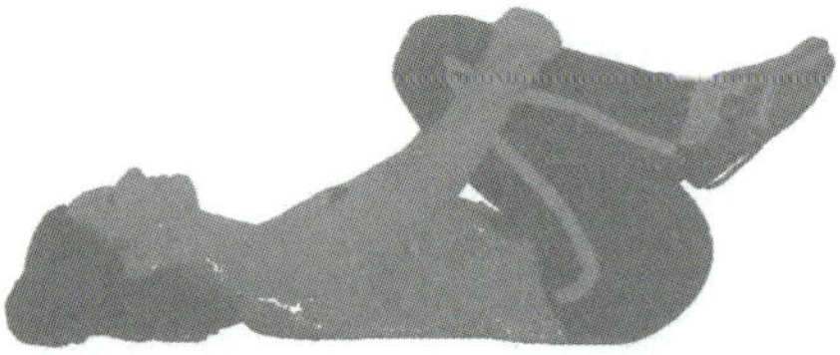

[그림 7.2] 양 무릎 가슴 앞으로 당기기
(https://i.pinimg.com/236x/f9/15/11/f9151114cdd4fe38827074c557e84503.jpg)

③ 골반 스트레치(Hip stretch)

• 바닥에 앉아 양 발바닥을 붙인 후 양발을 자기 앞쪽으로 끌어당기고 머리와 상체를 최대한 가깝게 한 후 허리를 굽힌다.
• 상부 및 하부 등근육(등배근), 인대 이완

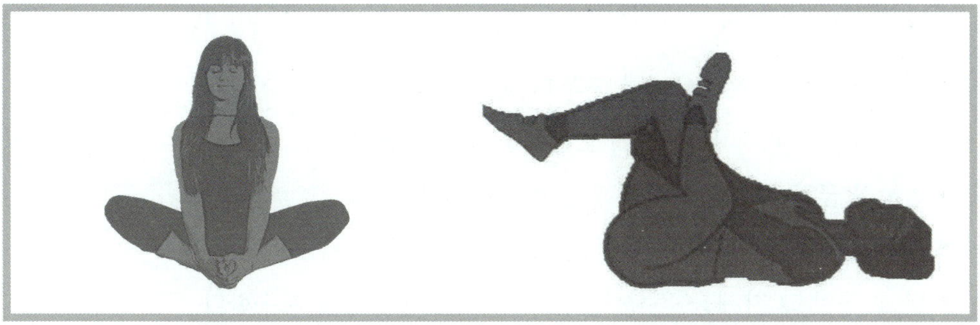

[그림 7.3] 골반 스트레치(좌) 및 볼기 부분 스트레치(우)
(https://i.pinimg.com/236x/0a/87/bd/0a87bdb7fd107dc2b77fd03dfd397611.jpg)

④ 볼기 부분 스트레치(Sit-and-reach stretch)

- 바닥에 앉아 왼쪽 다리를 구부리고 왼쪽 발목을 오른쪽 무릎 약간 위에 놓는다.
- 양손으로 오른쪽 허벅지를 잡고 유연하게 가슴 쪽으로 다리를 당긴다.
- 반대쪽 다리로 이 운동을 반복한다.
- 볼기근(둔근) 이완

⑤ 등 펴기 스트레치(Back extension)

- 바닥에 팔꿈치를 가슴 옆에 놓고 앞 팔을 바닥에 놓은 뒤 손을 턱 아래에 놓은 채 얼굴은 바닥을 보면서 엎드린다.
- 팔꿈치 관절에서 거의 90도에 도달할 때까지 팔꿈치를 펴면서 유연하게 상체를 들어 올린다.
- 펴는 상태를 몇 초간 유지하면서, 등의 아랫부분을 최대한 바닥에 붙인다.
- 배 근육(복근) 이완

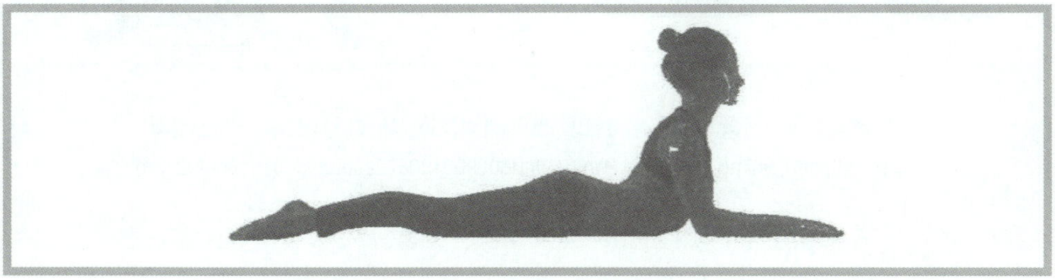

[그림 7.4] 등 펴기 스트레치

⑥ 몸통 회전과 허리 스트레치(Trunk rotation and lower back stretch)

- 바닥에 앉아 오른쪽 다리를 구부린다.
- 왼쪽 무릎의 바깥 부분 위에 오른쪽 다리를 놓는다.
- 왼쪽 팔꿈치를 오른쪽 무릎에 놓고 밀어낸다.
- 동시에 몸통을 오른쪽으로 돌리려고 노력한다.
- 몇 초 동안 그 자세를 유지하고 반대쪽으로 이 운동을 계속한다.
- 허벅지의 측면부, 몸통과 허리 이완

⑦ 고양이 등 스트레치(Cat stretch)

- 바닥에 무릎을 구부리고 어깨너비 정도로 손을 앞으로(바닥 위에) 놓는다.
- 몸통을 편하게 하고 등을 낮춰 척추를 구부리며 복부를 최대한 위로 당긴다. 몇 초 간 이 자세를 유지하며 4~5번 이 운동을 반복한다.
- 허리 근육(요근), 인대 이완

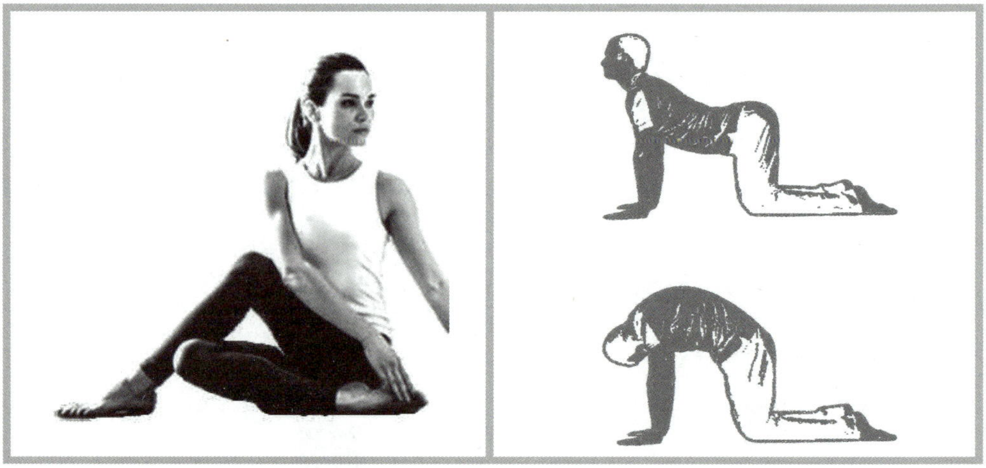

[그림 7.5] 몸통 회전과 허리 스트레치(좌) 및 고양이 등 스트레치

(좌): (https://i.pinimg.com/236x/1f/60/59/1f60590212057220a6aedc513169ef92.jpg)

3. 발목 염좌와 운동

1) 발목 염좌란?

운동선수에게 가장 흔하게 발생하며, 일반인도 운동 시나 일상생활에서 흔히 나타나는 손상이다. 발목 관절 손상의 85%가 염좌라 봐도 무방하다. 흔히 접질렸다거나 삐었을 때를 말하는데, 엑스레이 촬영에서 골절은 아니지만 다친 부위가 붓거나 만지면 심한 통증이 있는 것이 특징이다. 대부분의 발목 관절의 염좌는 상대적으로 약한 외측 측부 인대의 염좌가 흔하다.

2) 발목 염좌의 치료 및 관리

발목 염좌 치료는 RICE원칙, 즉 ① 휴식[Rest] ② 냉찜질[Icing], ③ 압박[Compression], ④ 손상 부위 높이기[Elevation]를 우선적으로 따른다. RICE 방식은 손상 직후 통증과 염증을 감소하는 데 아주 효과적이다. 즉, 손상된 발목에 충분한 휴식을 주고, 얼음 등을 이용한 냉찜질을 한 번에 20~30분간, 하루 3~4회 시행하고, 붕대 등으로 적절히 압박하며, 다친 후 48시간 정도는 가능한 심장보다 높이 유지하도록 하여 붓기가 가라 앉도록 해야 한다. 보통 1도 염좌의 경우 이 방법으로 치료하는 것이 적절하다. 그다음 방법으로는 기능적 보조기를 착용하여 체중 부하를 금지함으로써 증상의 빠른 완화에 도움을 줄 수 있다.

[표 7.1] 발목 염좌의 단계

단계	손상 정도	보행 및 회복기간
1(경도)	• 인대 과신장 • 보통 하나의 인대손상 • 작은 종창과 압통점	절뚝거리지는 않지만 뛰는 건 어려움(약 1주)
2(중등도)	• 부분적인 발목 인대 손상 압통정	절뚝거리며 보행(약 3주)
3(중증)	• 완전한 발목 인대 손상 • 발목 내외측 압통점 • 외과적 회복이나 재건 필요	완전한 체중 지지가 어렵다(약 6주)

[표 7.2] 발목 염좌 치료 단계

단계	목적	내용
1(경도)	만성통증과 불안정성 예방	• 응급처치 RICE • 냉온교대욕(48시간 이내 종창 감소에 가장 효과) • 물리치료
2(중등도)	근력강화	• 체중부하 시 통증이나 종창이 생기지 않는 시기에 운동 • 인대 유착과 골유착 방지, 인대 주변 마사지
3(중증)	고유수용성 감각 회복	• 눈 감고 균형잡기 • 흔들리는 물체 위에서 균형잡기 훈련

3) 발목 염좌 예방 방법

발목 염좌를 예방하는 가장 좋은 방법은 발목 주변 근력을 균형적으로 유지하고 발목 유연성을 확보하는 것이다. 운동 전 충분한 준비운동을 통해 발목 근육의 긴장을 완화하는 게 좋다. 또한 지면이 울퉁불퉁하거나 고르지 못한 표면을 걷거나 뛸 때, 주의를 기울여야 하고, 운동 강도를 적절히 조절하며, 환경에 알맞은 신발을 착용하여 발목을 보호하도록 해야 한다.

4) 발목 염좌의 운동

〈표 7.3〉과 같이 초기 치료 이후 2단계부터 운동을 통한 발목 염좌 예방과 운동을 실시한다. 운동을 할 때는 반드시 통증이 없는 범위에서 실시해야 하며 신체 상황과 체력에 맞는 운동을 선택해야 한다.

[표 7.3] 운동 프로그램

종류	운동시간	세트	빈도
스트레칭 및 근력 강화(1단계)	10~20초	1~3세트	최소 주 3회
근력 강화 및 고유수용 감각 회복(2단계)	10~20초 또는 10~20회	1~3세트	최소 주 3회

(1) 발목 염좌 스트레칭 및 근력 강화(1단계)

① 수건 이용하여 장딴지 늘리기

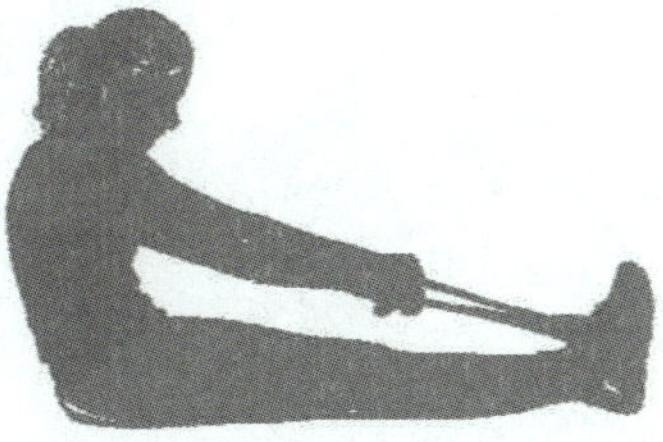

[그림 7.6] 수건 이용하여 장딴지 늘리기

② 서서 장딴지근 늘리기

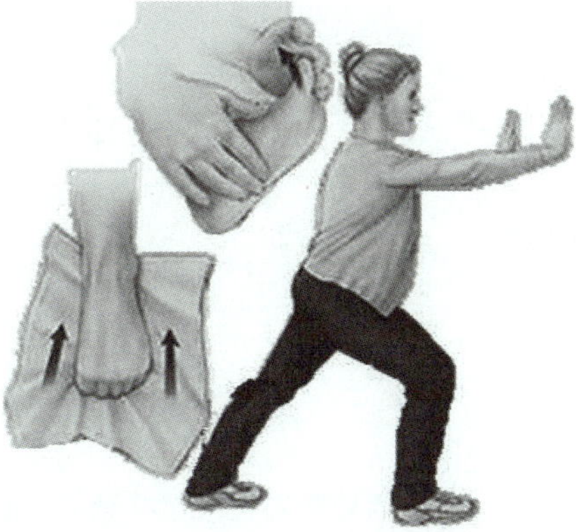

[그림 7.7] 서서 장딴지근 늘리기

(우) (https://i.pinimg.com/236x/5f/56/8d/5f568d227eb89b2e831ff6555b16ac85.jpg)

③ 발등 굽힘 운동

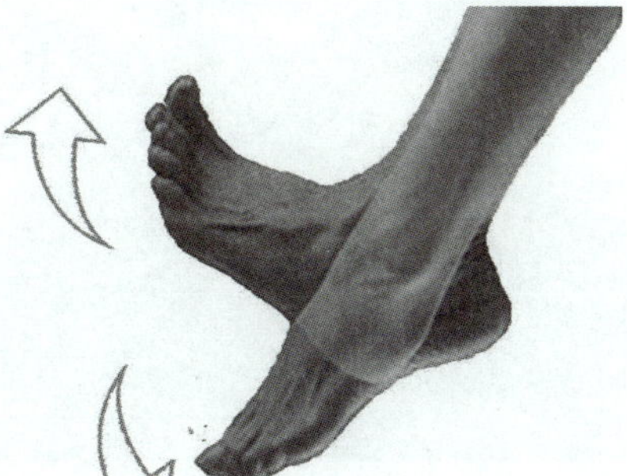

[그림 7.8] 발등 굽힘 운동

④ 수동적 관절 가동 범위 운동

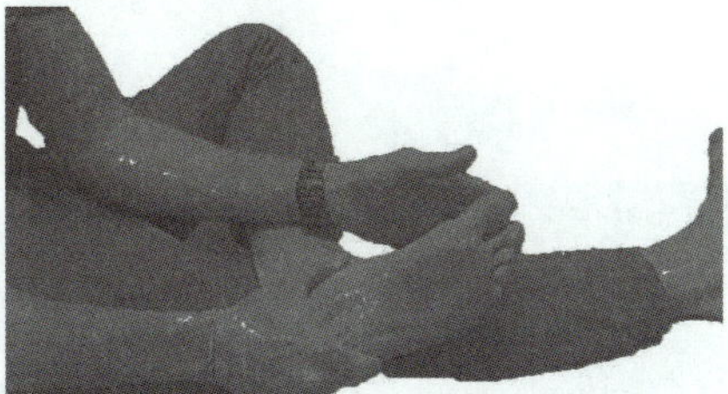

[그림 7.9] 수동적 관절 가동범위 운동

(https://i.pinimg.com/236x/d9/48/3c/d9483c1ff661c3658f732d45ca6f344f.jpg)

(2) 발목 염좌 근력 강화 및 고유수용 감각 회복(2단계)

① 의자에 기대 뒤꿈치 들었다 내리기

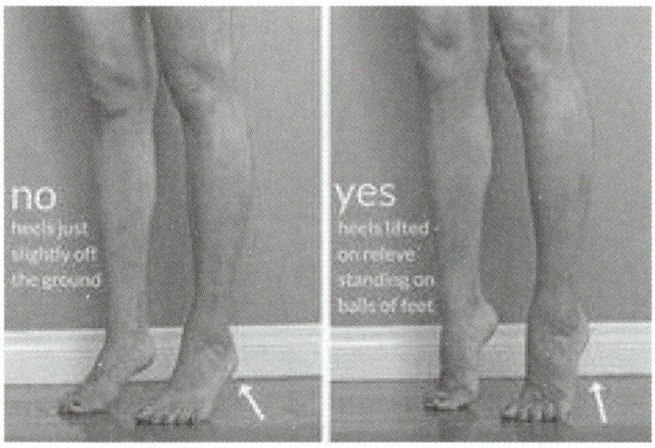

[그림 7.10] 의자에 기대 뒤꿈치 들고 내리기

② 스텝 올라갔다 내려오기

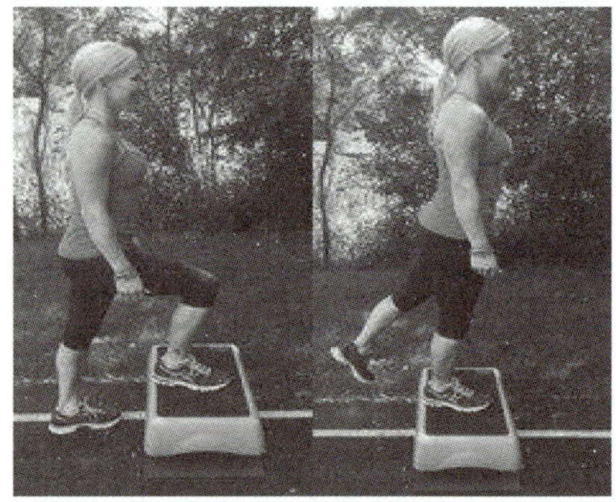

[그림 7.11] 스텝 올라갔다 내려오기

(좌) (https://i.pinimg.com/236x/28/39/1b/28391b689f4cadcc96f7b1eb8608dc19.jpg)
(우) (https://i.pinimg.com/236x/72/11/c5/7211c5eb716970e5e1330f4c31ff40fa.jpg)

③ 의자에 기대서 한 발로 서 균형잡기

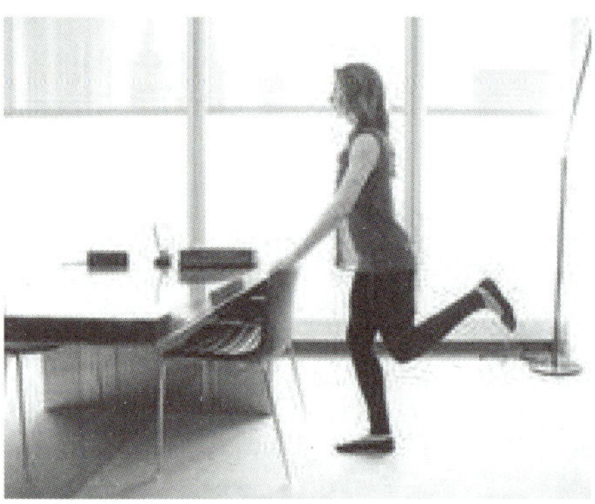

[그림 7.12] 의자에 기대 한 발로 서 균형잡기

④ 보수볼 위에서 균형잡기

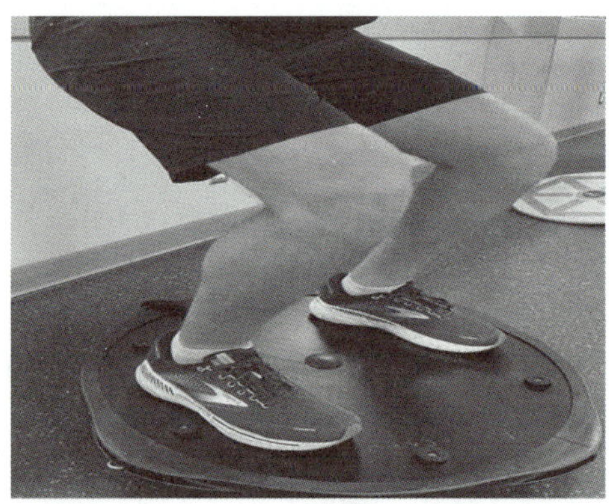

[그림 7.13] 보수볼 위에서 균형잡기

(좌) (https://i.pinimg.com/236x/d9/37/88/d93788e5dd147befb6a489b49b605096.jpg)
(우) (https://i.pinimg.com/474x/98/2f/15/982f15766d2c763c8c9341876cbe10f9.jpg)

⑤ 보수볼 위에서 한발로 균형 잡기

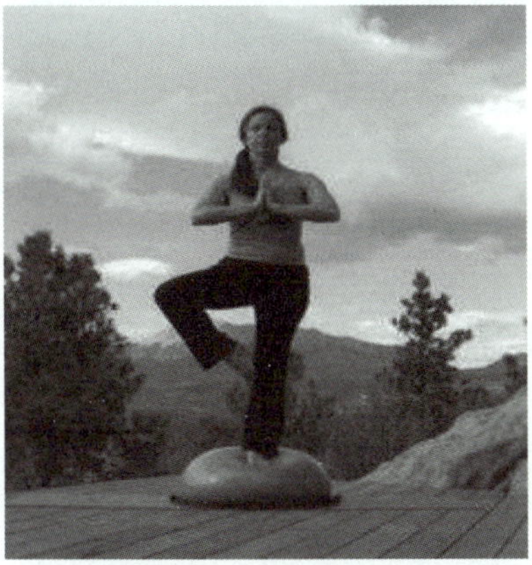

[그림 7.14] 보수볼 위에서 한발로 균형잡기

⑥ 탄력 밴드 앞뒤 좌우 당기기

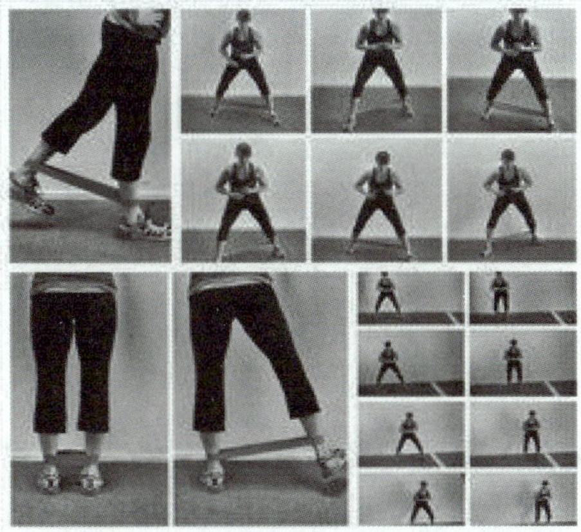

[그림 7.15] 탄력밴드 앞뒤 좌우 당기기

(좌) (https://i.pinimg.com/236x/e3/05/b8/e305b8725f4d76e19755a2eed2efdaf3.jpg)
(우) (https://i.pinimg.com/236x/2b/ef/54/2bef54e344c5e08038b84dd01e66b9e9.jpg)

근력 운동은 근육을 강화하고 골밀도를 높이는 데 기여한다. 이렇게 함으로써, 근골격계질환을 예방하고 위험을 줄이며, 증상도 완화할 수 있다. 저항성 트레이닝을 통해 근력과 근지구력이 강화되며, 뼈와 인대 및 건(힘줄)에 미치는 영향이 줄어든다. 또한 골밀도를 높여 골절의 위험을 줄여준다. 뿐만 아니라, 자세를 개선하여 올바른 자세를 유지하기 쉬워지며, 장기적으로 근골격계 질환 예방에 도움이 된다.

4. 근육 좌상(strain)과 운동

근육 좌상은 근육이나 힘줄(건)이 큰 저항에 대항하여 근수축하거나 큰 힘을 내기 위해 과도하게 늘어나면서 파열 및 찢어지는 현상을 말한다. 인대는 뼈와 뼈를 연결해 주고 관절을 지탱하는 연결조직인 반면, 힘줄은 뼈와 근육을 연결해 주는 역할을 한다. 보통 근육 좌상은 무릎, 발목, 손목, 대퇴사두근, 햄스트링 등에서 잘 일어난다. 좌상이 생기면 근육 경련이 잘 일어나면서 근육의 움직임이 줄어들 수 있으며, 통증과 붓기가 주된 증상이다. 부상 정도가 심하지 않다면 응급처치인 RICE 기법을 이용

[표 7.4] 근육 좌상 분류

단계	내 용
1(경도)	• 약간의 근섬유의 신전 또는 경미한 근육 파열 • 움직임에 경도 또는 중등도의 통증을 수반 • 거의 완전한 동작 실행이 가능
2(중등도)	• 많은 근섬유의 파열 • 근육 활동 시 중등도 이상의 통증 수반 • 약간의 붓기 및 변색
3(중증)	• 근섬유의 완전한 파열 • 초기 손상 시 극심한 통증 • 전체 근육 활동 상실

(출처: NASM 교정 운동학[2], 운동손상학[3])

해서 집에서 휴식을 취하면서 발목 염좌와 같이 20~30분간 냉찜질을 한다. 그런 다음 압박 붕대 등으로 손상 부위를 고정하고 움직이지 않도록 해야 하며, 손상된 부위는 심장보다 높게 위치하도록 조치해야 한다. 염좌와 마찬가지로 근육 좌상은 손상 정도에 따라 3단계로 분류할 수 있다.

근육 좌상은 어느 근육에서나 발생할 수 있으며, 근 활동 시 협응성 부재로 나타난다. 가장 심한 3도 좌상은 위팔 두갈래근(이두근) 건 또는 종아리 뒤쪽의 아킬레스건에서 가장 일반적으로 발생한다. 이처럼 큰 힘을 내는 큰 건들이 포함되는 3도 좌상은 운동 이전에 외과적 치료가 선행되어야 한다. 손가락과 같은 작은 근육건 좌상은 부목으로 고정하는 것으로 치료할 수 있다.

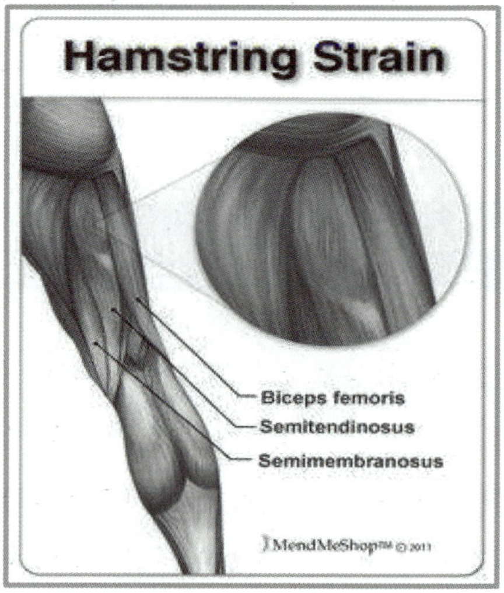

[그림 7.16] 햄스트링 좌상
https://i.pinimg.com/236x/f7/47/64/f74764ba7baf86919 40d0a5f47f4765b.jpg

근육 좌상은 큰 힘을 내는 대퇴사두근이나 햄스트링에서 가장 빈번하게 발생한다. 특히 햄스트링 좌상은 야구, 축구, 농구 등 격렬한 움직임으로 전력 질주와 같은 운동 시 흔히 일어나는 손상이다. 이러한 손상 시 재활을 위해 요구되는 시간이 길다. 햄스트링 근육 좌상의 경우 6~8주간의 치료 기간과 휴식이 필요하다. 재활 운동은 좌상 정도에 따라 다르지만, 부하를 감당할 수 있고 부상 부위의 점진적 기능 회복을 목표로 해야 한다(또한 통증 없이 강화 운동을 하는 게 중요). 햄스트링 좌상에 대한 재활 운동 네 가지를 소개한다.

① 허리 들기

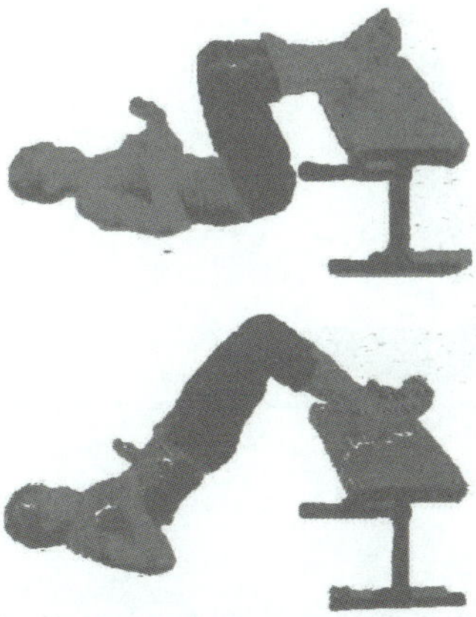

[그림 7.17] 허리 들기

② 데드리프트

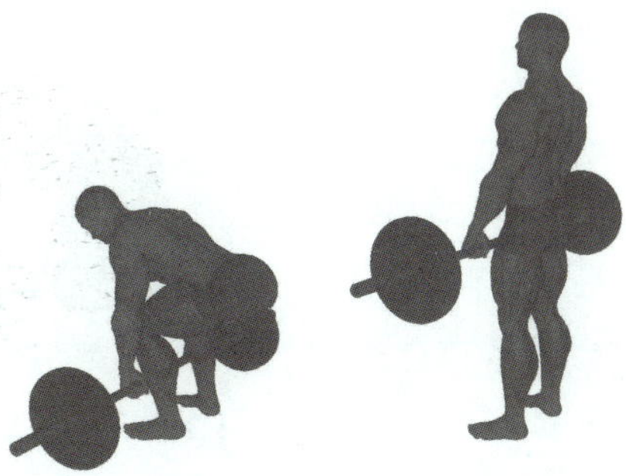

[그림 7.18] 데드리프트

③ 볼 햄스트링 컬

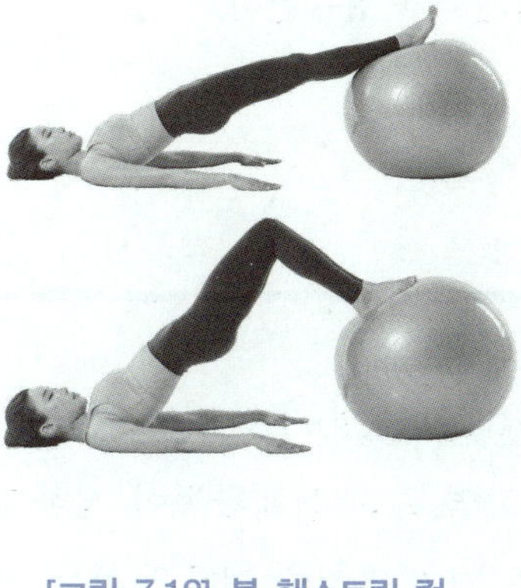

[그림 7.19] 볼 햄스트링 컬

④ 한발 들고 한손으로 케이블 당기기

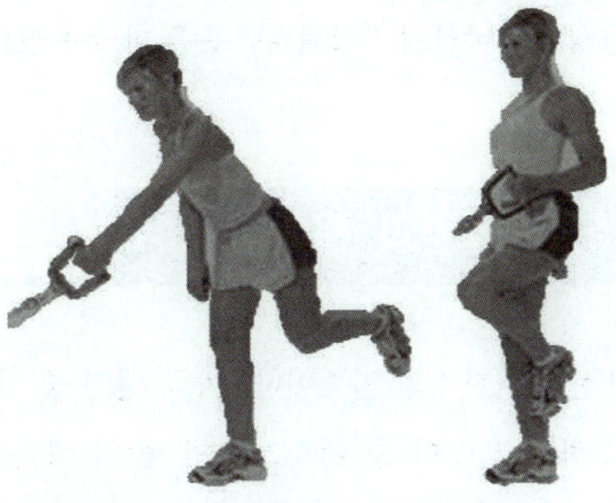

[그림 7.20] 한발 들고 한손으로 케이블 당기기

근육 좌상을 예방하기 위해서는 무엇보다도 운동 전, 후에 반드시 스트레칭으로 근육의 긴장을 완화하여 근육 손상을 방지해야 한다. 특히, 운동 전에는 준비운동과 스트레칭을 많이들 하지만, 운동 후 정리운동과 스트레칭을 간과하는 경우가 대부분이다. 이는 근육 손상을 야기할 수 있기에 반드시 운동 후 정리운동과 스트레칭을 하여 근육 손상을 예방하도록 해야 한다. 또한 햄스트링 부상을 감소시킬 수 있는 운동 방법으로 노르딕 햄스트링 운동nordic hamstring exercise이 있다. 다음과 같다.

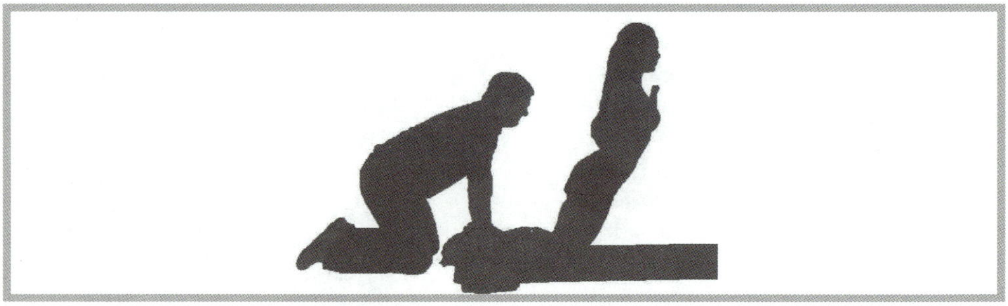

[그림 7.21] 노르딕 햄스트링 운동

① 두 사람이 운동을 준비하고, 운동을 할 사람은 바닥에 무릎을 대고 가슴 위에 손을 올린다. 그리고 보조자는 발목을 잡아 다리를 고정하도록 한다.
② 실시자는 몸을 천천히 앞으로 기울이도록 한다. 이때 햄스트링이 당기는 걸 느껴야 하며, 몸이 앞으로 기울어질 때 엉덩이가 뒤로 빠지지 않도록 주의한다.
③ 상체가 바닥에 가까워지면 손을 바닥에 짚으면서 충격을 흡수한다.

5. 관절염과 운동

관절염은 관절의 염증이다. 미국 성인 중 약 23%(5,440만 명)가 관절염 진단을 받았다고 하였고,[4] 이 중 44%(2,370만 명)의 성인은 관절염 관련 신체활동이 제한되었다고 하였다.[5] 손가락, 발, 고관절, 척추, 무릎 등 체중 지지 관절에 영향을 주는 점진적인 국소적 퇴행성 관절질환이다. 또한 과체중과 비만, 관절 손상 병력 및 수술 이력, 유전, 노화, 여성, 그리고 특정 직업과 관련된 위험 요인에 연관된다.

관절염은 다양한 형태로 존재하지만, 일반적인 유형은 골관절염이다. 골관절염은 오랜 시간 반복적인 관절 사용으로 나타난다. 일반적으로 통증과 손상된 신체 기능과 피로, 그리고 질병 발병 시 66%의 골관절염 환자가 과체중이거나 비만으로 나타났다.[6] 퇴행성 관절염으로 알려진 골관절염은 관절 연골의 수분과 콜라겐이 감소함에 따라 얇아지는 식으로 진행되며, 이는 두 뼈 사이의 마찰을 높여 통증을 유발하고, 관절 가동 범위를 제한한다. 연골은 일단 얇아지면 재생이 되지 않기에 퇴행이 지속되면 뼈가 상해를 입기 쉽게 된다. 이것은 국소적인 염증, 인대 약화 그리고 근수축을 촉진한다. 골관절염의 일반적인 증상은 다음과 같다.[7]

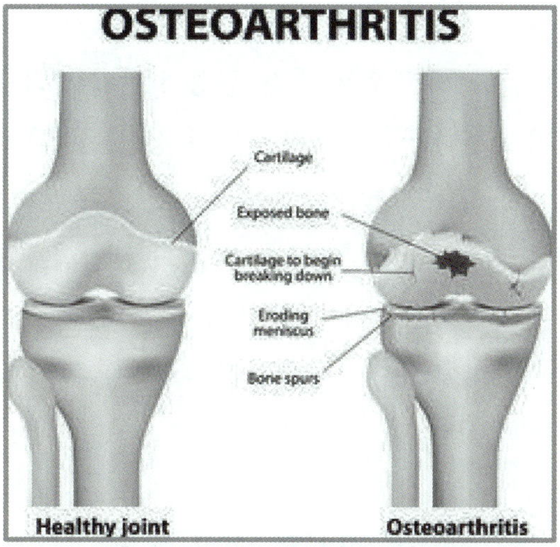

[그림 7.22] 골관절염

https://i.pinimg.com/236x/aa/13/81/aa13812f9393141eb27d2895a5508f97.jpg

- 신체활동으로 악화, 휴식 시 통증 감소
- 장기간 부동성 이후 30분 이상 관절 경직
- 휴식 이후 좋지 않은 통증 기간 발생
- 무릎 움직일 때 나는 파열음
- 상해 입은 관절 주위의 관절 가동 범위 감소
- 류마티스 관절염과 다르게 인체의 한 측면 관절에만 영향

골관절염 환자에 대한 치료 목적은 증상의 심각성을 감소하고, 악화를 지연시켜, 관절 가동 범위를 키우는 것이다. 비록 신체활동을 수행하는 데 통증과 기능적 제한이 발생할 수는 있지만, 규칙적인 운동은 골관절염을 관리하는 데 필수적이다. 장기간 관리를 위해 체중감소를 제시하고, 균형, 협응성, 그리고 기능적 능력을 개선하기 위해선 운동이 권장되어야 한다. 규칙적인 운동은 항염증 효과를 통해 체중조절과 건강한 신체 조성을 달성하는 데 중요한 역할을 한다. 규칙적인 운동은 또한 건강의

추가 이득을 가져올 수 있는데, 신체 기능 저하를 최소화하거나 기능적 능력을 좋게 만들고, 낙상 위험 감소, 통증과 관절 경직 감소, 심혈관질환, 당뇨병, 대사증후군, 그리고 골다공증 감소뿐 아니라 정신 건강과 삶의 질을 높인다.[8) 9)]

특히 규칙적인 운동은 유산소 운동과 저항성 운동, 그리고 유연성 운동을 권장한다. 특히 유연성 운동은 관절 가동 범위를 넓히고, 관절 기능을 유지한다. 저항성 운동을 통해 주변 근력을 키울 수 있다. 수영과 아쿠아로빅 같은 유산소 운동은 관절에 과도한 부하 없이 심폐 기능을 향상한다. 걷는 동안 보조기 착용으로 균형을 유지하면서, 부하를 최소화할 수 있다.

1) 관절염 환자를 위한 운동

관절염 환자를 위한 운동 트레이닝 프로그램은 안전할 뿐만 아니라 통증, 피로, 염증 및 질병 감소 방향으로 구성되어야 하며, 특히 통증과 건강 상태가 좋지 않은 관절염 환자에게는 운동강도와 양을 점증해야 한다. 또한 개인의 질환 활성도, 통증, 기능적 제한 및 개인별 운동이나 신체활동 선호도에 대한 고려도 필요하다. 기본적인 관절염 환자를 위한 운동 트레이닝 권고사항은 다음의 〈표 7.5〉와 같다.

[표 7.5] 관절염 환자를 위한 운동 권고사항

	유산소 운동	저항성 운동	유연성 운동
빈도	주 3~5일	주 2~3일	매일
강도	중강도(40~59% HRR)에서 고강도(≥60% HRR)	1RM 60~80% (초보자 50~60%)	통증감 없이 스트레칭
시간	주 150분 중강도 또는 주 75분 고강도, 1회 10분 이상	8~12회, 1~3세트	동적 스트레칭 10회 반복, 정적 스트레칭 10~30초간 유지, 2~4회 반복
형태	걷기, 자전거, 수영, 수중운동	머신, 프리웨이트, 저항밴드, 튜빙, 체중부가운동	동적, 정적, PNF 스트레칭 병행

- HRR: heart rate reserve, 여유심박수
- RM: repetiton of maximum, 최대반복횟수
- PNF: proprioceptive neuromuscular facilitation, 고유수용성신경근촉진법

(출처: Rausch et al.,9), American College of Rheumatology[10)]

(1) 관절염 환자가 운동으로 얻는 이점

① **골 손실 감소와 골량 증가**: 낮은 골량을 지닌 폐경 여성에서 운동 트레이닝을 통해 골량의 현저한 증가를 발견하였다.[11]

② **관절 기능 유지와 증가**: 유산소 운동과 저항성 운동은 관절 윤활액 생성을 촉진하고, 관절의 유연성을 유지 및 개선하고 균형에 기여한다.[12] 윤활액 생성은 관절 통증 없이 활동성을 유지하는 데 도움을 준다. 정상적인 관절 유연성은 관절 상해 위험을 감소시킨다. 균형의 향상은 낙상 위험을 감소시킨다.

③ **근력 유지와 증가**: 운동은 근량을 유지하고 근력 감소를 지연시킨다. 관절을 둘러싸고 있는 근육의 힘은 관절 안정성에 기여한다.

④ **심폐 기능 개선**: 운동은 낮은 혈압, 심장 기능, 산소 이용 능력 향상, 혈중 지질 수준과 같은 요인들을 개선해 심혈관계와 호흡계 간의 조화를 향상한다.

⑤ **체중 조절**: 체중 감소는 체중 지지 관절에 부하를 줄인다. 따라서 관절 악화를 예방하고, 통증을 최소화하며, 관절 주변의 관절 가동 범위를 개선한다.

⑥ **관절염의 통증 경감**: 운동이 관절염 환자의 통증 강도와 빈도를 감소시킨다. 지속적인 관절 사용은 혈류를 촉진하여 관절 윤활액 생성을 촉진하여 뼈의 마찰을 감소한다.

⑦ **기분 개선**: 운동은 정신건강에 긍정적인 효과를 나타낸다. 운동은 뇌의 화학물 분비(엔돌핀)를 촉진해 기분을 개선한다. 또한 규칙적인 운동은 신체의 기능적 능력 향상과 자아효능감을 증가시킨다. 이러한 모든 효과는 운동을 통해 정신적, 감정적 효과를 개선한다.

(2) 관절염 환자에게서 운동 시 고려사항

관절염 환자일지라도 운동은 생활화해야 된다. 앞선 〈표 7.5〉에서 제시한 운동 가이드라인을 잘 지키면서 규칙적인 운동을 한다면 관절염의 퇴행을 감소시킬 것이다. 그러나 관절염 환자가 운동할 때 주의해야 할 몇 가지 사항들을 잘 알고 운동을 한다면 최고의 운동 효과를 발휘할 것이다. 또한 관절염 환자가 운동을 안 하는 것도 문제지만 너무 많은 운동을 하는 것도 관절 등에 큰 무리가 된다.

예를 들면, 관절 가동범위 감소가 동반된 과도한 관절 부종이 나타날 수 있다. 또한 관절염의 완화보다는 오히려 악화가 나타날 수 있으며, 지속적인 피로가 증가할 수 있다. 뿐만 아니라, 운동 후 지속적인 통증이 유발될 수 있다. 이렇게 운동은 안 하는 것도 신체의 모든 기능에 문제를 야기하지만, 너무 많은 운동도 해가 될 수 있음을 잘 알고 있어야 한다. 관절염 환자에게 알맞은 운동을 할 때 몇 가지 주의해야 하는 사항들을 살펴보자.[13)]

① 너무 큰 충격을 받는 운동은 피하라. 조깅 같은 유산소 운동은 심폐 체력을 향상시켜 일상생활을 좀 더 편안하게 할 수 있는 장점이 있다. 그러나 관절염 환자는 관절에 고충격이 올 수 있는 조깅과 같은 유산소 운동을 하기 전 또는 운동 중에 부상을 입거나 관절 증상이 악화될 수 있다. 따라서 이러한 관절염 환자에게 조깅과 같은 운동은 일반적으로 권장되지 않는다.[14)] 그러나 유산소 운동의 이점은 너무 많기에, 저충격 유산소 운동은 권장된다. 걷기, 자전거 타기, 그리고 수중운동(아쿠아로빅)이 대표적이다.

② 좌식 생활을 줄여라. 관절염 환자들은 움직임에 제한을 받기 때문에 운동을 외면하거나 피할 수 있다. 그러나 좌식생활을 줄이고 많이 움직이는 것은 유익하고 권장되어야 한다. 짧은 시간이라도 운동을 시작하여 점차 시간을 늘려가는 것이 바람직하다.

③ 격렬한 움직임이 있는 활동을 피하라. 격렬하고 몸을 비트는 운동이나 신체활동은 관절염이 있는 관절과 관절 주변 근육에 큰 부담을 줄 수 있다. 특히 무릎, 고관절 그리고 어깨 관절이 영향을 많이 받는다.

④ 저항성 트레이닝은 근력과 근지구력 향상과 신체 기능을 향상시킨다. 뿐만 아니라 동적 안정성과 약화된 관절의 힘 향상, 그리고 염증 감소를 통해 만성 통증을 감소시킬 수 있다.

⑤ **낙상을 조심해야 한다.** 관절염 환자들은 관절과 관절 주변의 근육이 약화 되어 있는 경우가 많다. 이러한 경우 운동 시나 일상생활 중에도 조금만 균형을 잃어도 낙상을 일으킬 수 있다. 따라서 운동 시 운동 장비에 특별히 주의해야 한다. 저항성 운동 시 더 많은 안정성이 필요한 프리웨이트 보다는 머신을 이용할 필요가 있다. 또한 적절한 신발 착용으로 낙상의 위험을 최소화한다.

⑥ **준비운동과 정리운동을 하라.** 통증을 최소화하려면 운동 전 반드시 준비운동이 필요하다. 준비운동 없이 본 운동을 할 경우, 부상 확률은 늘어난다. 준비운동은 체온을 상승시키고, 관절을 부드럽게 하며, 근육을 이완시켜 원활한 운동이 가능하게 한다. 정리운동 또한 긴장된 근육을 이완시키고, 피로 물질을 제거하면서, 관절 움직임을 조절해 준다. 이러한 준비운동과 정리운동에도 매우 낮은 또는 저강도 유산소 운동과 동적 스트레칭, 정적 스트레칭이 포함되어야 한다.

⑦ **운동 시 무거운 것을 들지 마라.** 운동 시 무거운 기구 등을 드는 것은 뼈와 관절염이 있는 관절과 주변 근육에 과도한 부하를 발생시켜 더욱 관절염을 악화시킬 수 있다. 탄성 밴드, 가벼운 무게의 저항기구를 이용하는 것이 안전하며 적극 권장된다.

6. 아킬레스 건염과 운동

건(힘줄)은 근육과 뼈를 연결해 주는 섬유조직이며, 이 섬유는 매우 질기며 수축성이 없는 특징이 있다. 근육과 뼈 사이에 부착되어 당기는 힘에 집중하며, 그 힘이 생리학적 한계를 넘어가면 파열된다. 건의 파열은 보통 근육 중앙부, 근육건 연접부, 또는 뼈 부착점에서 주로 발생한다. 반복적인 건의 미세 손상은 건을 약화하는 근육 좌상으로 진행된다.

건염은 건의 염증이며, 대부분이 운동이나 활동에 따른 과사용 때문에 나타난다. 특히 특정 움직임이 반복적으로 수행되면 건의 화끈거림과 함께 나중에는 염증이 생기는데, 이렇게 염증이 나타났을 경우, 움직일 때 통증이나 부종, 약간의 화끈거림이 나타난다. 염증이 생긴 힘줄을 치료하지 못한다면 그 힘줄은 퇴화하기 시작하고, 퇴화로 진행된 상태를 우리는 건염이라고 한다.

건염은 힘줄의 손상이 빈번하게 일어날 수 있는 중년 또는 노년기에 대부분 일반적으로 발생한다. 그러나 반복적인 업무나 운동을 수행하는 사람뿐만 아니라 고강도 운동을 하는 젊은 사람에게도 잘 나타난다. 또한 점프 수행이 많이 필요로 하는 운동선수에게서도 흔히 발생한다. 건염 치료의 핵심은 휴식과 힘줄을 강화하는 신전 운동을 하는 게 중요하다.

특히 많은 운동에서 건염이 일어나는 전형적인 부위가 아킬레스 건염이다. 아킬레스 건염은 아킬레스건에 생긴 염증을 말한다(아킬레스건은 인체에서 가장 크고 강한 힘줄 중 하나다). 단시간 강도 높은 건의 당김의 자극이 반복적으로 일어나면 미세한 균열과 염증을 일으켜 통증이 유발되고, 방치되면 파열로 이어진다.

1) 아킬레스 건염의 원인

아킬레스 건염의 원인은 다양하다. 특히 골프나 테니스, 배드민턴, 축구 등은 반복적인 과사용으로 아킬레스 건염이 발생한다. 운동선수는 자신의 종목에서 충분한 휴식을 취하지 못하기 때문에 계속해서 건염이 발생하기도 한다. 이들 선수는 아킬레스 반복적인 과사용을 줄이면서 체력을 유지하기 위해 자전거 타기나 수영 같은 것으로 대체하는 방식이 추천된다. 준비운동 없이 운동할 경우, 몸에 이상 신호가 오면서 갑작스러운 과사용과 반복적인 움직임으로 건염이 나타날 수도 있다.

체중 조절은 비만을 포함, 각종 만성질환의 위험을 줄여준다. 아킬레스 건염 또한 체중을 조절하여 부하를 줄일 수 있다. 여성들의 높은 굽 구두를 신고 장시간 서 있거나 하는 것은 종아리 근육의 긴장과 아킬레스건에 많은 부하를 주기 때문에 구두 신고 있는 시간을 최소화하는 게 필요하다. 이와 반대로 굽이 없는 신발은 뒤꿈치의 충격을 완화 시키는 데 한계가 있고, 이는 아킬레스건염을 촉발할 수 있다.

① 축구, 농구, 테니스와 같은 고강도 근수축 운동

② 등산

③ 달리기(조깅)
④ 준비운동과 정리운동 미실시
⑤ 비만
⑥ 하이힐 또는 플랫슈즈 착용
⑦ 낡은 신발

2) 아킬레스 건염의 증상

아킬레스 건염의 증상은 다른 여러 건염의 증상과 유사하며, 염증은 생기지 않는다는 것이 특징이다.

① 건염 발생 부위를 움직이거나 만졌을 때 통증이 난다.
② 아킬레스건 부위가 단단하고 두꺼워진다.
③ 오르막길이나 계단 올라갈 때 발뒤꿈치 통증이 유발된다.
④ 한 발로 서서 뒤꿈치를 들면 통증이 생긴다.
⑥ 걷거나 달리기 및 점프 후 통증으로 인해 움직임이 제한된다.

3) 아킬레스 건염의 치료 및 운동방법

아킬레스 건염의 통증이 나기 시작하는 초기 증상에서 증상을 완화하기 위한 가장 기본적 방법은 앞서 설명한 RICE 처치다. 즉, 휴식, 냉찜질, 압박, 그리고 부위 심장보다 높이 들기(거상)가 통증과 붓기 감소에 좋다. 또한 비스테로이드성 소염진통제를 복용하는 것도 염증과 통증 감소를 위한 초기 증상 완화에 도움이 된다. 아킬레스 건염의 치료는 앞에서 얘기했듯이 휴식이 핵심이지만, 몇 주 동안 활동을 완전히 중단하면서 휴식을 취할 수가 없다. 따라서 아킬레스 건염의 증상을 완화하기 위한 운동/스트레칭은 아킬레스건을 강화해 건염 증상을 개선할 수 있다.

(1) 발등굽힘근 강화

① 앉아서 아킬레스건염이 있는 다리를 편 상태에서 탄성 밴드를 발등에 끼운다.
② 발뒤꿈치가 땅에 닿지 않은 상태에서 당겨준다.
③ 0~20초 정도 유지하면서 10~20회 반복한다.

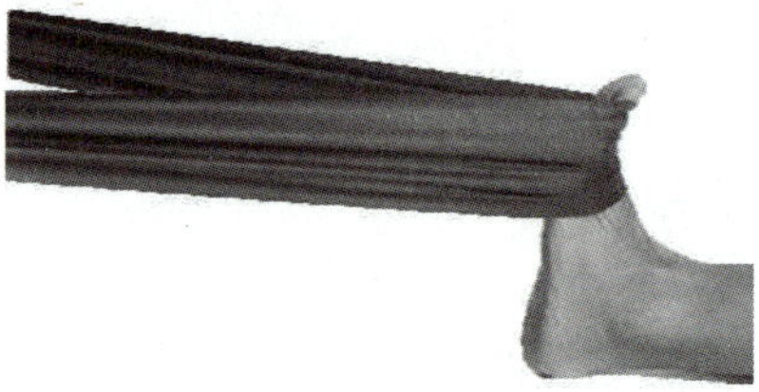

[그림 7.23] 발등굽힘근 강화

(2) 발바닥 굽힘근 강화

① 앉아서 아킬레스건염이 있는 다리를 편 상태에서 탄성 밴드를 발바닥에 끼운다.

② 발뒤꿈치가 땅에 닿지 않도록 발끝으로 밀어준다.

③ 10~20초 정도 유지하면서 10~20회 반복한다.

(3) 비복근 스트레칭

① 벽 앞에 서서 어깨높이에 손을 짚고 스트레칭하려는 발목을 뒤로 뻗는다.

② 다리는 11자를 유지하면서 스트레칭해야 효과적이다.

③ 뒤꿈치를 붙인 상태에서 최대한 늘리고 10~20초 유지한다(이를 10~20회 반복)

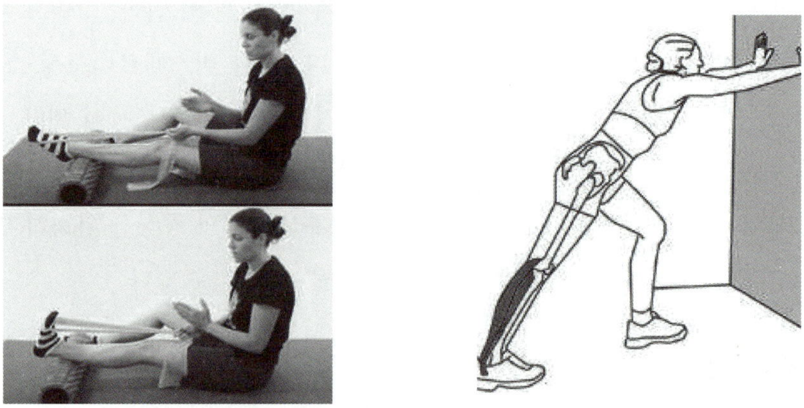

[그림 7.24] 발바닥 굽힘근 강화(좌)와 비복근 스트레칭(우)

(좌) (https://i.pinimg.com/236x/f8/3d/81/f83d81ecd1e37322032d5be800ef9cec.jpg)
(우) (https://i.pinimg.com/236x/9b/50/a7/9b50a791e9ff5914d570665b055589b6.jpg)

(4) 가자미근 스트레칭

① 벽 밀기 자세에서 무릎을 구부려 스트레칭한다.

② 양다리는 11자를 유지하면서 뒤꿈치를 붙인 상태에서 최대한 늘리고 10~20초 유지한다.

③ 10~20회 반복한다.

(5) 종아리 근육 강화

① 5cm 정도 높이의 스텝 위에 올라가서 의자를 잡거나 벽을 잡고 무릎을 편 상태로 선다.

② 뒤꿈치를 들었다가 최대한 늘려 바닥에 닿을 정도로 10~20초간 유지한다.

③ 10~20회 반복한다.

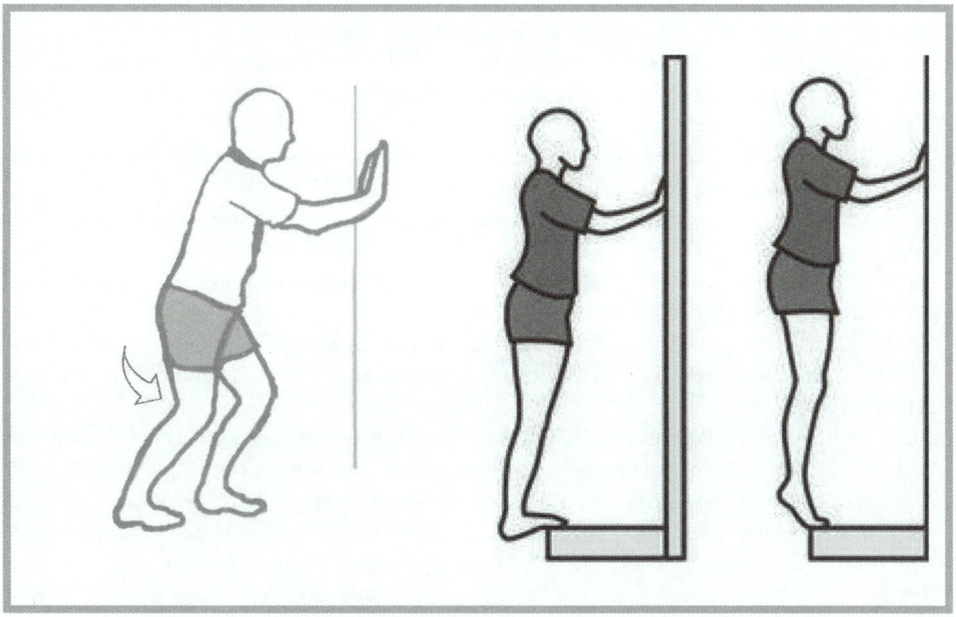

[그림 7.25] 가자미근 스트레칭(좌)와 종아리 근육 강화(우)
(https://i.pinimg.com/236x/0d/37/5b/0d375bd50dbf559e1af2854f18e3ce15.jpg)

참고 문헌

1) Howger SH, Hoeger WW. Fitness and Wellness. 강형숙, 김기진, 김훈, 박상갑, 박주식, 변용현, 변재종, 정연수, 주창화, 최승준 translator, 서울:한미의학, c2015. 297p.
2) Fahmy R. NASM 교정운동학. 박영철, 이창환, 김진 translater. 서울:한미의학,c2023. 592p.
3) Prentice WR 운동손상학 13판. 대한운동사협회 translater. 서울:대한미디어;c2011. 1171p.
4) Barbour KE, Helmick CG, Boring MA, Brady TJ. Vital signs: prevalence of doctor-diagnosed arthritis and arthritis-attributable activity limitation-United States, 2013-2015. MMWR Morb Mortal Wkly Rep. 2017;66:246-253.
5) Theis KA, Roblin D, Helmick CG, Luo R. Prevalence and causes of work disability among working-age adults, 2011-2013, NHIS. Disabil Health J. 2018;11(1):108-115.
6) Shih M, Hootman J, Kruger J, Helmick C. Physical activity in men and women with arthritis. Am J Prcv Mcd. 2006;30(5):385-393.
7) American Colleage of Sport Medicine. ACSM's guidelines for exercise testing and prescription. 김완수 translator. 서울:한미의학;c2022. 424p.
8) Metsios G, Stavropoulos-Kalinoglou A, Veldhuijzen van Zanten JJ et al. Rheunatoid arthritis, cardiovascular disease and physical exercise: a systematic review. Rheumatology (Oxford). 2008;47:239-248.
9) Rausch Osthoff A-K, Niedermann K, Braun J et al. 2018 EULAR recommendations for physical activ ity in people with inflammatory arthritis and osteoarthritis. Ann Rheum Dis. 2018;77(9):1254-1260.
10) American College of Rheumatology. Exercise and Arthritis. Atlanta(GA): American College of Rheumatology; 2018. [cited 2024 Jun 8] Available from: https://www.rheumatology.org/I-Am-A
11) Bergstrom l, Landgren B, Brinck J, Freyschuss B, Physical training preserves bone mineral density in postmenopausal women with forearm fractures and low bone mineral density. Osteoporos lnt 2008;19(2):177-183.
12) Huges S, Seymour R, Campbell R, et al. Impact of the fit and strong intervention on older adults with osteoarthritis. Gerontologist 2004;14(3):138-142.
13) 지용석, 박은경, 유재현, 함주현. 보건교육을 위한 건강과 운동, 서울:한미의학,c2002. 452p.
14) Kettunen JA, Kujala UM. Exercise therapy for people with rheumatoid arthritis and osteoarthritis. Scand J Med Sci Sports. 2004;Jun;14(3):138-42.

08

영양과 운동

핵심 point

√ 영양소의 종류와 기능을 이해한다.
√ 한국인의 영양 섭취 기준을 이해한다.
√ 운동에 필요한 영양을 이해하고 적용한다.
√ 탄수화물 대사와 지방 대사를 이해하고 적용한다.

1. 영양과 건강[1) 2)]

건강을 유지하기 위해서는 적절한 운동과 휴식, 그리고 균형 잡힌 영양 섭취가 필수적이다. 영양[nutrition]은 사람이 생존에 필요한 음식물의 섭취, 소화, 흡수, 대사 작용의 모든 과정을 포함하는 개념으로 정의된다. 건강한 생활을 지속적으로 유지하기 위해서는 영양에 대한 기본 지식을 이해하는 것이 중요하다. 최근에는 적절한 영양 공급이 질병을 예방하는 데 중요하다는 사실이 널리 알려지면서 영양에 대한 사회적 관심이 증가하고 있다.

1) 영양소의 종류와 기능

음식물에는 다양한 영양소가 포함되어 있으며, 일반적으로 기본 영양소는 다음과 같은 여섯 가지로 구분된다.

① 탄수화물 ② 지방 ③ 단백질 ④ 비타민 ⑤ 무기질 ⑥ 물

영양소는 그 기능에 따라 에너지 영양소와 조절 영양소로 나눌 수 있다. 에너지 영양소는 인체 활동에 필요한 에너지를 공급하며, 조절 영양소는 에너지 생산에 도움을 준다. 또한, 영양소는 성분에 따라 '구조 영양소'와 '저장 영양소'로 구분된다. 구조 영양소는 인체를 구성하는 역할을 하며, 인체 대부분은 물로 이루어졌으며, 근육, 심장, 간과 같은 기관은 단백질로 구성된다. 저장 영양소는 탄수화물과 지방으로, 인체의 근육이나 간에 저장되어 필요할 때 에너지를 공급하는 역할을 한다.

[표 8.1] 6대 영양소

기능별 분류		성분별 분류	
에너지 영양소	조절 영양소	구조 영양소	저장 영양소
탄수화물. 지방. 단백질	비타민, 무기질	단백질, 무기질, 물	탄수화물, 지방

2) 영양과 질병 예방

적절한 영양 섭취는 질병 예방에 중요한 역할을 한다. 예를 들어, 특정 지방을 섭취함으로써 혈중 지질 수치를 조절하거나, 당뇨병 환자가 적절한 종류의 당을 섭취하여 혈당을 관리하는 것은 영양과 질병이 밀접하게 연관되어 있음을 보여준다.

예를 들어, 과잉 나트륨 섭취는 고혈압 같은 심혈관질환의 위험을 높인다. 비타민 A가 결핍된 경우, 야맹증과 면역력 저하, 비타민 C가 결핍된 경우엔 괴혈병과 면역력 저하, 비타민 D가 부족해지면 골다공증을 초래할 수 있다. 철분이 부족한 경우, 빈혈을 야기하고 칼슘의 부족은 골다공증과 근육 경련을 일으키며 마그네슘이 부족해지면 근육 경련과 심장 문제가 발생할 수 있다.

3) 한국인을 위한 식생활 지침

보건복지부, 농림축산식품부, 식품의약품안전처는 '한국인을 위한 식생활지침'을 발표하여 건강한 식생활을 위한 구체적 수칙을 제시하였다. 이 지침은 식품과 영양 섭취, 식생활 습관, 식생활 문화를 포함하며 다음과 같은 내용을 강조한다.

① 균형 있는 식품 섭취: 매일 신선한 채소, 과일과 함께 곡류, 고기, 생선, 달걀, 콩류, 우유 및 유제품을 균형 있게 섭취한다.
② 저염, 저당, 저지방 식사: 덜 짜고, 덜 달고, 덜 기름지게 먹는다.
③ 충분한 수분 섭취: 물을 충분히 마신다.
④ 적정 체중 유지: 과식을 피하고, 활동량을 늘려서 건강 체중을 유지한다.
⑤ 아침 식사: 아침 식사를 꼭 한다.
⑥ 위생적인 음식 준비: 음식을 위생적으로 준비하고 필요한 만큼만 마련한다.
⑦ 개별 덜어 먹기 실천: 음식을 먹을 때 각자 덜어 먹는다.
⑧ 절제된 음주: 술을 절제한다.
⑨ 지역 식재료 활용: 우리 지역 식재료와 환경을 생각하는 식생활을 즐긴다.

이 지침은 만성질환 예방, 비만 관리, 위생적인 식문화를 통해 국민들이 일상생활에서 건강한 식습관을 실천할 수 있도록 돕고자 한다.[3)]

4) 탄수화물

탄수화물은 지방, 단백질과 함께 3대 영양소로 불리며, 인체의 주요 에너지원으로 기능한다. 탄수화물은 휴식을 취하거나 운동을 할 때 인체의 기능을 유지하는 데 필요한 에너지를 공급한다. 탄수화물은 탄소(C), 수소(H), 산소(O)로 이루어진 유기물로, 음식물에서 주로 단맛을 내며, 1g 당 4kcal의 에너지를 제공한다.

(1) 탄수화물의 종류

탄수화물은 단순 탄수화물과 복합 탄수화물로 분류되며, 그 종류는 다음과 같다.

- 단당류monosaccharides: 포도당, 과당, 갈락토스 등
- 이당류disaccharides: 자당(서당), 유당(젖당), 맥아당 등
- 다당류polysaccharides: 전분, 글리코겐 등

[표 8.2] 탄수화물의 분류

기능별 분류		성분별 분류	
단당류	이당류	올리고당	다당류
포도당, 과당, 갈락토스	서당, 맥아당, 락토오스	말토텍스트란	글리코겐, 전분

(2) 탄수화물의 에너지 대사

탄수화물은 지방과 마찬가지로 에너지 공급원의 역할을 한다. 1g의 탄수화물은 4 kcal의 열량을 제공한다. 탄수화물 섭취가 부족하면 인체는 단백질과 지방을 에너지원으로 사용하게 되는데, 그 결과로 케톤체ketone body가 축적된다. 케톤은 강한 산성을 띠기 때문에 인체의 산-염기 균형을 떨어뜨려 케톤증을 유발할 수 있다. 따라서 적당한 탄수화물 섭취는 필수적이다. 하루 최소 50~100g의 탄수화물을 섭취해야 한다.

(3) 한국인의 탄수화물 섭취 현황

한국인은 주로 곡물류를 주식으로 하여 총열량의 70~75%를 탄수화물에서 섭취하고 있다. 이를 제한하기 위해서는 야채, 콩류 등 복합 탄수화물을 섭취하는 것이 바람

직하다. 탄수화물은 인체에 중요한 에너지원으로, 적절한 섭취와 균형 잡힌 식생활이 중요하다. 특히, 한국인의 식습관을 고려한 복합 탄수화물 섭취가 권장된다.

5) 지방

지방은 실제로 지질lipid로 구별되는 여러 가지 성분으로 구성되어 있다. 인간에게 중요한 세 가지 지질은 중성지방triglycerides, 콜레스테롤cholesterol, 인지질phospholipids이다. 이 세 가지 지질은 모두 인체 내에서 중요한 기능을 수행한다. 우리가 섭취하는 지방 중 약 95%는 중성지방으로 구성되어 있으며, 나머지 5%는 스테롤과 인지질이다. 섭취한 지방은 주로 소장에서 유리지방산free fatty acids, 글리세롤glycerol, 콜레스테롤, 인지질로 분해된다. 따라서 혈중 지질 농도는 소장에서 흡수되는 지질의 양과 간에서 혈액으로 보내지는 양에 의해 결정된다.

지방은 탄수화물과 마찬가지로 에너지 공급원의 역할을 한다. 1g의 지방은 9kcal의 열량을 제공하여, 탄수화물이나 단백질보다 약 두 배의 열량을 낸다. 소비하고 남은 에너지는 지방조직adipose tissue, 근육muscle, 간liver에 저장된다. 휴식 중에는 약 60%의 에너지 공급이 지방 대사에 의해 이루어진다.

(1) 지방의 추가 기능

지방의 주요 기능은 에너지원으로서의 역할이지만, 내장지방visceral fat은 내장을 보호하며 피하지방subcutaneous fat은 추위로부터 인체를 보호하는 역할을 한다. 따라서 지방 섭취는 인체 건강 유지에 필수적이다.

(2) 현대인의 지방 과잉 섭취 문제

현대인의 불규칙한 생활 습관은 지방 과잉 섭취 현상을 초래하고 있으며, 이는 대사질환의 발병 원인이 된다. 지방 섭취는 하루 총칼로리 섭취량의 30% 이내로 유지해야 하며, 특히 포화지방은 10%를 넘지 않도록 주의해야 한다.

(3) 주요 필수 지방산

① 리놀레산(Linoleic Acid)

- **특징**: 오메가-6 지방산, 식물성 기름(예: 해바라기유, 옥수수유, 콩기름)에서 많이 발견
- **기능**: 세포막 구성, 피부 건강 유지, 성장과 발달에 중요

② 알파-리놀렌산(Alpha-Linolenic Acid)

- **특징**: 오메가-3 지방산으로, 아마씨유, 치아씨드, 호두 등에 풍부
- **기능**: 항염 작용, 심혈관 건강 유지, 뇌 기능과 시력 발달에 중요

③ 아라키돈산(Arachidonic Acid)

- **특징**: 오메가-6 지방산으로, 주로 동물성 식품(예: 육류, 달걀)에서 발견
- **기능**: 염증 반응 조절, 세포 신호 전달, 성장과 발달에 중요

(4) 필수 지방산의 중요성

- **세포막 구성**: 세포막의 유연성과 기능을 유지하는 데 중요
- **염증 반응 조절**: 염증 반응을 조절하여 면역 반응을 조절
- **심혈관 건강**: 심혈관계의 건강을 유지하고 혈액 순환을 개선
- **신경계 기능**: 뇌와 신경계의 발달 및 기능 유지에 필수적

6) 단백질

단백질은 탄수화물과 지방의 구성 요소인 탄소, 수소, 산소 외에도 질소(N)를 포함한다. 음식물로 섭취되는 단백질은 약 20종류의 아미노산으로 구성되며, 이 중 아홉 가지 아미노산은 필수 아미노산으로서, 반드시 음식물 형태로 섭취해야 한다.

(1) 단백질의 기능

단백질은 인체에서 다양한 중요한 역할을 담당하는 필수 영양소이다.

① **효소, 호르몬 및 항체의 형성**: 단백질은 효소, 호르몬 및 항체를 구성하는 주요 물질로서, 체내 촉매 역할을 하며, 생리 기능 조절 및 질병 예방 기능을 한다.

- 효소: 생화학적 반응을 촉진하는 촉매로 작용한다.
- 호르몬: 체내의 다양한 생리적 과정을 조절한다.
- 항체: 면역 반응에서 중요한 역할을 하여 질병을 예방한다.

② 새로운 조직의 합성과 보수: 단백질은 체내 여러 장기, 근육, 뼈, 피부나 머리카락을 구성한다. 특히 성장기, 임신기, 수유기, 수술이나 출혈 시 더 많은 단백질 섭취가 필요하다.

③ 체액과 산, 염기의 균형: 단백질은 체액의 균형을 유지하고, 산과 염기의 균형을 조절하는 데 중요한 역할을 한다.

- 체액 균형: 혈액 중의 단백질은 체액의 균형을 도와 부종을 방지한다. 단백질 섭취가 부족하면 혈액 중 단백질 농도가 낮아져 부종이 발생할 수 있다.
- 산-염기 균형: 단백질은 산과 알칼리 평형에 관여하며 pH를 조절한다.

④ 산소 및 영양소 운반: 혈액에 있는 여러 단백질은 영양소와 산소를 세포로 운반한다. 세포막에 존재하는 단백질은 세포에 필요한 영양소를 세포 안으로 들여보내고, 세포 안에서 발생한 노폐물을 세포 밖으로 내보내는 역할을 한다.

(2) 완전 단백질과 불완전 단백질

- 완전 단백질complete protein: 생명체의 성장과 유지에 필요한 필수 아미노산을 포함한 단백질로, 대부분의 동물성 단백질이 여기에 속한다. 육류, 가금류, 달걀, 우유 및 생선 등에 함유되어 있다.
- 불완전 단백질incomplete protein: 생명 유지 및 유소년 성장에 충분한 양의 필수 아미노산이 없는 단백질로, 젤라틴이나 곡류 단백질, 두류 단백질이 이에 속한다.

(3) 주요 단백질

- 알부민albumin: 생체세포와 체액 중에 분포하는 단순 단백질로, 혈장 단백질 중 가장 많은 부분을 차지한다.

- 콜라겐collagen: 피부, 혈관, 뼈, 치아, 근육 등 모든 결합 조직의 주된 단백질로, 조직의 탄력성과 강도를 제공한다.

(4) 단백질 섭취 권장량

하루 단백질 권장량은 총 칼로리 섭취량의 10~12%로서, 일반 성인의 하루 단백질 권장량은 50~60g이다. 단백질 섭취가 필요 이상으로 많을 경우, 인체에서 요구되는 단백질은 합성되고 나머지는 대사 작용에 사용되지만, 대부분은 분해되어 지방의 형태로 저장된다. 이는 인체가 아미노산을 저장할 능력이 거의 없기 때문이다.

(5) 고단백 식이와 건강 문제

고단백 식이는 정상인의 경우 하루에 최대 200g까지 섭취할 수 있다. 그러나 신장이나 간에 질병이 있는 사람, 관절에 염증이 있는 통풍 환자들은 단백질 섭취를 제한해야 한다. 과도한 단백질 섭취는 이러한 질병 상태를 더욱 악화시킬 수 있다.

[표 8.3] 아미노산

필수 아미노산	비필수 아미노산
류신, 아이소류신, 리신, 메티오닌, 페닐알라닌, 트레오닌, 트립토판, 발린, 히스티딘	알라닌, 아스파라긴, 아스파르트산, 글루탐산, 글루타민, 글리신, 프롤린, 세린, 티로신

7) 비타민

비타민vitamin이란 용어는 '필수적vital'이라는 뜻을 가지며, 이는 우리 인체에서 정상적인 대사 작용을 위해 꼭 필요한 영양소임을 의미한다. 비타민이 결핍되면 다양한 결핍증을 일으킬 수 있다. 비타민은 지용성 비타민과 수용성 비타민으로 분류된다.

(1) 지용성 비타민

지용성 비타민은 주로 지방이 많은 음식에 존재하며, 인체 내에서는 호르몬 작용을 한다. 지용성 비타민은 과량 섭취 시 체내에 저장되어 독성을 유발할 수 있다. 주요 지용성 비타민에는 다음이 포함된다.

- 비타민 A: 시력 유지와 면역 기능에 중요
- 비타민 D: 칼슘 흡수를 도와 뼈 건강 유지
- 비타민 E: 항산화 작용으로 세포 손상 방지
- 비타민 K: 혈액 응고와 뼈 대사에 필요

(2) 수용성 비타민

수용성 비타민은 과일과 채소에 많은 양이 함유되어 있으며, 인체 내에서는 조효소로서 기능을 수행한다. 수용성 비타민은 물에 잘 녹는 성질을 가지고 있어 과량 섭취 시 소변으로 배출되므로, 일정 기간 비타민 필요량을 공급받지 못하면 결핍증이 쉽게 나타날 수 있다. 주요 수용성 비타민에는 다음이 포함된다.

- 비타민 B군: 에너지 대사와 신경 기능에 필수적
- 비타민 C: 콜라겐 합성과 항산화 작용

(3) 비타민의 중요성

적절한 비타민 섭취는 최적의 건강을 유지하고 운동수행 능력을 향상하는 데 필수적이다. 비타민을 권장량보다 적게 먹으면 식욕 감퇴, 허약함, 피로 등의 불특정한 증상이 나타나 건강과 운동수행 능력에 부정적인 영향을 미칠 수 있다.

8) 무기질

인체 구성 성분의 약 96%는 탄소, 수소, 산소, 질소로 이루어져 있으며, 나머지 4%는 무기질로 구성되어 있다. 무기질은 필요 섭취량에 따라 다량 무기질macrominerals과 미량 무기질trace minerals로 구분할 수 있다.

(1) 무기질의 종류

- 다량 무기질: 하루 섭취 요구량이 100mg 이상인 무기질
- 주요 다량무기질: 칼슘(Ca), 인(P), 칼륨(K), 나트륨(Na), 마그네슘(Mg), 황(S), 염소(Cl)
- 미량 무기질: 하루 섭취 요구량이 100mg 이하인 무기질

- **주요 미량 무기질**: 철(Fe), 아연(Zn), 구리(Cu), 망간(Mn), 요오드(I), 셀레늄(Se), 플루오린(F)

(2) 무기질의 역할

무기질은 대부분 세포 내에서 발견되며, 효소, 호르몬, 비타민 등의 구성 성분으로서 세포가 적절한 기능을 수행할 수 있도록 돕는다. 무기질 자체는 에너지를 공급하지 않지만, 다음과 같은 중요한 기능을 한다.

- **신경계 기능**: 무기질은 신경계의 정상적인 기능을 유지하는 데 필수적이다.
- **대사과정 촉진**: 무기질은 다양한 대사 과정을 돕는다.
- **수분 평형 유지**: 무기질은 체내 수분 평형을 유지하는 데 중요 역할을 한다.
- **골격구조 형성**: 무기질은 뼈와 치아의 형성과 유지에 필수적이다.

9) 물

물은 인체의 약 50~60%를 차지하는 중요 물질로, 체내 수분이 10%만 고갈되어도 생명을 유지할 수 없다. 물은 영양소와 노폐물의 운반, 체온 조절 등 다양한 생리적 기능을 수행하고, 체조직의 구성 성분으로서도 중요한 역할을 하며, 근육에는 글리코겐이 저장될 때 반드시 수분이 포함된다. 체조직 중 물의 비율은 다음과 같다.

- **지질**: 20~25%
- **골격**: 10~25%
- **근육**: 75%

(1) 체내 수분 조절

짠 음식을 다량 섭취하여 혈장 수분이 10% 감소하면 갈증을 느끼게 되며, 입이 마른다. 이는 시상하부의 갈증센터 hypothalamic thirst center를 자극하기 때문이다. 갈증을 느끼는 것은 혈장의 삼투압이 증가하여 혈장 내의 수분 이동이 제한되고 침의 생성이 감소하기 때문이다. 갈증이 심한 상태가 지속되면 영양 섭취에도 영향을 미치므로, 성인은 하루에 최소 2,000*ml* 이상의 수분을 섭취해야 한다.

(2) 물의 생리적 역할

- 영양소 운반: 물은 영양소와 노폐물을 운반하는 매개체로 작용한다.
- 체온 조절: 물은 땀을 통해 체온을 낮추는 기능을 한다.
- 체조직 구성: 물은 체조직의 주요 구성 성분으로, 근육에 많은 양이 존재한다.

(3) 수분 섭취의 중요성

성인은 하루에 최소 2,000*ml* 이상의 수분을 섭취해야 하며, 이는 물, 음료, 수분이 많은 음식 등을 통해 충족될 수 있다. 적절한 수분 섭취는 갈증 해소뿐 아니라 전반적인 건강 유지에도 필수적이다.

2. 한국인의 영양섭취 기준

1) 영양섭취 기준

영양섭취기준[DRI]은 인간의 건강을 최적 상태로 유지하는 것을 목표로 한다. 한국인 영양섭취기준[Korean Dietary Reference Intakes: KDRI]은 국민의 건강을 유지하고 증진하며 만성질환을 예방하기 위해 에너지 및 각 영양소 섭취량의 기준을 제시한다.

(1) 한국인 영양섭취기준의 목적과 변화

이전에 사용되던 영양권장량은 영양 결핍 예방을 목적으로 하였으나, 최근에는 대다수 건강한 사람들의 필요량을 충족시키는 단일 값으로 제시되고 있다. 한국인 영양섭취기준위원회는 우리나라 사람들의 체력, 식사 패턴, 일상적인 영양섭취량, 만성질환과 영양소 과다 섭취 예방 등을 고려, 2020년에 새롭게 개정하였다.

(2) 한국인 영양섭취기준[KDRI]의 주요 변화

이전의 영양권장량은 영양 결핍을 예방하는 데 중점을 두었으나, 현재의 KDRI는 건강을 최적화하고 만성질환을 예방하는 데 중점을 둔다. 따라서 한국인 영양섭취기준은 우리나라 사람들의 건강을 유지하고 만성질환을 예방하기 위한 중요한 지침으로, 지속적인 연구와 개정을 통해 최신의 건강 상태와 식사 패턴을 반영한다.

2) 영양섭취 기준의 구성

(1) 평균 필요량(Estimated Average Requirement: EAR)

평균 필요량은 각 영양소의 하루 필요량 중 건강한 사람들의 절반(50%)에 해당하는 사람들의 1일 필요량을 충족시키는 값으로, 각 영양소 필요량 분포의 중앙값에 해당한다. 이는 특정 인구 집단에서 절반의 사람들이 필요로 하는 양을 충족시키는 영양소의 양을 의미한다.

(2) 권장 섭취량(Recommended Nutrient Intake: RNI)

권장섭취량은 각 영양소의 성별, 연령별로 거의 모든(97~98%) 인구 집단의 영양소 요구량을 충족시킬 수 있는 추정치로, 평균필요량^{EAR}에 표준편차의 두 배를 더한 값이다. 따라서 권장섭취량은 생리적 요구량이 많은 사람들에게도 매우 넉넉한 양을 제공한다. 권장섭취량의 계산식은 다음과 같다.

- **권장섭취량=평균필요량**(EAR)**+2×표준편차**(2SD)

(3) 충분 섭취량(Adequate Intake: AI)

충분 섭취량은 영양소 필요량에 대한 정확한 자료가 부족하여 권장섭취량을 산출할 수 없는 경우에 제시된다. AI는 주로 역학조사에서 관찰된 건강한 사람들의 영양소 섭취량의 중앙값을 기준으로 설정된다. 그렇다면 권장 섭취량과 충분 섭취량 간의 차이는 무엇일까? 둘 모두 개인의 목표 섭취량이라는 점에서는 일치하지만, 실제 내용에서는 차이가 있다.

- **권장 섭취량:** 평균 필요량에 표준편차의 두 배를 더한 값으로, 인구 집단의 97~98%에 해당하는 사람들의 필요량을 충족한다.

- **충분 섭취량**: 평균 필요량을 정확히 알 수 없는 경우에 설정되며, 건강한 사람들의 섭취량을 기준으로 한다.

(4) 상한 섭취량(Tolerable Upper Intake Level: UL)

상한 섭취량은 인체 건강에 유해한 영향을 미치지 않는 최대 영양소 섭취 수준을 의미한다. 과량 섭취 시 건강에 악영향의 위험이 있다는 자료가 있는 경우에 설정할 수 있다. 상한 섭취량을 설정하는 목적은 다음과 같다.

- **유해 영향 예방**: 과량 섭취 시 유해 영향이 확인된 영양소에 대해 과잉 섭취로 인한 위험을 예방한다.
- **안전한 섭취 수준**: 일반적인 집단의 대다수 구성원에게 건강상 유해 영향의 위험이 나타나지 않을 섭취 수준을 설정한다.

(5) 에너지 적정비율(Acceptable Macronutrient Distribution Range: AMDR)

에너지 적정비율은 음식에 함유된 단백질, 탄수화물 및 지질의 바람직한 구성 비율을 의미한다. 이는 각 영양소가 전체 에너지 섭취량에서 차지하는 비율로, 탄수화물과 지질의 영양섭취 기준은 다른 영양소와 달리 서로 간의 균형이 중요하기 때문에 설정된다.

① AMDR의 설정 목적

- **영양소 균형 유지**: 탄수화물, 지질, 단백질 간의 균형을 유지하여 건강한 식단을 구성한다.
- **만성질환 위험 감소**: 적정 비율을 통해 만성질환의 위험을 줄인다.
- **필수 영양소 제공**: 비타민, 무기질 등의 필수 영양소를 충분히 제공할 수 있는 에너지 섭취 비율을 유지한다.

② 성인의 에너지 적정 비율 (2010년 개정)

- **탄수화물**: 전체 에너지 섭취량의 55~70%

- **지방**: 전체 에너지 섭취량의 15~25%
- **단백질**: 일반적으로 전체 에너지 섭취량의 10~15%

③ **중요성**: 에너지 적정비율을 준수하면 다음과 같은 이점을 얻을 수 있다.

- **영양 부족 예방**: 적절한 비율을 유지하면 필수 영양소의 부족을 예방할 수 있다.
- **만성질환 예방**: 적정비율을 벗어날 경우 영양 부족이나 만성질환의 위험이 증가할 가능성이 있다.

3) 식사구성안(Dietary Guidelines)

식사 구성안은 건강한 일반인들이 어떤 식품을 얼마만큼, 어떻게 구성해서 먹어야 영양섭취기준을 충족시킬 수 있는지에 대한 개념을 알려준다. 이는 일상 식단에서 다양한 식품군을 통해 균형 잡힌 영양 섭취를 도모하는 걸 목표로 한다.

(1) 식품군의 분류

식사 구성안은 주로 많이 함유하는 영양소에 따라 식품군을 다음과 같이 여섯 가지로 분류한다.

- **곡류 및 전분류**: 주로 탄수화물을 공급
- **채소류**: 비타민, 무기질, 식이섬유를 공급
- **과일류**: 비타민, 특히 비타민 C와 식이섬유를 공급
- **단백질류**: 고기, 생선, 달걀, 콩류 등, 주로 단백질과 필수 아미노산을 공급
- **유제품류**: 칼슘과 단백질을 공급
- **지방 및 당류**: 주로 에너지를 공급

(2) 에너지 필요 추정량에 따른 식사 구성

각 개인의 에너지 필요 추정량Estimated Energy Requirement: EER에 따라 각 식품군을 하루에 몇 회씩 섭취해야 하는지 제시된다. 이는 각 식품군에서 권장되는 섭취 횟수를 통해 일일 영양 섭취 기준을 충족시키도록 도와준다.

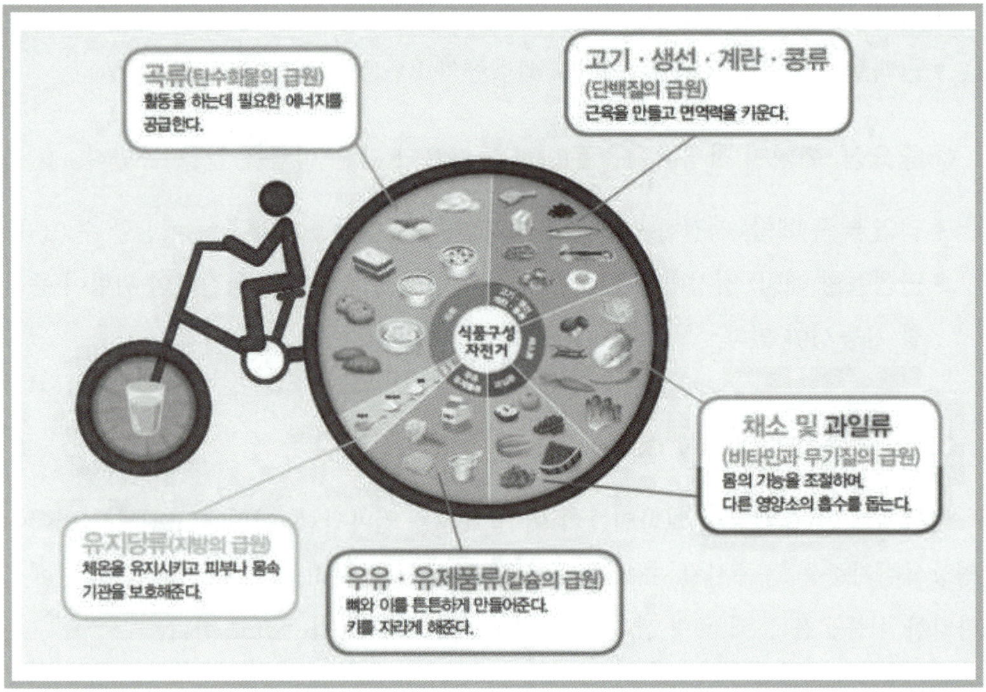

[그림 8.1] 2020년 식품구성 자전거 활용 이미지
(보건복지부 · 한국영양학회[3])

(3) 식사 구성안의 목표

- 균형 잡힌 영양 섭취: 다양한 식품군을 통해 필수 영양소를 고르게 섭취
- 건강 증진: 영양 결핍을 예방하고, 만성질환의 위험을 줄임
- 개인 맞춤형 영양 관리: 개인의 에너지 필요 추정량에 맞춘 섭취량 제시

(4) 한국인의 식생활 지침

한국인의 최신 식생활 지침은 보건복지부, 농림축산식품부, 식품의약품안전처가 공동으로 발표한 것으로, 국민의 건강 증진과 만성질환 예방을 목표로 하고 있다. 이 지침은 과학적 근거를 바탕으로 다양한 식생활 습관을 제시하며, 건강한 식생활을 실천하도록 돕는다.

(5) 주요 식생활 지침

① **균형 있는 식품 섭취**: 매일 신선한 채소, 과일, 곡류, 고기, 생선, 달걀, 콩류, 우유 및 유제품을 균형 있게 섭취하도록 권장한다.

② **덜 짜게, 덜 달게, 덜 기름지게**: 나트륨, 당류, 포화지방산의 섭취를 줄이는 것을 권장한다.

③ **적절한 수분 섭취**: 하루에 충분한 양의 물을 섭취하도록 한다.

④ **과식 피하기와 신체활동 늘리기**: 적절한 체중을 유지하기 위해 과식을 피하고 규칙적인 신체활동을 권장한다.

⑤ **아침 식사하기**: 건강한 하루를 시작하기 위해 아침 식사를 중요시한다.

⑥ **절제된 음주**: 알코올 섭취를 절제하여 건강을 유지한다.

⑦ **위생적인 식사 준비**: 음식을 위생적으로 준비하고, 필요한 만큼만 마련하여 음식물 낭비를 줄인다.

⑧ **음식 덜어 먹기 실천**: 위생적인 식사 문화를 유지하기 위해 음식을 덜어 먹는 습관을 실천한다.

⑨ **지역 식재료 활용**: 지역 농산물을 활용하여 환경을 보호하고 지역 경제를 활성화한다.[4)]

(6) 배경 및 개정 역사

1986년, 한국영양학회는 '한국인을 위한 식사 지침'을 처음 제시하였다. 국민의 질병 양상과 식생활 특성에 맞추어 설계된 지침이다. 이후 2003년 보건복지부는 국민 식생활 지침을, 2008년엔 한국 성인을 위한 식생활 목표를 발표하였다. 최근 비만과 만성질환 증가에 대응하여 2016년에 국민 공통 식생활 지침도 발표되었으며, 2021년과 2024년에 개정되어 최신의 건강 상태와 식생활 특성을 반영하였다.

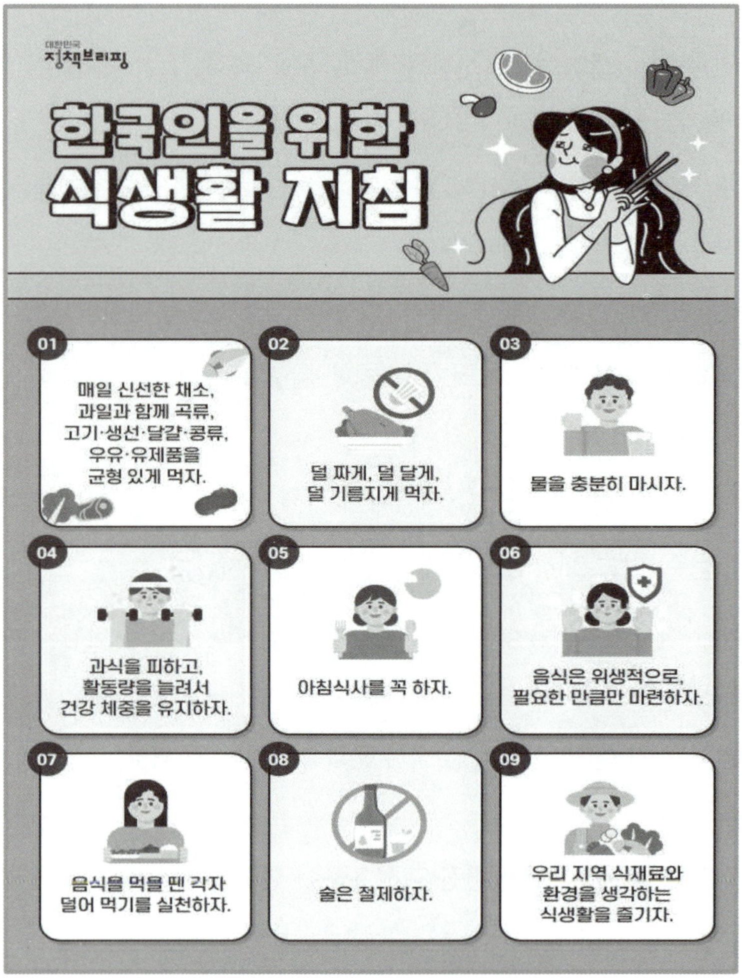
대한민국
정책브리핑
한국인을 위한
식생활 지침
01
매일 신선한 채소,
과일과 함께 곡류,
고기·생선·달걀·콩류,
우유·유제품을
균형 있게 먹자.
02
덜 짜게, 덜 달게,
덜 기름지게 먹자.
03
물을 충분히 마시자.
04
과식을 피하고,
활동량을 늘려서
건강 체중을 유지하자.
05
아침식사를 꼭 하자.
06
음식은 위생적으로,
필요한 만큼만 마련하자.
07
음식을 먹을 땐 각자
덜어 먹기를 실천하자.
08
술은 절제하자.
09
우리 지역 식재료와
환경을 생각하는
식생활을 즐기자.

[그림 8.2] 한국인의 식생활 지침
(대한민국 정책브리핑, 2022[4])

3. 영양과 운동[1) 2)]

운동영양학 분야에서는 운동수행 능력에 대한 영양의 효과에 관한 논란이 지속되고 있다. 많은 이들은 영양보충제가 운동선수의 기량을 크게 향상시킬 것으로 기대하지만, 실제로는 그렇지 않다는 점이 중요하다.

1) 영양보충제와 운동수행 능력

대부분의 연구는 영양보충제가 운동선수의 기량을 기대 이상으로 증가시키지 못한다는 결론을 내리고 있다. 이는 다음과 같은 이유에서 기인한다.

- **영양 결핍 보충**: 영양 상태가 부족한 선수는 최대 기량을 발휘할 수 없기에 부족한 영양소를 보충할 필요가 있다.
- **과잉 섭취의 한계**: 영양 과잉 섭취가 운동선수의 능력을 증진하지는 못한다.

(1) 물과 운동수행 능력

물은 운동수행에 있어 매우 중요한 요소임에도 불구하고 종종 간과되곤 한다. 신체활동 중에는 많은 땀을 배출함으로써 체열을 발산하고 체온을 유지하게 된다. 때로는 한 시간의 운동 중에도 인체의 반 갤런(약 2.3L)까지 수분 손실이 일어날 수 있다. 수분 손실이 체중의 5%만 발생해도 운동수행 능력이 떨어지고, 땀 생산이 멈추면서 체온이 올라가 심할 경우 사망에까지 이를 수 있다. 운동 중 목이 마르다고 느끼는 순간은 이미 탈수 상태에 도달했음을 의미하므로, 운동 사이의 수분 보충은 매우 중요하다. 다음은 운동과 수분 섭취 규칙이다.

- **운동 시작 전**: 약간의 수분을 보충한다.
- **운동 중**: 매 15분 마다 8온스(약 1컵) 정도의 수분을 보충한다.
- **운동 후**: 충분한 양의 수분을 마신다.

(2) 스포츠 음료와 수분 보충

최근, 스포츠 음료라 불리는 이온 음료를 마시기도 하는데, 반드시 운동 후에 마실 필요는 없지만 이를 물로 희석하여 마시는 건 체내 수분 평형을 유지하는 데 도움이 된다. 하지만 운동 중에는 소금 정제salt tablet를 복용해선 안 된다. 소금 정제는 체세포에서 물을 빼내어 장으로 이동시키므로 오히려 탈수 상태를 악화시킬 수 있기 때문이다. 운동 중 적절한 수분 보충은 운동 수행 능력과 전반적인 건강을 유지하는 데 매우 중요하다. 탈수를 방지하고, 체온 조절과 신체 기능을 최적화하기 때문이다. 따라서 운동 전, 중, 후에 규칙적으로 수분을 섭취하는 습관을 길러야 한다.

2) 비타민과 무기질의 중요성

운동 중 비타민과 무기질을 부족하게 먹으면 운동수행 능력이 저하될 수 있다. 예를 들어, 철분이 부족하면 적혈구가 정상 수준으로 형성되지 않아 운동에 필요한 산소를 체조직에 충분히 공급하지 못한다. 운동수행 능력에 직접적인 영향을 받는다.

(1) 비타민과 무기질의 영향

- 철분: 철분이 부족하면 적혈구 형성이 잘 이루어지지 않아 산소 공급이 원활하지 않게 된다. 운동 중 피로를 쉽게 느끼게 하고, 전반적인 운동 능력을 저하한다.
- 비타민: 비타민은 에너지 대사, 근육 및 면역 기능 등 여러 생리적 과정에 필수다. 비타민 B군은 특히 에너지 생산에, 비타민 D는 뼈 건강과 근육 기능에 중요하다.
- 무기질: 칼슘, 마그네슘, 칼륨 등은 근육 수축과 신경 전달에 필수적이다.

(2) 필요량과 과잉 섭취

비타민이나 무기질이 하나라도 부족하면 운동수행 능력에 악영향을 미치지만, 과량을 섭취한다고 해서 운동수행 능력이 향상되지는 않는다. 강한 훈련은 비타민과 무기질의 필요량을 다소(약 10~20%) 증가시킬 수 있다. 그러나 대부분의 경우, 필요량은 식사를 통해 충분히 충족될 수 있다.

(3) 영양제 섭취

식단에서 비타민과 무기질이 충분치 않다고 생각될 경우, 비타민/무기질 영양제를 하루에 한 정씩 보충하는 것은 도움이 된다. 그러나 이보다 더 많이 섭취할 필요는 없다. 운동 중 비타민과 무기질의 적절한 섭취는 운동수행 능력과 전반적인 건강을 유지하는 데 매우 중요하다. 식사를 통해 균형 잡힌 영양소를 섭취하는 게 가장 좋고, 필요시 적절한 보충제를 먹음으로써 부족한 영양소를 보충할 수 있다.

3) 운동능력 증진제(Ergogenic Aids)

운동능력 증진제는 운동수행 능력을 증가시킬 수 있다고 주장되는 보충제다.

(1) 최근 트렌드와 보충제

최근 헬스트레이닝을 통해 자기 신체를 돋보이게 하려는 사람들이 증가하고 있다. 이로 인해 식사에서 영양소 보충이 근육 발달에 좋다는 주장이 많아졌다. 여기에는 여분의 단백질, 비타민 B6, 아미노산(특히 리신, 아르기닌, 오르니틴)이 포함된다. 그러나 이들 보충제가 실제로 근육 발달에 도움이 된다는 과학적 증거는 부족하다.

- 비타민 B6: 다량의 비타민 B6 섭취는 근육 발달에 효과가 없을 뿐만 아니라 신경을 손상시켜 마비 증상을 일으킬 수 있다.
- 아미노산: 리신, 아르기닌, 오르니틴의 다량 섭취가 성장호르몬 생성을 촉진한다는 주장이 있지만, 식이로 인해 성장호르몬 생성이 변화된다는 증거는 미비하다.

(2) 영양섭취와 운동능력

영양 섭취의 부족은 운동능력을 저하시킬 수 있지만, 기초 식품군을 이용하여 잘 선택된 균형 잡힌 식사를 한다면 필요한 영양소는 충분히 섭취할 수 있다. 따라서 운동능력 증진제는 일반적으로 효과가 없을 뿐만 아니라 가격도 비싸고, 장기간 복용 시 부작용이 나타날 수 있기에 주의해야 한다. 따라서 운동 능력 증진제는 신중하게 고려하고, 기본적인 균형 잡힌 식사를 통해 영양소를 섭취하는 것이 중요하다. 잘 구성된 식단은 운동 능력 향상과 전반적인 건강 유지에 필수적이다.

4) 운동과 도핑

도핑doping이란 운동 선수가 경기력 향상을 위해 사용하는 금지 약물이나 방법을 일컫는다. 도핑은 공정한 경쟁을 방해하고 선수 건강에 심각한 위험을 초래한다.

(1) 도핑의 유형

도핑은 크게 세 가지로 분류될 수 있다.

- 금지 약물 사용: 스테로이드, 에리트로포이에틴EPO, 성장호르몬 등
- 금지된 방법 사용: 혈액 도핑, 유전자 도핑 등
- 금지된 약물과 방법의 조합

(2) 금지 약물과 효과

① 아나볼릭 스테로이드anabolic steroids

- **효과**: 근육량과 힘 증가, 회복 시간 단축
- **부작용**: 간 손상, 심혈관 질환, 호르몬 불균형, 정신 건강 문제

② 에리트로포이에틴EPO

- **효과**: 적혈구 수 증가로 산소 운반 능력 향상
- **부작용**: 혈액 점도 증가로 인한 혈전, 심장마비, 뇌졸중 위험

③ 성장호르몬growth hormone

- **효과**: 근육 성장 촉진, 지방 감소
- **부작용**: 관절 및 근육 통증, 당뇨병, 심장 질환

(3) 도핑의 부작용과 윤리적 문제

도핑은 단기적인 경기력 향상을 위해 사용되지만, 장기적으로는 심각한 부작용을 초래할 수 있다. 예를 들어, 스테로이드는 심혈관계 질환을 유발할 수 있고, EPO는 혈액의 점도를 높여 혈전의 위험을 증가시킨다. 또한, 도핑은 스포츠의 공정성과 윤리를 훼손하며, 도핑에 대한 강력한 규제와 검사가 필요한 이유이다.

(4) 도핑 검사와 규제

국제 올림픽 위원회IOC와 세계 반도핑 기구WADA는 도핑 방지를 위해 엄격한 규제와 검사를 시행하고 있다. 도핑 검사에는 다음과 같은 방법이 사용된다.

- **소변 검사**: 가장 일반적인 방법으로, 금지 약물의 대사 산물을 검출
- **혈액 검사**: EPO와 같은 특정 약물 검출에 유용
- **생물학적 여권**: 장기적인 데이터를 통해 비정상적인 생리학적 변화를 감지

(5) 도핑 방지를 위한 교육

도핑을 방지하고자 선수에게 도핑의 위험성과 윤리적 문제를 교육해야 한다. 또한

코치와 트레이너도 도핑 예방의 책임을 가지고 선수들에게 올바른 정보를 제공해야 한다. 도핑은 운동선수의 건강과 스포츠의 공정성을 저해하는 심각한 문제이기에 이를 방지하고자 엄격한 규제와 검사가 시행되고 있다. 철저한 교육이 필요한 이유다.

4. 탄수화물 대사와 운동[1) 2)]

1) 운동 중 탄수화물 이용

탄수화물은 운동 중 주요 에너지원으로 작용하며, 운동의 강도와 지속시간에 따라 그 이용 방식과 효과가 달라진다. 고강도 및 지속적인 운동수행 시 탄수화물은 근육 글리코겐과 혈당을 통해 에너지를 공급하여 피로를 지연시키고 운동 능력을 향상시킨다. 다음은 탄수화물의 역할과 대사 경로다.

(1) 에너지원 공급

- **고강도 운동**: 고강도 운동 시 주로 근육에 저장된 글리코겐이 빠르게 분해되어 에너지원으로 사용된다. 글리코겐 분해^{glycogenolysis}는 포도당-1-인산$^{glucose\text{-}1\text{-}phosphate}$을 생성하고, 이는 글루코스-6-인산$^{glucose\text{-}6\text{-}phosphate}$으로 전환되어 해당과정^{glycolysis}을 통해 ATP를 생성한다.
- **저강도 운동**: 저강도 운동에서도 탄수화물이 중요한 역할을 하지만, 지방이 주요 에너지원으로 사용된다. 이 경우 탄수화물은 지방 대사에 필요한 옥살로아세트산^{oxaloacetate}을 공급하여 지방산 산화를 촉진한다.

(2) 혈당 유지와 글리코겐 저장

- **간 글리코겐**: 간에 저장된 글리코겐은 혈당을 유지하는 데 중요한 역할을 한다. 운동 중 글리코겐이 분해되어 포도당을 방출하고, 이는 혈액을 통해 근육으로 운반되어 에너지원으로 사용된다.
- **근육 글리코겐**: 근육에 저장된 글리코겐은 운동 중 직접적인 에너지원으로 사용되며, 글리코겐이 고갈되면 피로가 증가하고 운동수행 능력이 감소한다.

2) 탄수화물 섭취와 운동수행

(1) 운동 전 탄수화물 섭취

운동 전 탄수화물 로딩: 운동 시작 3~4시간 전에 고탄수화물 식사를 하면 글리코겐 저장량이 증가하여 운동수행 능력이 향상된다. 이는 장시간 지속되는 고강도 운동에서 특히 중요하다.

(2) 운동 중 탄수화물 섭취

- 지속적 보충: 1시간 이상의 고강도 운동 중에는 매 15~20분마다 30~60g의 탄수화물을 보충하는 것이 권장된다. 이는 혈당을 안정적으로 유지하고 피로를 지연시키는 데 도움을 준다.
- 탄수화물-단백질 혼합 음료: 탄수화물에 소량의 단백질을 추가한 음료를 섭취하면 운동 중 글리코겐 재합성이 촉진되고 근육 손상이 감소할 수 있다.

(3) 운동 후 탄수화물 섭취

- 빠른 회복: 운동 후 30분 이내에 체중 1kg당 1~1.2g의 탄수화물을 섭취하면 글리코겐 회복이 촉진된다. 단백질과 함께 섭취하면 회복 속도가 더욱 빨라진다.

3) 대사적 경로와 조절 기전

(1) 해당과정Glycolysis

- 해당과정: 포도당이 피루브산으로 분해되며, ATP와 NADH가 생성된다. 해당과정은 빠른 에너지원 공급을 위해 근육 세포의 세포질에서 일어난다.
- 산화적 인산화: 피루브산은 미토콘드리아에서 아세틸-CoA로 전환되어 TCA 회로와 전자전달계를 통해 추가적인 ATP를 생성한다.

(2) 글리코겐 합성 및 분해

- 글리코겐 합성: 인슐린은 글리코겐 합성을 촉진하며, 글리코겐 신생합성은 포도당을 글리코겐으로 전환하여 저장한다.

- **글리코겐 분해**: 글루카곤과 에피네프린은 글리코겐 분해를 촉진하여 포도당을 방출한다. 이는 특히 운동 중 혈당 유지를 위해 중요하다.

4) 탄수화물 부족 시 영향

탄수화물은 인체의 주요 에너지원으로, 부족할 경우 다양한 생리적 및 신체적 문제가 발생할 수 있다. 특히, 운동수행 능력과 전반적인 건강에 미치는 영향이 크다.

(1) 에너지 부족

탄수화물은 고강도 운동 시 주요 에너지원으로 사용된다. 탄수화물 부족 시, 다음과 같은 문제가 발생할 수 있다.

- **피로 증가**: 운동 중 피로가 빨리 찾아오며, 운동수행 능력이 저하된다.
- **지구력 감소**: 지속적 운동 시 필요한 글리코겐이 부족하여 지구력이 감소한다.

(2) 단백질 및 지방의 과도한 사용

탄수화물이 부족할 경우, 신체는 에너지원으로 단백질과 지방을 사용하게 된다.

- **단백질 분해 증가**: 근육 단백질이 에너지원으로 사용되며, 이는 근육 손실을 초래할 수 있다.
- **지방 대사 증가**: 지방이 주요 에너지원으로 사용되지만, 이는 에너지 생산 속도가 느리며 운동 강도가 높을수록 효율적이지 않다.

(3) 뇌 기능 저하

탄수화물 부족은 뇌 기능에도 영향을 미칠 수 있다.

- **집중력 감소**: 포도당은 뇌의 주요 에너지원으로, 부족할 경우 집중력과 정신적 수행 능력이 저하된다.
- **기분 변화**: 낮은 혈당은 기분 변화를 일으킬 수 있으며, 우울감이나 불안감을 증가시킬 수 있다.

(4) 체액 균형 및 전해질 문제

탄수화물은 체액 균형과 전해질 유지에도 중요한 역할을 한다.

- 체액 균형 문제: 탄수화물이 부족하면 글리코겐 저장 시 함께 저장되는 수분이 줄어들어 탈수 위험이 증가한다.
- 전해질 불균형: 탄수화물 부족은 전해질 균형에도 영향을 미쳐, 근육 경련이나 피로를 유발할 수 있다.

(5) 면역기능 저하

탄수화물 부족은 면역 세포 기능이 저하되어 감염에 취약해질 수 있다.

5. 지방대사와 운동[1) 2)]

지방은 운동 중 중요한 에너지원으로, 특히 장시간 지속되는 저강도 운동에서 주요 역할을 한다. 운동 강도와 지속 시간에 따라 지방의 대사 경로와 이용 방식이 달라지는데, 지방 대사는 주로 트라이글리세라이드^triglycerides^ 형태로 저장되며, 운동 중 지방산^fatty acids^으로 분해되어 에너지원으로 사용된다.

1) 지방의 대사 경로

(1) 트라이글리세라이드 분해(Lipolysis)

지방과 근육에 저장된 트라이글리세라이드는 호르몬 민감성 리파제^hormone-sensitive lipase^에 의해 글리세롤과 유리 지방산^free fatty acids^으로 분해된다. 유리 지방산은 혈류를 통해 근육 세포로 운반되며, 미토콘드리아에서 산화되어 ATP를 생성한다.

(2) 지방산 산화(Beta-Oxidation)

유리 지방산은 세포 내 미토콘드리아로 들어가 베타 산화 과정을 통해 아세틸-CoA로 전환된다. 아세틸-CoA는 시트르산 회로^TCA cycle^와 전자 전달계^electron transport chain^를 통해 ATP를 생성한다.

2) 운동 강도와 지방 이용

(1) 저강도 운동(Low-Intensity Exercise)

저강도 운동에서는 지방이 주된 에너지원으로 사용된다. 이때 에너지 대부분은 지방산 산화에서 얻어지는데, 예를 들어 걷기나 가벼운 조깅 등의 운동에서 지방이 사용되는 비율이 높아지는 식이다.

(2) 중강도 운동(Moderate-Intensity Exercise)

중강도 운동에선 지방과 탄수화물이 혼합된 비율로 사용된다. 운동 시간이 길어질수록 지방의 사용 비율도 증가하고, 이는 글리코겐 저장량이 감소하면서 나타난다.

(3) 고강도 운동(High-Intensity Exercise)

고강도 운동에서는 주로 탄수화물이 에너지원으로 사용되며, 지방의 이용 비율은 상대적으로 낮아지게 된다. 그러나 훈련을 통해 고강도 운동에서도 지방 활용 능력을 높일 수 있다.

3) 운동 중 지방 이용의 조절

(1) 호르몬 조절

운동 중 에피네프린, 노르에피네프린 등의 호르몬이 분비되어 리파제 활성화를 촉진하며, 이는 지방 분해를 증가시킨다. 인슐린은 지방 분해를 억제하는 반면, 운동 중 인슐린 수치는 감소하여 지방 이용이 촉진된다.

(2) 지방산 운반 단백질

지방산 결합 단백질[fatty acid-binding proteins]과 지방산 수송 단백질[fatty acid transport proteins]은 지방산이 혈류에서 근육 세포로 효율적으로 이동하는 데 기여한다.

(3) 미토콘드리아 밀도

지속적인 유산소 운동 훈련은 근육 세포 내 미토콘드리아 밀도를 증가시켜 지방 산화 능력을 좋게 만든다. 이는 운동 중 에너지 대사 효율성을 높여 더 많은 지방을 에너지원으로 이용할 수 있게 한다. 지방은 운동 중 중요한 에너지원으로서, 운동 강도와 지속 시간에 따라 여러 방식으로 사용된다. 지방의 효율적인 이용은 운동수행능력을 향상하며, 지속적인 훈련을 통해 더욱 최적화될 수 있다.

참고 문헌

1) 한국운동영양학회. 최신 운동영양학, 서울: 한미의학, c2018. 262p.
2) Power SK, Howley ET, Quindry J. Exercise Physiology: Theory and Application to Fitness and Performance 11th ed. 최대혁, 소위영. translator. 서울:㈜라이프사이언스. c2018. 620p
3) 보건복지부. 한국인 영양소 섭취기준 2020: 에너지와 다량 영양소; 2020 Dec. 274p. Report No.: 11-1352000-002852-01
4) 문화체육관광부 국민소통실. 생활 속 쉽게 실천할 수 있는 식생활 지침. 대한민국 정책브리핑. 2022 Mar 04 [cited 2024 May 30]; 정책뉴스. Available from: https://www.korea.kr/news/healthView.do?newsId=148899558

09

운동발달과 삶의 질

1. 들어가며
2. 운동발달의 개념
3. 운동수행과 운동발달의 요소
4. 삶의 질을 높이는 운동발달 전략

핵심 point

√ 운동발달을 개념적으로 이해한다.
√ 운동발달의 구성 요소를 이해한다.
√ 운동발달의 정도를 평가할 수 있다.
√ 운동발달의 단계를 이해하고 적용한다.

1. 들어가며

인간의 움직임 발달에는 저마다 순서와 원리가 있다. 인간은 걷기 위해 태어나서 한 해 동안 무수한 연습을 통해 머리를 들고, 몸통을 뒤집고, 앉고, 기고, 서고, 넘어지기를 반복하였다. 이 과정을 거치지 않고서는 스스로 일어서기 어렵다. 만약, 이 과정을 거치지 않아도 걷는 아기가 있다면 아마도 새로운 인류로 보고될 것이다.

대부분의 인간은 학령기 이전에 자연스럽게 '어른스러운' 걷기를 한다. 이는 출생 후 끊임없이 노력하고 훈련한 결과다. 태어나 첫발을 내딛는 아기의 걸음과 어른의 걸음에는 큰 차이가 있는데, 걷기 시작한 아이는 이후 수년간 성숙한 걷기를 위한 노력을 멈추지 않는다. 걷기 같이 인간의 신체를 이동하는 움직임은 생존을 위해 매우 중요한 운동 행동이며, 거의 모든 사람이 자유의지에 따라 장소를 이동하길 원하므로, 걷기를 위한 훈련은 매우 빈번하고 자연스럽게 이어진다.

도구를 사용하는 운동 행동은 더 복잡하고 정밀한 협응을 요구한다. 때문에 양치질, 글씨 쓰기, 젓가락질은 두 손을 아주 자유롭게 사용할 수 있는 시기 이후에 시작된다. 그리고 손에서 손가락의 움직임이 의도에 따라 자연스럽고 정밀하게 제어될 때 양치, 글쓰기, 젓가락 사용은 완성된 단계에 가까워진다. 그런데 인간의 도구 사용은 걷기와 마찬가지로 끊임없는 훈련의 결과로 완성되지만, 그 본질적 속성에는 큰 차이가 존재한다. 그것은 대체로 현대사회에서 도구의 사용이 인간의 본질적 생존을 위해서라기보다 사회적 필요에 의해 '의도적'으로 습득된다는 것에 있다.

스포츠 역시 유사하다. 누군가는 스포츠 활동에 능숙한 반면, 어떤 사람은 의도적으로 스포츠에 참여할 만한 운동 기술의 습득을 피했을 수도 있다. 혹은 의도치 않게 기본적인 운동 발달의 완성 기회를 갖지 못했을 수도 있다. 즉, 운동을 '원래 못하는 게 아니라, 발달시키지 않은 경우'가 더욱 많을 수 있다. 운동 발달이 성숙한 단계에 이르지 못하고 성인기에 이르면 특히, 스포츠 참여에 있어 자신감을 갖지 못하거나 거부감을 가지게 된다. 이는 대체로 부정적 기억으로 각인되며, 자존감에도 영향을 미친다. 따라서 운동발달 지식을 통해 지금 자신의 움직임과 발달단계를 객관적으로 이해하고 필요한 발달요소를 발견하는 일은 매우 중요하다.

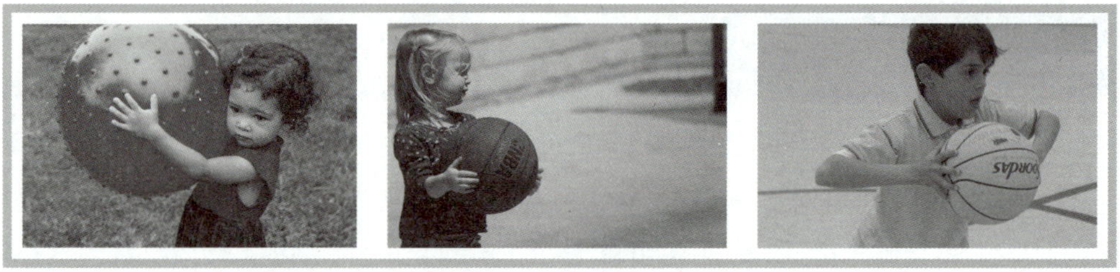

[그림 9.1] 운동발달

운동발달은 현재의 운동 행동이 무엇이며 왜 일어났는지 탐구하는 데 관심을 기울인다. 나아가 현재의 행동이 과거에는 어떠했으며, 미래에 어떻게 변화할 것인지에 대한 이해를 제공한다. 의도대로 움직이기 위해 걷기를 익힌 것과 같이, 자신의 의도대로 더 자유롭게, 빠르게, 효율적으로 신체를 움직일 수 있는 능력은 삶을 마음껏 즐길 수 있는 중요한 요소다. 삶의 마지막 날까지 자유의지대로 움직일 수 있는 능력 역시 마찬가지다. 스포츠나 운동을 즐길 줄 아는 것, 그것은 인간만이 누릴 수 있는 가장 인간다운 일이다. 이러한 이유로 자신의 운동 행동을 이해하고 변화의 과정을 탐구하는 것은 삶의 질을 높일 수 있는 유용한 도구가 될 것이다.

2. 운동발달의 개념

1) 운동발달의 의미

운동발달에서의 '발달'은 전 생애를 걸친 변화를 다루는 개념이다. 구체적으로, 인간의 발달은 태아기부터 시작하여 사망으로 종결되는 지속적인 변화 과정을 다루며, 신체적 변화뿐 아니라 지적, 정서적, 사회적 변화를 포함하는 개념이다. 운동발달은 잉태 시기부터 사망에 이르는 시기까지 인간의 변화에 관심을 가지기 때문에 생애에 걸쳐 일어나는 진보와 퇴행의 과정을 모두 다룬다. 즉, 인간의 성장과 성숙뿐 아니라 노화도 운동발달의 관심사인 것이다.

이러한 발달 개념에 따라 인간의 운동발달은 생애에 걸친 인간 운동 행동의 변화와 그에 포함된 과정 및 영향을 미치는 요소에 대한 연구[1])로 정의된다. 또한, 운동발달은 과제의 특성, 개인의 생물학적 특성, 환경조건 간의 상호작용에 의해 생애주기별로 일어나는 운동 행동의 점진적 변화[2])로도 정의된다. '개인, 환경, 과제 요인의 상호작용'이 운동발달 개념의 핵심이다. 이처럼 운동발달은 인간의 움직임뿐 아니라 인지적, 감성적, 사회적 변화를 함께 포함하는데, 인간의 발달은 이런 영역들의 상호작용으로 지속되므로, 각 영역을 자세히 이해해야 한다.

[표 9.1] 주요 학자가 구분한 인간 발달의 단계

발달단계	피아제(Piaget)	콜버그(Kohlberg)	에릭슨(Erikson)	프로이트(Freud)
신생아 및 영아기(~1세)	감각운동기	전 인습적 도덕	신뢰감/불신감	구강기
유아기(1~3세)	전조작기	전 인습적 도덕 (처벌, 복종)	자율성/수치심	항문기
학령전기(3~6세)	전 인습적 도덕 (보상, 단순규칙 지향)	솔선감/죄의식	남근기	
학령기(6~12세)	구체적 조작기	인습적 도덕 (착한 아동, 법 지향)	근면성/열등감	잠복기
청소년기(12~20세)	형식적 조작기	후 인습적 도덕 (사회계약, 윤리)	정체감/ 정체감 혼미	생식기
성인기(20~40세)			친밀감/고립감	
중년기(40~60세)			생산성/침체성	
노년기(60세~)			자아통합/절망감	

이 두 가지 정의에서 주목할 점은 운동발달이 인간이 고유하게 가지고 있는 움직임의 능력뿐 아니라 그에 영향을 미치는 요소, 즉, 환경과 상호작용한다는 점이다. 예를 들어, 한국은 세계에서 유일하게 가느다란 금속 젓가락 사용하는데,[3]) 이를 능숙히 사용할 수 있는 사람은 대체로 한국에서 자랐을 가능성이 높다. 이것은 '환경'과 상호작용했기 때문이다. 그리고, 젓가락질을 바르게 하라는 요구에 계속 노출된 사람이라면 정석대로 젓가락을 들고 사용할 것이다. 이는 '과제'의 요구에 따라 움직임을 제어하고 학습했기 때문이다.

이처럼 한 사람의 행동이 어떤 과정으로 발현되었으며, 향후 어떤 과정으로 변화될지를 이해하는 건 중요하다. 인간은 처음 몇 년간 일정한 순서로 발달하지만, 연령은 발달을 결정하는 절대조건이 아니다. 또한 이전의 발달이 완전히 성숙하지 않은 상태로 다른 단계의 발달이 이루어질 수 있기 때문이다. 발달의 과정은 개인의 신체적, 인지적 역량뿐 아니라, 사회적 영향도 크게 받는다.

특히, 스포츠를 즐길 수 있는 스포츠 기술sport skill이 더욱 그러하다. 스포츠 기술은 개개인의 내재적 속성에 따라 다르게 발현될 수 있지만, 스포츠에 대한 가족의 관심이나 실천 여부, 학교의 교육과정이나 사회 환경 등 여러 요인이 복합적으로 작용하여 완성된다. 따라서 어떤 스포츠를 즐길 때 '운동신경이 없다'는 말은 '그에 해당하는 운동이나 그 운동을 구성하는 기초 운동발달 요소들을 충분히 연습하지 않았거나, 그럴 기회를 가져보지 못했다'는 말로 대체되어야 한다.

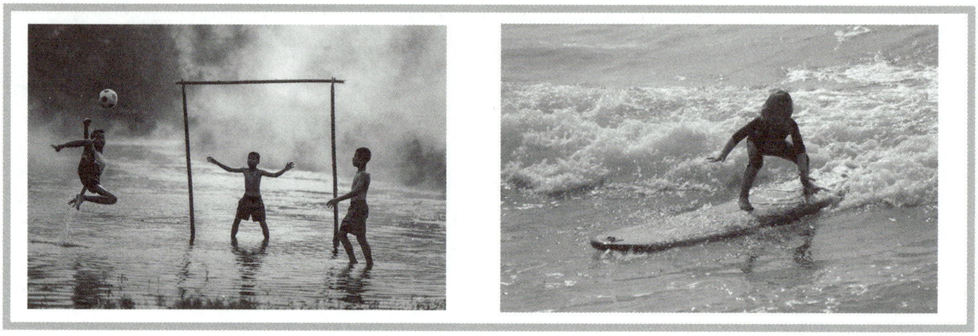

[그림 9.2] 운동행동과 사회적 영향

인간의 운동발달에 대한 지식은 그 발달에 적합한 활동을 찾도록 돕는다. 아동에서 성인에 이르기까지 모든 활동 수준의 이들에게 움직임 기술을 학습할 수 있는 최선의 방법을 수립하기 위해 운동발달 지식이 활용된다. 또한, 높은 수준의 운동 행동뿐 아니라, 기본 움직임 발달에 대한 지식은 비정상적인 발달 사례를 관찰 및 발견하고 그 원인을 찾는 데도 도움을 준다.

2) 운동발달과 관련된 용어

(1) 움직임

운동발달에서는 운동motor과 움직임movement를 구분한다. 운동발달에서 사용하는 용어인 Motor는 '움직임에 영향을 주는 근본 요인'에 초점을 두며, Movement는 '관찰 가능한 이동'을 뜻한다. 한 인간의 운동발달을 이해하고 평가하는데 가장 유용한 방법은 그 대상자를 관찰하는 것이다. 따라서 운동발달 연구를 위해 Movement 개념을 자주 사용한다. 이 움직임의 개념을 통해 인간의 운동발달을 설명하는 기본 요소를 이해할 수 있다.

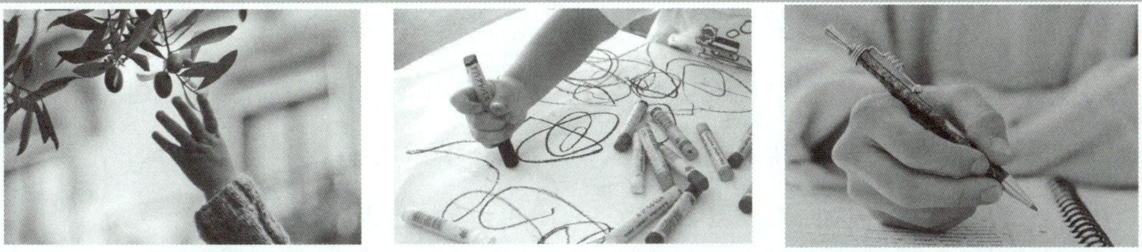

움직임 패턴 기본 움직임 패턴 전문화된 움직임 기술

[그림 9.3] 움직임 패턴과 관련된 쥐기의 예시

관찰가능한 인간의 기초적 운동 행동은 움직임 패턴movement pattern이다. 움직임 패턴은 어떤 행동에 관련된 움직임들의 조작적 연속series이다. 한 예로, 인간이 손으로 물건을 쥘 때, 시각이 목표물을 탐색하고 팔을 뻗어 손이 목표물 근처에 도달한다. 목표물에 손이 도달하기 전, 다섯 손가락의 관절이 목표물보다 더 크게 벌어지고, 엄지를 제외한 네 개 손가락과 엄지손가락이 다른 방향에서 반경을 좁히며 물건을 움켜쥔다. 이때, 엄지손가락이 움켜쥐기 위해 다른 손보다 먼저 좁혀지지 않는다.

기본 움직임 패턴은fundamental movement pattern은 기본 움직임의 조직적 연속을 뜻한다. 펜 잡기를 예로 들면, 그림을 그리기 위해서는 우선 펜을 정교하게 잡을 수 있는 단계로 발달해야 한다. 처음에는 일반적으로 펜의 머리가 새끼손가락이 아래로 오게 잡다가, 엄지와 네 개의 손가락이 모두 펜을 쥔 채로 손목을 꺾어 펜의 머리가 검지와 엄지 쪽으로 오도록 잡고 그림을 그린다. 이후 엄지와 검지 사이에 펜을 놓고 그리는 것으로 발달한다. 조금 더 정교해지는 것이다. 정교한 그림이나 글씨를 쓰기 위해 모든 단계가 발달해야 하지만 발달단계가 높아진다고 해서 이전 단계의 잡기가 사라지는 것은 아니다. 즉, 이 세 개의 유형은 펜 잡기의 기본 움직임 패턴이다.

성숙한 글씨 쓰기의 예를 들면, 수행자는 손으로 쥐고 있는 펜으로 수직, 수평, 원형, 사선 등을 그릴 수 있어야 하는데, 이는 기본 움직임 패턴으로 설명할 수 있다. 운동수행을 위한 기본 움직임 패턴은 달리기, 점프, 던지기, 차기 등이며, 피트니스 트레이닝에서 스쿼트, 런지, 밀기, 당기기, 비틀기 등등의 동작을 기본 움직임 패턴으로 삼는 것도 같은 예이다.

정확히 던지기, 글씨 쓰기 같은 정교한 운동 행동을 위해선 많은 연습과 제어 과정이 필요하다. 이는 전문화된 움직임 기술specialized movement skill로, 움직임 실행의 폼from, 정확성, 제어를 뜻한다. 글씨쓰기를 예로 들면, 처음 쓸 때 힘이 많이 들어가나, 점차 필요한 만큼의 힘을 쓰며 정교한 글쓰기가 가능해진다. 스포츠 동작도 마찬가지다. 처음엔 한 동작을 배울 때 대체로 '힘이 많이 들어가며' 수행하지만, 연습할수록 필요한 만큼의 힘을 쓰고 가장 효율적인 폼으로 변화하게 된다.

스포츠 수행과 같은 보다 복잡한 활동을 수행하기 위해서는 기본 움직임 패턴들의 효율적인 조합이 중요하다. 예를 들어, 높이뛰기는 달리기, 수직점프, 공중 동작, 착지의 각기 다른 기본 움직임 패턴의 효율적인 조합과 제어로 이루어진다. 이렇게 기본 움직임 패턴에 대한 전문화된 움직임 기술이 이루어지고, 수행자의 제어나 협응능력이 조화를 이루면 스포츠 활동에 적합한 운동수행 즉, 스포츠 기술의 발현이 가능하게 된다. 스포츠 기술은 스포츠 관련 동작 수행에서 필요한 폼, 정확성, 제어를 포함한 기본 움직임 패턴의 조합이다.

이와 같은 운동발달 지식은 현재 자신의 운동 행동을 이해하는 데 도움이 된다. 만약, 근력 향상을 위해 피트니스 트레이닝을 하고 있다면, 스쿼트와 같은 기본 움직임 패턴 수행에 큰 어려움이 없을 것이다. 그러나 보다 효과적인 수행을 위해서는 스쿼트의 바른 폼, 정확한 신체 중심 유지, 근육 사용이나 균형 제어balance control처럼, 전문화된 움직임 기술을 익혀야 한다. 이 과정에서 전문 트레이너는 이들 행동을 관찰하고 전문화된 움직임 기술이 발현되도록 필요 정보를 제공하는 역할을 한다.

(2) 움직임 분류

운동발달을 이해하기 위한 움직임의 기본 개념을 알아봤다. 나아가 스포츠나 운동 상황에서 인간의 움직임은 보다 복잡한 형태로 발현된다. 이러한 복잡한 형태의 움직임을 보다 효과적으로 이해하기 위해 움직임의 유사한 속성과 상이한 속성을 구분하여 분류하였다. 움직임의 분류는 '움직임의 근육 사용 영역', '시간의 연속성 측면', '움직임의 환경적 측면', '움직임의 기능적 측면'으로 분류할 수 있다.

인간 움직임의 근육 사용 영역은 움직임의 범위나 크기의 차이를 이해하는 데 도움이 되는데, 이는 대근운동기술과 소근운동기술로 구분된다. 넓은 범위나 큰 움직임을 가능하게 하는 대근운동기술은 특정한 움직임 과제 수행을 위해 신체의 큰 근육을 사용해야 하는 운동 기술을 말한다. 소근운동기술은 정밀하고 정확함이 필요한 움직임으로 과제 수행을 위해 몇 개의 소근육을 사용하는 기술이다.

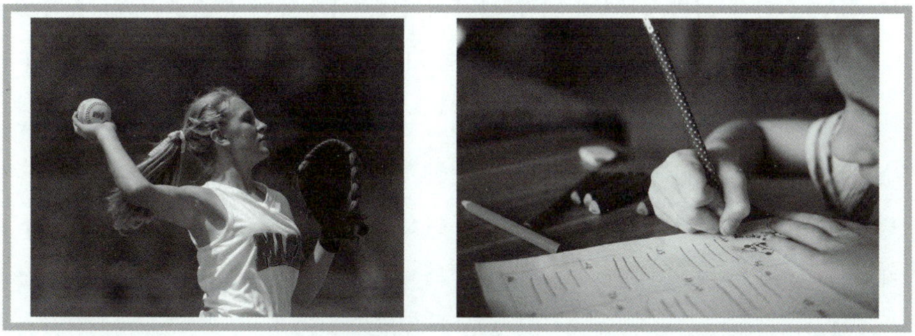

[그림 9.4] 대근운동기술과 소근운동기술의 예

시간의 연속성 측면에서 인간의 움직임은 불연속 운동 기술, 연속 운동 기술, 지속 운동 기술로 구분된다. 날아오는 공을 타격하는 것은 동작의 시작과 끝이 분명한데, 이러한 기술을 불연속 운동 기술로 분류한다. 핸드볼, 농구, 축구에서 드리블 동작과 같이 공을 바운드하거나 차는 행위의 불연속 기술을 빠른 속도로 연속하여 수행하는 것은 연속 운동 기술로, 달리기나 사이클과 같이 정해진 시간 동안 같은 동작을 꾸준히 반복하는 것은 지속 운동 기술로 분류한다.

움직임은 운동환경, 즉, 움직임이 일어나는 맥락 별로도 분류한다. 운동 중 수행자의 정지 또는 움직임 상태와 관계없이 수행자 외의 환경이 변할 때 발휘되는 운동 기술은 '개방형 운동 기술'이다. 축구 경기 중 드리블 같은 복잡한 경기 상황부터, 야구에서 날아오는 공을 치는 상황이 여기에 해당한다. 운동 중 수행자 이외의 환경이 변화하지 않는 경우를 '폐쇄형 운동기술'이라 부르는데, 이런 운동기술에는 볼링이나 농구의 자유투가 대표적으로 포함된다.

3) 운동발달의 단계

인간의 운동발달은 일반적 성장과 성숙의 방향을 따른다. 태어나서 가장 먼저 수행하는 의도적 움직임이 머리 들기인 것과 같이 일반적 발달은 두미cephalocaudal방향, 즉, 머리에서 꼬리 방향으로 진행되며, 근원proximodistal방향, 즉, 중심에서 말초 방향으로 진행된다. 아기는 팔을 먼저 흔들고, 몇 개월 후에 원하는 방향으로 팔을 뻗어 손을 정밀하게 사용할 수 있게 변화하듯이 발달은 크고 미숙한 움직임에서 정확하고 통제가 잘 되며 계획적으로 움직일 수 있는 분화differentiation 과정을 거친다. 또한, 인간의 움직임이 성숙함에 따라 이전에 필요 이상의 힘을 사용하던 근육은 보다 효율적으로 힘을 사용하게 되는데, 이처럼 다양한 근육 시스템이 움직임 기술의 향상에 따라 그 역할이 발전하거나 변화되는 것은 통합integration의 과정이다.

발달의 이러한 특성을 관찰하면서 발견한 인간 발달의 일반적 원리는 다음과 같다. 발달은 일정한 순서와 방향을 따르며, 연속적으로 이루어지고, 분화와 통합 과정을 거친다. 또한 발달에는 개인차가 있고 속도는 일정치 않다. 발달의 여러 측면은 서로 관련되며, 성숙과 학습의 상호작용으로 이루어진다.

운동발달 단계는 인간의 일반적 발달 원리에서 나아가 스포츠 상황에서 전문화된 기술을 발휘할 수 있는 고도로 발달한 운동수행에도 관심을 가진다. 운동발달 연구를 통해 반사적 움직임에서 고도의 운동수행 단계에 이르는 인간의 운동발달단계를 설명한 대표적 모델은 Gallahue & Ozmun[4]의 '모래시계 모델'[2]과 Clark & Metcalfe의 '운동발달의 산 모델'[5]이다.

다음의 〈그림 9.5〉에 제시된 모래시계 모델은 인간의 움직임이 반사 움직임 단계reflex movement state, 기초 움직임 단계initial movement phase, 기본 움직임 단계basic movement stage, 전문화된 움직임 단계specialized campaign phase 단계로 발달한다고 설명한다. 모래시계 내부는 유전과 환경이라는 두 종류의 모래로 채워지며, 환경의 모래는 시간이 흐름과 함께 지속적으로 영향을 미치지만, 유전의 모래는 앉기, 잡기, 서기, 걷기, 달리기와 같은 기초 움직임 단계까지 대체로 일관적으로 영향을 주다가 그 영향력이 변화된다. 특히, 성장기 사회적 영향이 커지면서 기본 움직임 단계와 전문화된 움직임 단계의 발현에 영향을 받게 된다.

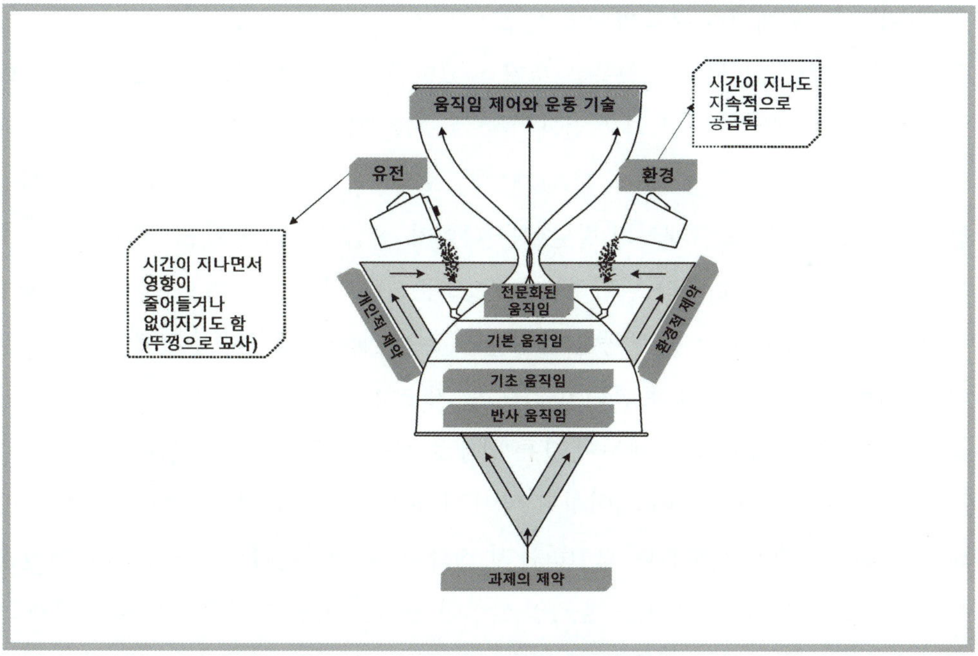

[그림 9.5] 운동발달의 모래시계 모델
(Gallahue & Ozmun' s hour glass model)

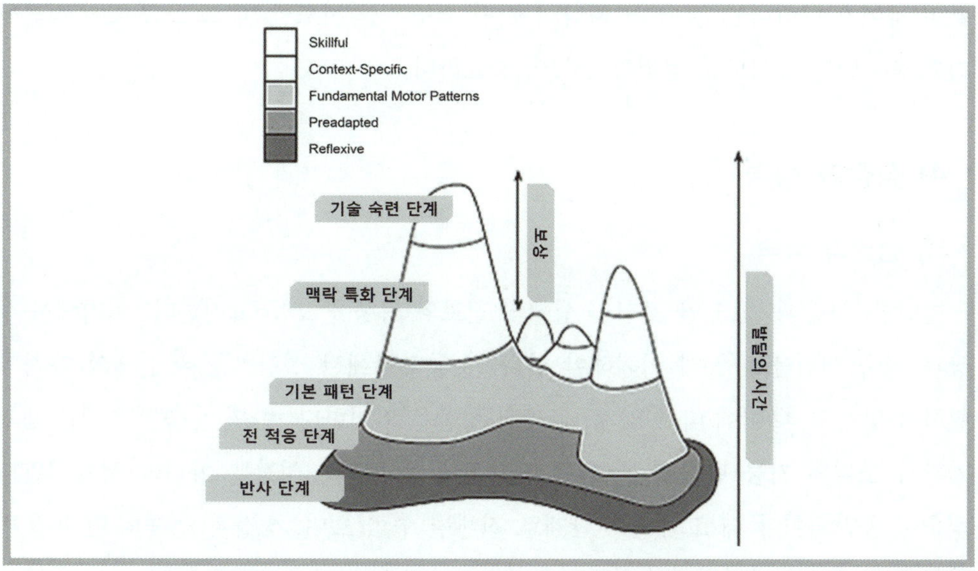

[그림 9.6] 운동발달의 산 모델
(Clark & Metcalfe' s mountain of motor development)

〈그림 9.6〉에 제시한 운동발달의 산 모델은 운동발달이 산을 올라가는 것처럼 발현하지만 퇴행이 뒤따를 수 있음을 추가로 고려한다. 운동발달의 산 모델은 인간의 발달은 반사 단계reflexive, 전 적응 단계preadapted, 기본 패턴 단계fundamental motor patterns, 맥락 특화 단계context-specific, 기술 숙련 단계skillful, 보상compensation 단계로 발달한다고 설명한다. 이 모델의 특징은 개인의 발달에는 나이가 직접적으로 영향을 미치지 않으며, 개인의 환경과 경험에 따라 발달하는 운동 수준이나 형태가 다르고, 새로운 상황에 적응하거나 노화될 때 운동 행동은 균형을 맞추기 위해 변화한다는 것이다. 즉, 인간의 나이는 기술 숙련 단계와 관련이 없으며, 기술이 숙련되었더라도 부상과 같은 상황을 직면하였을 경우 운동 행동이 다른 형태로 적응할 수 있다는 것이다.

이들 두 모델은 왜 성인이 되어서도 어떤 사람은 스포츠 관련 수행이 탁월하고, 반대로 스포츠 수행을 시도하다 좌절하는지 명확히 설명해 준다. 즉, 인간이 수행하는 서기, 걷기, 달리기와 같은 기초 움직임 발현이 일어난 이후 환경과 경험의 차이가 고차원의 운동발달 여부를 좌우한다는 것이다. 특히, 사회적 영향력이 강화되기 시작하는 학령기 시작부터 점차 체육 시간을 선호하고 스포츠 활동과 가까워지거나, 체육 시간을 멀리하고 특정 스포츠 활동을 피하는 과정들이 쌓여 성인기에 이르러 운동발달의 차이가 나타나는 것이다. 따라서 어떤 스포츠를 시도할 때 그 스포츠에 적합한 기초 움직임의 완성도를 점검하는 것이 중요하다.

4) 성장과 성숙

(1) 성장과 성숙

발달은 '성장'과 '성숙'을 포함한 생애의 진보와 퇴행을 모두 고려한다. 여기에서 성장과 성숙 개념을 명확히 이해해야 한다. 운동발달에서 성장growth은 신체의 양적size 변화를 말하고, 나이에 따른 양적, 구조적 성장을 의미한다. 반면 성숙maturation은 생체기관과 조직의 기능 변화를 뜻한다. 따라서 운동발달은 성장뿐 아니라 생체기관의 성숙이 동반되어야 더 고차원의 단계로 진행될 수 있으며, 성장과 성숙의 단계에 적합한 운동과제가 제시되어야 한다.

인간의 대략적인 성장[1)]을 살펴보면, 신장의 성장은 탄생 시 약 50cm가량에서 1세경 73~75cm로 1년간 50% 가량 성장한다. 2세까지 1년간 약 12cm 가량 성장하며, 3~5세는 약 7cm/년, 6세~청소년기까지 평균적으로 대략 5.7cm/년 성장하게 된다. 청소년기의 2~3년간은 성인 신장의 20%가량 성장하며, 여성은 약 17.3세, 남성은 21.2세경 성장이 정지되는 시기로 알려져 있다. 이렇게 성인의 신장은 태어났을 때보다 약 3.5배 성장한다. 성인기가 되어서도 20~30세 사이에 척추 성장으로 신장이 더 커질 수 있다. 45세 이후는 추간연골의 퇴화로 신장이 다소 줄어든다.

체중의 경우, 태어났을 당시 평균적으로는 대략 3.2kg이며, 6개월 동안 대체로 몸무게가 두 배 증가하고, 1세경 태어난 몸무게에서 3배 쯤 더 증가한다. 이후 2세까지 약 2.5kg 증가하고, 3~5세경 2kg/년, 6세~청소년기까지 3kg/년 증가한다. 청소년기에 대체로 남성은 20kg가량, 여성은 15~16kg가량 체중이 증가하게 되며, 19세 이후에는 개인의 영양, 생활 습관, 운동상태에 따라 증감이 나타난다. 따라서 성인기 이후 체중이나 비만 문제는 운동 실천과 식사 등 생활 습관이 주요하게 작용한다.

성숙은 신체의 질적 구조와 기능 변화를 뜻하는데, 눈으로 관찰할 수 있는 가장 대표적인 성숙의 지표는 골연령이다. 특히, 손 부위 X-ray사진이 대표적으로 활용된다.

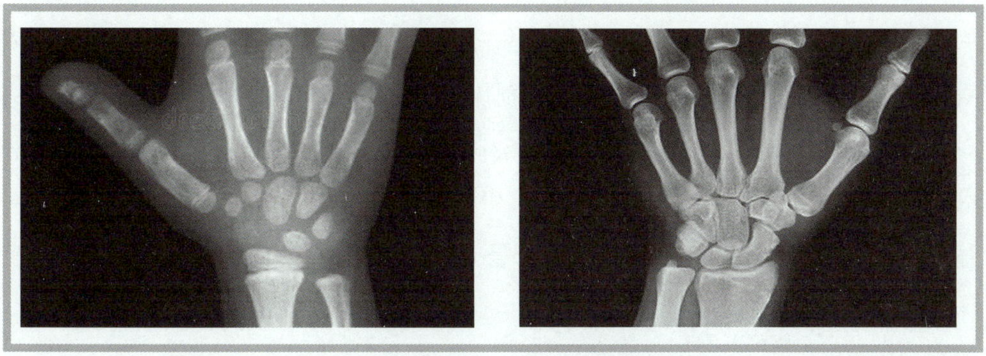

[그림 9.7] 골격의 성숙(좌: 유아, 우: 성인)

그밖에 치아는 생후 6개월 이후 유치가 나타나 3세까지 모든 유치가 보이며, 6~14세에 영구치가 나타나므로 이를 통해 나이를 추정할 수 있다. 2차 성징 여부로 성적 나이를 추정하기도 하는데, 여성의 경우 11~15세에 초경을 경험하며, 남성의 경우 골격, 근육, 발모, 변성을 통해 추정하기도 한다.

(2) 체력의 발달

성장 및 성숙과 관련된 발달에서 운동 행동에 중요한 영향을 미치는 변화는 건강관련체력의 발달이다. 건강관련 체력의 발달[1]은 유산소 능력의 기반이 되는 심혈관계와 함께 근력과 근지구력, 체성분, 유연성과 관련되어 있다.

심혈관계 발달에서 안정 시 심박수는 성인기 이후 60세까지 거의 변화가 없으며, 1회 박출량은 성인기 이후 트레이닝 상태에 따라 더욱 증가하기도 하지만 나이가 늘어남에 따라 25~85세 사이에 30% 정도 감소한다. 1분 동안 심장에서 분출되는 혈액의 양을 의미하는 심박출량은 성인기 이후 25~85세 사이에 58% 정도 감소하며, 최대산소소비량은 남자의 경우 사춘기 이후 급격히 증가하지만 70세에는 성인 전성기의 50% 정도로 감소한다. 심혈관계 발달과 직결되는 유산소 능력은 아동의 인지발달과 노년기 인지기능 유지와 관련이 있으므로, 꾸준한 관리와 노력이 필요하다.

근력은 남성의 경우 10대 이후부터 성인기까지 꾸준히 증가하며, 여성은 남성보다 10대 이후 근력의 뚜렷한 증가 경향이 나타나지 않는다. 일반적으로 근력 증가는 근섬유 비대와 함께 근육과 연관된 신경의 적응이 함께 이루어진다.

유연성이 최대가 되는 시기는 10대 후반에서 20대 초반 사이이며, 여성의 유연성이 더 높은 수준을 보인다. 체지방의 경우 청소년기 여성이 동년의 남성보다 50% 가량 많으며, 필수적 신체 구성 비율로 인해 남성의 경우 1~5%, 여성의 경우 3~8% 이하로 떨어지지 않는다. 체중은 대체로 45세경까지 증가하다, 다음 15년간 감소 또는 유지되는 경향을 보이는데, 대체로 피하지방 두께가 변하지 않는 경향을 보인다. 이는 중년기 이후 체중 감소가 체지방 감소를 의미하지 않음을 의미한다.

3. 운동수행과 운동발달의 요소

1) 운동수행의 개념

인간의 운동발달에서 가장 독특한 특성은 생존뿐 아니라 사회적 필요에 의해 의지에 따라 의식적으로 움직임을 생성한다는 것이다. 따라서 반사운동 이후의 운동발달은 대부분 대뇌의 피질에서 제어되는 움직임으로 발현되는데, 이러한 운동을 수의운동voluntary movement이라 한다. 신생아의 초기 수의운동은 목, 머리, 눈과 같은 경미한 부분에서부터 시작한다.

이러한 수의 움직임은 안정성stability, 이동locomotion, 조작manipulation을 추구하느냐의 기능에 따라 크게 세 가지로 분류된다. 안정성을 추구하는 움직임은 자세 조절과 관련되며, 이동을 추구하는 움직임은 이동운동, 조작을 추구하는 움직임은 물체 조작 운동이다. 인간은 탄생 후 머리를 드는 자세로부터 일어서는 자세에 이르기까지 자세 조절을 위한 움직임을 수행하며, 기기나 걷기를 시작하면서 이동운동을 수행하고, 숟가락을 들거나 장난감을 잡는 물체 조작 운동을 수행한다.

움직임 기능에 따른 분류는 전문화된 움직임 기술에서도 나타난다. 평균대 위에서의 동작처럼 정적이거나 동적인 움직임 상태에서 균형을 잡거나 유지하는 걸 안정 기술, 달리기나 점프 등 신체를 다른 공간으로 이동하는 것을 이동 기술locomotion skill, 배드민턴이나 골프 치기 같이 물체에 힘을 가하거나 힘을 받아서 행해지는 움직임을 조작 기술object-control skill로 구분한다.

2) 이동 기술의 발달

수의적 움직임은 나이에 따른 영향을 받아 발달하지만, 앞서 강조한 바와 같이 나이는 절대적인 영향을 미치는 기준이 아니며, 이전 단계의 움직임이 완성되지 않은 채 다른 움직임이 발달할 수 있다. 운동발달에서 이동 기술의 발달은 걷기, 달리기, 수평 또는 수직 점핑jumping, 한발을 지속적으로 앞에 두고 이동하는 갤로핑galloping, 한 발로 크게 점프하여 최대한 멀리 반대 발로 착지하는 리핑leaping, 한발을 들고 이동하는 호핑hopping, 호핑 동작을 번갈아 가며 수행하는 스키핑skipping, 측면으로 이동하는 슬라이딩sliding 등으로 관찰할 수 있다. 이중 대표적 이동운동인 달리기와 점핑의 예시를 통해 운동발달의 단계를 알아보자.

(1) 달리기

달리기는 24개월을 전후하여 독립적인 보행에 이어 보다 발달한 형태의 이동 기술을 수행하는 것으로, 발을 앞으로 내어 딛는 지지 구간support phase, 두 발이 공중에 떠 있는 비행 구간flight phase, 내디딘 발이 몸의 중심으로 돌아오는 회복 구간recovery phase으로 구분된다. 달리기가 걷기와 구분되는 가장 근본적 특성은 비행 구간의 존재다.

달리기는 약 60개월가량 지나 완성 단계에 이를 수 있지만, 개인차에 따라 완성 단계의 달리기 자세에 다다르지 못하기도 한다. 완성된 달리기는 보폭의 길이나 속도가 가장 빠른 단계로, 그 특성은 팔과 다리의 스윙에서 쉽게 구분된다. 〈그림 9.8〉에서 발견할 수 있는 달리기 특성의 차이를 보면, 성숙한 달리기는 명확한 비행 구간이 존재하며 앞으로 내딛는 다리의 무릎은 몸에 가까이 접힌 상태로 전방으로 회전하여 신전(뻗기)하며, 지면에 닿은 다리는 이륙하는 국면에서 신전이 커지고, 이륙 이후 무릎이 최대한 굽혀져 발뒤꿈치가 엉덩이에 가깝도록 접혀서 앞으로 스윙한다. 이는 다리를 스윙할 때 회전운동을 최소화하기 위한 것이다.

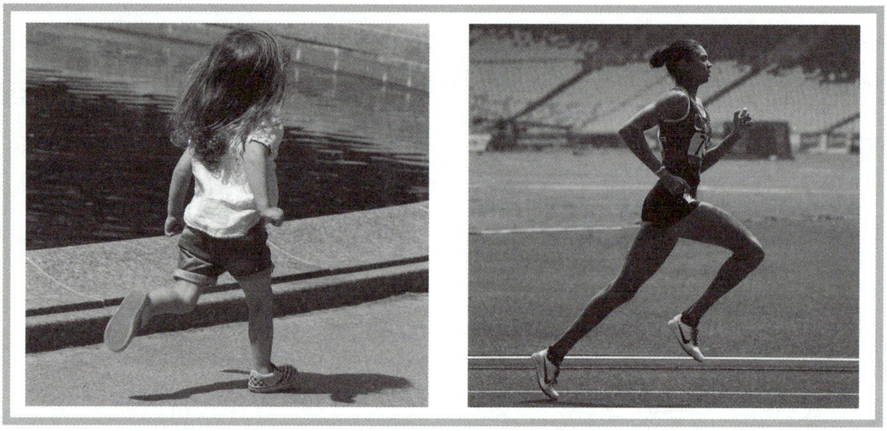

[그림 9.8] 달리기의 발달

성숙한 달리기에서 뚜렷이 드러나는 특징은 팔의 스윙에 있다. 완성된 달리기에서 팔꿈치는 거의 90도 가까운 상태에서 앞뒤로 뚜렷이 스윙하며, 다리와 반대 방향으로 스윙한다. 성숙한 단계에 이르기 전 달리기는 대체로 팔꿈치의 굴곡이 90도보다 크고 일관적이지 않다. 그보다 이전 단계는 양팔의 스윙 방향이 같거나 균형을 잡기 위한 팔 흔들기의 모습을 관찰할 수 있는데, 팔의 위치는 달리기에서 균형을 잡기 위해 사용될수록 높은 곳에 위치하게 된다.

현재 자신의 달리기가 성숙한 단계의 발달 상태가 아니라고 생각한다면, 우선 곧게 펴진 상체가 정면을 본 상태에서 양팔을 90도로 굽히고, 다리와 반대쪽으로 일정하게 스윙하는 연습을 시작하는 것이 유용하다.

(2) 수평 점핑

수평 점핑은 제자리 멀리뛰기standing long jump 동작으로 대표된다. 제자리 멀리뛰기의 전체 동작은 준비구간preparatory phase, 도약과 비행구간takeoff and flight phases, 착지구간landing phase으로 나눌 수 있다. 제자리 멀리뛰기의 발달은 팔의 움직임과 하체 및 사지의 신전 상태를 비교하였을 때 확연한 구분이 가능하다.

첫 단계의 제자리멀리뛰기 발달은 팔의 움직임이 제한적이며 팔이 뒤로 움직이는 경향을 보이고, 몸통이 수직 방향으로 움직이며, 양발을 함께 사용하는 데 어려움을 보인다. 다음 단계의 제자리멀리뛰기 발달은 〈그림 9.9〉의 맨 왼쪽 자세와 같이 도약에서 팔을 이용하기 시작하지만 팔의 위치가 스윙을 위해 충분히 뒤로 이동하지 못하고 신체의 앞이나 옆쪽에 위치하는 단계다. 또한 〈그림 9.9〉의 좌측에서 세 번째 동작처럼 비행자세에서 균형을 유지하고자 팔은 몸의 옆으로 이동한다.

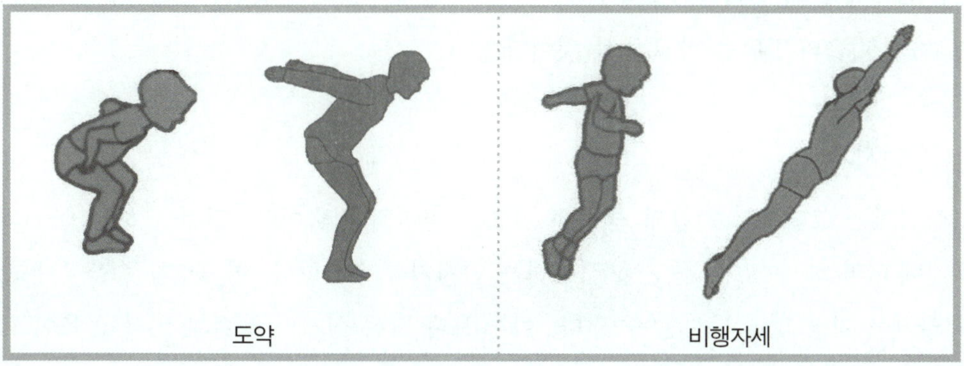

[그림 9.9] 수평점핑의 도약과 비행자세 비교

성숙한 제자리멀리뛰기는 일관적이고 깊은 도약 동작을 보이는데, 팔이 준비 구간 동안 뒤로 움직이며, 이때, 몸통이 전방으로 약 45도보다 높게 기울어진다. 비행을 위해 발이 지면에서 떨어지는 순간 발목, 무릎, 엉덩이, 팔이 신전되는 동작이 나타나는 것도 성숙한 제자리 멀리뛰기의 특징이다.

착지자세에서도 팔동작은 제자리멀리뛰기 움직임의 성숙을 판단할 수 있게 하는데, 초기 단계의 착지 동작에서는 팔이 몸의 후면이나 측면에 위치하지만, 성숙한 단계의 착지 동작에서 팔은 몸의 전방으로 신전되는 형태를 보인다.

제자리멀리뛰기와 같은 수평점핑이나 수직점핑 동작은 대략 10세경에 완성되며, 충분한 경험이 없다면 초기 단계의 형태로 성인기에 이르는 사례가 상당히 많다. 만약 현재 점프 동작을 하는 과정에서 팔이 충분히 신전되지 않고 굴곡된 상태에서 사용되며, 팔을 스윙하는 힘이 함께 더해져 점프한다고 느끼지 못한다면, 발달에 필요한 충분한 연습이 부족했다고 판단해야 한다.

3) 물체 조작기술의 발달

물체 조작기술은 인간의 수의적 움직임 중 가장 고차원의 운동발달이다. 물체 조작기술은 공과 같은 물체에 힘을 가함으로써 물체가 추진되어 나가도록 하는 탄도 기술과, 날아오는 공처럼 이미 추진된 물체를 받는 기술로 구분된다. 스포츠 수행에서 흔히 필요한 던지기, 차기, 치기는 탄도 기술이며, 공 받기나 축구의 트래핑은 받기 기술로 구분할 수 있다. 여기에서는 스포츠 수행에서 많이 사용하는 던지기, 받기, 치기, 차기 기술의 발달을 비교해 볼 것이다.

(1) 던지기

던지기는 고대부터 인간의 생존에 필요한 필수적 기술이다. 던져야 하는 물체의 크기에 따라 한 손 또는 두 손을 사용하는 던지기를 수행한다. 이 중, 한 손을 사용할 때 물체를 가장 멀리 투사할 수 있다. 이는 보다 많은 신체의 분절(관절)과 근육이 효율적으로 연합될 수 있기 때문이다. 던지기는 손이 머리의 위에 위치하며 투사되는 오버암over arm 던지기, 손이 몸통 높이에 위치하며 투사되는 사이드암side arm 던지기, 공을 던지는 손바닥이 위로 향하게 던지는 언더핸드under hand 던지기 유형이 있다.

던지기에서 가장 큰 힘을 발휘하는 건 오버암 던지기이며, 6세경 완성된다. 오버암 던지기는 나이가 들어가면서 신체 성장에 따라 자연적으로 습득하지만, 성숙한 기술의 경우 성인이 된 후에도 숙달 단계에 이르지 못하는 경향을 보인다.

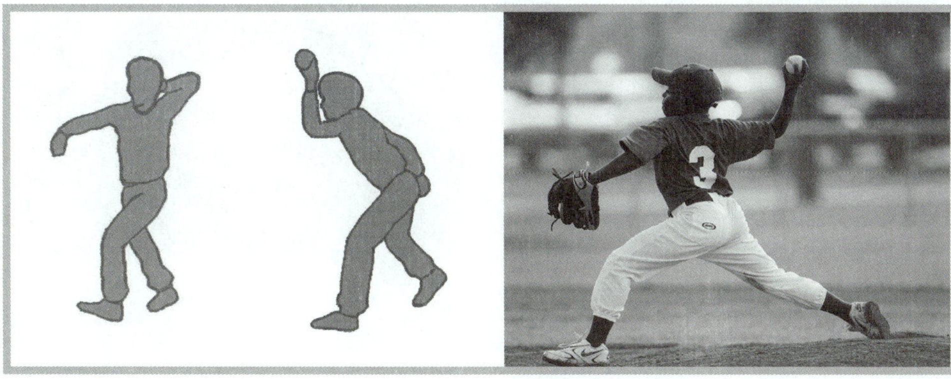

[그림 9.10] 던지기 자세의 비교

성인이 되어서도 흔히 관찰되는 미숙한 던지기는 물체를 잡은 팔과 같은 방향의 다리가 전방으로 이동하는 것이다. 이러한 경우엔 몸통 회전을 이용하지 못하는 비효율적 움직임이 이루어진다. 성숙한 오버암 던지기는 〈그림 9.10〉의 맨 우측 사진처럼, 공을 잡은 팔이 머리 후방에 위치하며 공을 잡은 손은 후방으로 더욱 먼 곳에 위치한다. 그리고 던지는 동안 공 잡은 손의 반대 발이 전방으로 확실히 디뎌지면서 엉덩이, 다리, 척추, 어깨의 회전이 연쇄적으로 일어난다.

만약에 오버암 던지기를 발달하고자 한다면, 가장 중요한 점이 준비동작에서 공의 위치가 머리의 후면에서 멀리 위치하는지, 공을 든 손과 반대 발을 전방으로 확실히 딛고 던지는지를 확인하는 것이다. 이후 허리, 어깨, 팔 회전이 연쇄적으로 일어나는 느낌을 받도록 주의를 기울여야 한다.

(2) 받기

성숙한 받기와 그 이전 단계의 받기를 구분하는 가장 큰 특징은 손의 모양과 정확한 낙하지점으로의 이동이다. 성숙하지 못한 받기 동작은 대체로 손바닥이 하늘을 향하며, 전체 팔을 사용하고, 투사된 물체보다 크게 팔을 벌리며, 잡기의 느낌보다 몸으로 안는 동작이 관찰된다. 성숙한 받기는 7세 전후에 완성될 수 있지만, 다른 물체조작 운동과 마찬가지로 성인이 되어서도 미성숙한 경우가 많다.

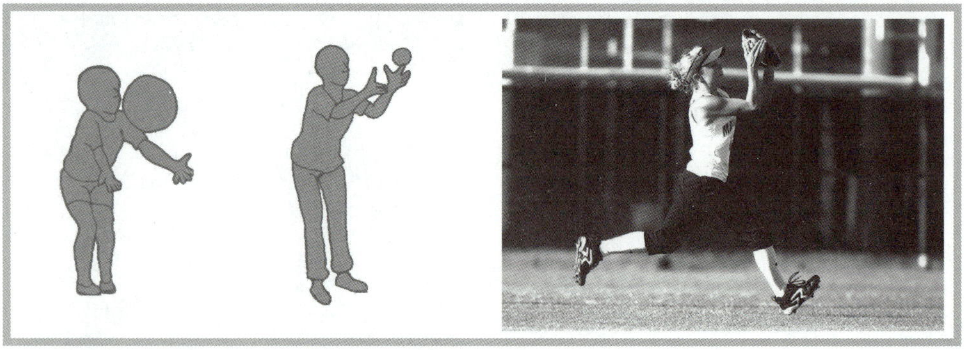

[그림 9.11] 받기 자세의 비교

성숙한 받기의 특징은 공의 비행 궤도에 따라 적절히 신체 위치를 이동하고, 공이 최초로 닿는 곳이 손이며, 받기 동작에서 무릎을 굽혀 안정성을 높이는 것이다. 또한 받은 공을 얼굴이 아닌 몸통 전방 아래쪽으로 가져가는 동작이 이어진다. 공을 받기 위한 손 모양은 공의 크기나 궤도에 따라 적절한 크기와 방향으로 벌어지며, 이때, 팔은 공이 날아오는 궤도에 알맞게 신전되다 공을 받으면서 몸쪽으로 굴곡된다. 받기 기술을 발달시키고 싶지만 날아오는 공에 두려움을 느낀다면 우선 목표보다 조금 큰 공으로 아주 가까운 거리에서 가볍게 공을 주고받다가 서서히 거리를 늘리면서 연습하는 방법을 활용하는 것이 유용하다.

(3) 치기

치기는 대체로 팔을 사용하여 라켓이나 방망이 등 도구로 정지하거나 이동하는 물체를 맞추어 투사시키는 움직임 동작이다. 치기는 도구의 크기나 특성에 따라 한 손 또는 두 손을 사용한다. 치기에서 가장 큰 힘을 발휘하려면 던지기 같이 치는 회전 방향의 반대 발이 전방에 위치해야 한다. 그렇기에, 치기의 초기 단계는 오버암 던지기 동작과 매우 유사할 수밖에 없다.

대표적 치기 자세는 야구의 타격이다. 치기의 첫 단계에서 발견할 수 있는 특징은 공이 날아오는 방향을 정면으로 보고 방망이를 머리 위쪽으로 회전하며 공을 치려는 시도인데, 대체로 날아오는 공을 치는 것에 어려움을 겪는다. 〈그림 9.12〉의 왼쪽 그림과 같이 방망이를 수평으로 스윙하는 단계로 발달하더라도, 여전히 공이 날아오는 방향을 보고 정면으로 서는 경향이 나타나기도 한다. 또한 공이 날아오는 방향에서 측면이 되도록 신체가 준비되었더라도, 공을 치기 위한 준비동작부터 신체의 무게가 앞발에 놓이는 경향을 보인다.

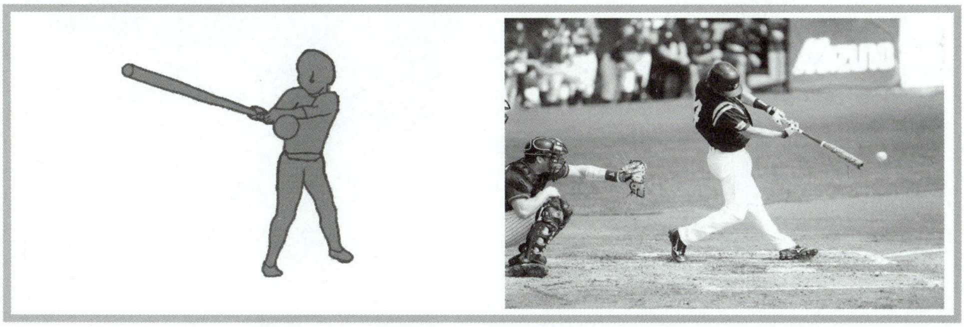

[그림 9.12] 치기 자세의 비교

성숙한 치기는 8~9세에 완성되지만, 치기 동작을 연습하지 않는다면 성인이 되어서도 성숙한 움직임이 나타나지 않는다. 성숙한 치기는 공이 날아오는 상태에서 뒷발에 체중을 싣다가, 앞발로 체중을 이동해 거의 모든 체중이 옮겨진 채로 방망이가 공이 닿는 임팩트 순간이 이루어진다. 그리고 몸통과 엉덩이 관절의 회전과 함께 발목의 회전이 명확하게 나타나며, 손목 관절까지 이용한다. 야구, 골프, 테니스 등 치기를 익히기 위해서는 공을 치는 것에 집중하기보단, 체중을 이동하면서 일관적인 스윙 궤도를 그릴 수 있는지를 익히는 걸 우선순위에 둘 필요가 있다.

(4) 차기

차기는 발로 정지해 있거나 이동하는 목표물을 차서 목표물의 운동상태를 변화시키는 동작이다. 인간의 대뇌피질은 발보다 손에 많은 영역을 할애하고 있으므로, 발은 손에 비해 덜 민감하다. 때문에 차기는 던지기, 잡기, 치기보다 상대적으로 어려운 동작이다. 공을 멀리 차기 위해서는 공의 뒤에서 앞으로 스텝^{step}을 밟는 구간이 존재한다. 아동이 처음 차기를 시도하는 단계에선 스텝 구간 없이 서서 공을 차거나, 공을 향해 달려오는 스텝 구간이 있더라도 공을 찰 때에 신체의 전방 이동을 멈추고 공을 차는 경향을 관찰할 수 있다. 성숙한 차기는 8~9세에 완성되는데, 여기에선 차기를 구성하는 수많은 움직임 요인 중 가장 관찰하기 쉬운 두 가지 특성을 중심으로 비교한다. 즉, 축구공을 차는 순간 '발의 모양'과 '디딤발 위치'다.

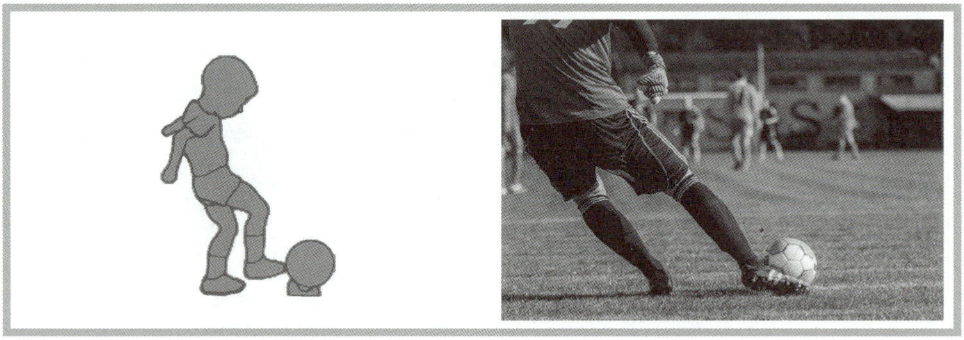

[그림 9.13] 차기 자세의 임팩트 순간 비교

축구공을 멀리 보내기 위해 공을 세게 차면 누구나 발이 아프지만, 통증을 느끼는 부위에는 큰 차이가 있을 수 있다. 〈그림 9.13〉의 우측 사진과 같이 성숙한 차기는 발등으로 공을 차지만, 미성숙한 차기는 발가락 전방을 그대로 축구공에 임팩트 하는 경우가 많다. 성숙한 차기와 구분되는 또 하나의 특징이 디딤발의 위치다. 성숙한 차기에서 디딤발은 공과 동일 선상에 위치하지만, 초기 차기 단계에서는 공보다 뒤편에 디딤발 딛는 경향을 보인다. 이처럼 성숙한 발차기의 특성을 알고 익히기 위해서는 공에서 시선을 놓치지 않고, 달려오면서 자연스럽게 디딤발을 공과 동일 선상에 딛는 연습이 필요하다. 이후 힘이 약하더라도 임팩트 순간까지 시선을 놓치지 않고, 발등을 펴서 발등 안쪽이 축구공에 닿는 느낌을 익히도록 한다.

4. 삶의 질을 높이는 운동발달 전략

1) 성인기 운동발달의 특징

성인기는 운동발달의 최고점peak performance에 이르는 시기지만, 전문화된 움직임 기술이 발달은 유소년기에 이루어진다. 그렇기에, 성인기 운동발달은 유소년기에 참여

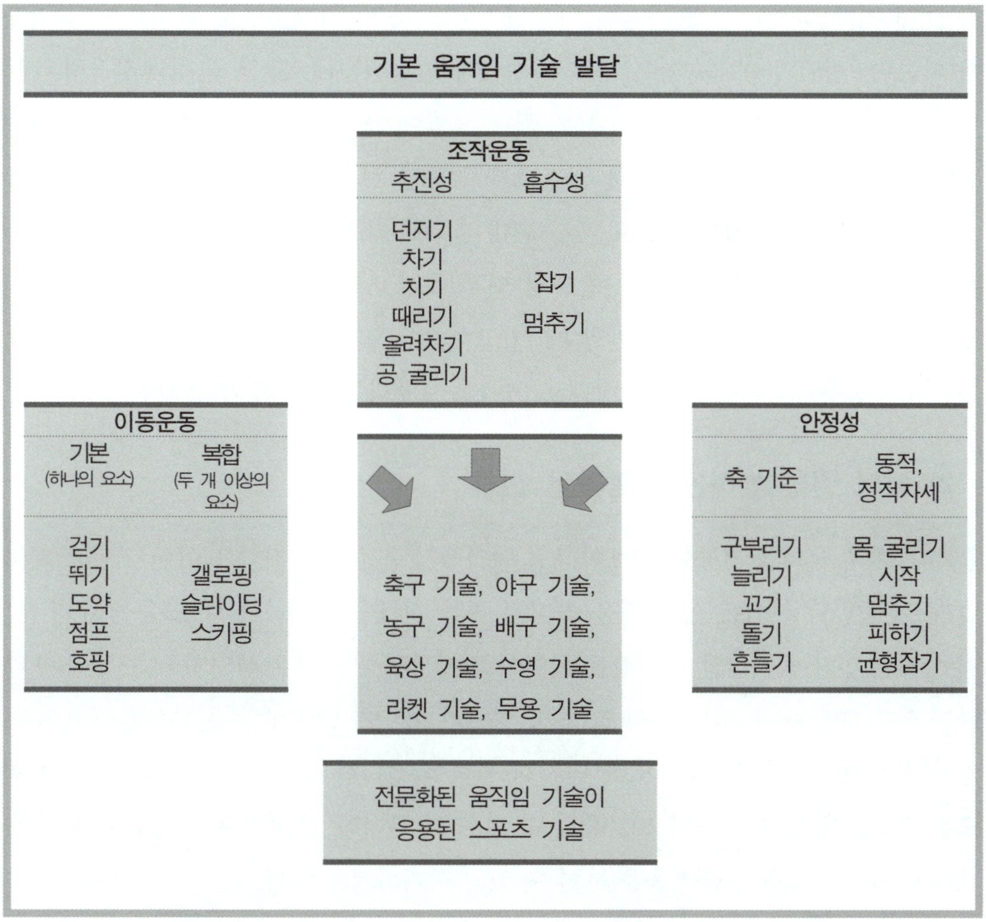

[그림 9.14] 유소년기에서 성인기에 이르는 스포츠 기술 발달
(Gallahue, Ozmun, & Goodway)

한 스포츠의 영향을 많이 받게 된다. 성인기는 운동과제 수행에 필요한 인지적 능력이 향상된 단계로 과제 수행 시 발생하는 오류를 스스로 탐지하는 게 가능하고, 기술 유지와 정밀화를 위해 필요한 초점을 찾고 집중할 수 있다. 즉, 성숙에 따른 생리학적 요인뿐 아니라 협응, 인지, 정서 요인의 복합적, 효율적 작용이 가능해지는 것이다.

고도의 근력이나 스피드, 지구력을 요하는 종목의 경우, 최고수행peak performance은 20대 초반에 발현되며 상대적으로 체력 소모가 적지만 고도의 인지 전략이나 정교한 움직임 제어가 필요한 종목은 20대 후반~30대 초반에 발현된다. 개인차가 있지만 대체로 30대 이후 신체의 모든 기능은 퇴보하기 시작하며, 최고수행도 이러한 발달 과정을 따른다. 성인기 최고수행은 생리적 성숙과 연관되는데, 근력 및 심폐지구력은 여성이 22~25세, 남성은 28~30세 전후 최대 능력에 도달한다. 이중 심폐지구력 관련 발달은 성별과 관계없이 20세 전후로 최대 능력을 보인다. 고도의 운동수행에서 중요한 역할을 하는 인지처리 속도 역시 20대 전후로 최고점에 달한다.

인간의 생리적 기능은 최고수행 도달 이후 매년 0.75~1%씩 감소한다.[1] 한국인의 평균 수명이 80세 이상임을 감안할 때, 최고수행에 도달한 이후 약 50년 이상 생리적 기능과 운동수행력이 감소하는 상태로 생애를 보낸다는 계산이 가능하다.

2) 삶의 질을 높이는 운동발달 전략

20대 이후 생리적 기능이 퇴보한다면 여기에서 운동발달 지식은 어떤 역할을 해야 할까? 운동발달 지식은 삶의 질을 높이기 위한 전략을 수립하는 데 도움을 준다. 앞서 살펴본 인간 운동발달의 특징은 성인이 되어서도 발달이 완성되지 않는 경우가 많다는 점을 강조한다. 이는 바꿔 말하면, 성인기 이후에 발달시킬 운동수행 영역이 다양하게 존재한다는 뜻이다. 또한 인지적 능력이 성숙한 성인기는 고도의 전략이 필요한 스포츠를 보다 고차원으로 즐길 수 있을 뿐 아니라, 스포츠로 형성된 사회적 관계 속에서 여가생활의 즐거움을 누릴 수 있는 시기이기도 하다.

따라서 어떤 새로운 활동이나 스포츠를 수행할 수 없다고 단정하기보다, 자신이 아직 성숙단계에 이르지 못한 운동발달 요소를 발견, 그 단계를 객관적으로 평가하여 발전시켜 나가는 과정에 가치를 두는 마음가짐이 필요하다. 운동참여 동기에서 배움, 즉, 이전보다 나은 수행을 확인하는 것은 강력한 동기 중 하나이기 때문이다.

또한 20대는 생리적으로 가장 좋은 기능을 발휘하는 시기이므로, 전 생애 중 자신의 신체적 잠재력을 발휘하여 최고의 운동수행을 경험할 유일한 기회다. 10세 이후 10년간의 운동발달 및 20세 이후 10년간 누릴 수 있는 운동발달의 고도화 과정에는 커다란 질적 차이가 존재한다. 가장 빠르고 힘센 자신을 생애의 어느 시점에 누릴 수 있는지에 대한 간단한 질문으로도 20대 운동발달이 얼마나 중요한지 알 수 있다.

자신의 100m 최고기록을 아는가? 학생건강체력평가에서조차 달리기를 경험하지 않은 채 자라온 우리가 얼마나 많은 인간 발달의 잠재력을 놓치고 지나쳐 왔는지 〈그림 9.15〉를 참고하며 돌아볼 필요가 있다. 70대 노인의 기록과 자신의 운동능력을 비교해 보면, 성인기 이후 꾸준한 운동발달의 노력이 얼마나 중요한지 알 수 있다. 70세에 100m를 거뜬히 달리는 사람과 산책만 해도 힘든 사람의 삶의 질에는 커다란 차이가 존재할 것이다.

Schedule/Results

2023 National Senior Games - Track & Field - Mens - 50M - 70-74

Times for 8 finalists shown. Times for preliminaries can be found under Detailed Results.

Final - Results

	Name	State	Time
1st	LEAKE, Damien	CA	00:00:07.020

Schedule/Results

2023 National Senior Games - Track & Field - Mens - 100M - 70-74

Final - Results

	Name	State	Time
1st	LEAKE, Damien	CA	00:00:12.630

Schedule/Results

2023 National Senior Games - Track & Field - Womens - 50M - 70-74

Final - Results

	Name	State	Time
1st	OROSZ, Patsy	OH	00:00:08.370

Schedule/Results

2023 National Senior Games - Track & Field - Womens - 100M - 70-74

Final - Results

	Name	State	Time
1st	OROSZ, Patsy	OH	00:00:16.000

[그림 9.15] 운동발달의 지향점은 어디인가?(70-74세 50m, 100m 기록)

(National Senior Games, 2023; https://nsga-results.fusesport.com/drawindividual.asp?id=1246844&seasonid=894)

지금껏 인간의 운동발달 개념과 요소 및 운동발달의 특성을 살펴보았다. 운동발달 지식은 현재 자신의 발달 상태를 평가하고, 더 나은 신체적 역량과 운동수행 역량을 발휘할 수 있는 전략 수립에 도움을 줄 것이다. 이는 스포츠라는 인간 고유의 문화를 즐길 수 있는 역량도 함께 향상하는 과정이며, 삶의 질을 높이는 과정이기도 하다.

참고 문헌

1) Payne, V. Gregory, and Larry D. Isaacs. Human motor development: A lifespan approach (10th ed.). Routledge; 2020. 556 p.
2) Goodway JD, Ozmun JC, Gallahue DL. Understanding motor development: infants, children, adolescents, adults: infants, children, adolescents, adults (8th ed.). Jones & Bartlett Learning; 2019. 424 p.
3) 손영하. [겨를] 우리도 몰랐던 한국만의 '젓가락', 글로벌 문화가 되다. 한국일보. 2019 Sep 25 [cited 2024 Jul 19]; 당신이 숨쉴 겨를. Available from: https://www.hankookilbo.com/News/Read/201909231473083304
4) Gallahue DL, Ozmun JC, Goodway JD. Understanding motor development: infants, children, adolescents, adults (7th ed.). New York, NY:McGraw Hil, 2011. 480 p.
5) Clark JE, Jason SM. Motor development: Research and reviews volume 2. NASPE Publications: Reston, VA; c1997. Chapter 8, The mountain of motor development: A metaphor. p.163-190.

10

노인을 위한 운동

핵심 point

√ 노화의 정의를 이해한다.
√ 노화의 징표 아홉 가지를 알아본다.
√ 노화와 근감소증의 의미를 이해한다.
√ 노인 건강을 위한 운동 지침과 TIP을 이해한다.

1. 들어가며

노화(老化, aging)는 시간이 흐름에 따라 생물의 신체기능이 퇴화하는 현상이다. 사멸하는 세포는 늘어나고 분열할 수 있는 세포는 줄어들어 결국 죽음에 이르는 것이다. 노화는 일반적으로 스트레스에 대처하는 능력이 감소하고 항상성을 유지하지 못하게 되며 질병에 걸리는 위험이 증가하는 것이 특징이다.

과학자들은 노화의 징표를 크게 아홉 가지로 본다. 첫째, DNA 손상으로 생기는 유전적 불안전성, 둘째, 염색체를 보호하는 끝부분인 텔로미어telomere 마모, 셋째, 후성유전자epigenome 변화(어느 유전자가 켜지고 꺼질지를 조절하는 유전자), 넷째, 단백질 항상성proteostasis 능력(단백질을 건강하게 유지하는 능력)의 상실, 다섯째, 대사 변화로 생기는 영양소 감지 능력의 혼란, 여섯째, 미토콘드리아 기능 이상, 일곱째, 건강한 세포에 염증을 일으키는 좀비 같은 노화 세포 축적, 여덟째, 줄기세포 소진, 그리고 마지막으로 세포 내 의사소통의 변형과 염증 분자의 생성이다. 이들 아홉 가지 중 한 가지에 대응하면 노화를 늦출 수 있고, 이 모두에 대응하면 늙지 않을지도 모른다.[1)]사람은 나이가 들면서 인체의 생리적 과정들도 유전, 환경적 요인, 비활동성 등의 조건들에 영향을 받아 가속노화accelerated aging와 감속노화의 삶을 살 수 있다.[2)]

잘 알려졌듯, 노인은 65세 이상을 의미하며, 전 세계적으로 노인은 old age(65-74세), very old age(75-84세) 그리고 oldest age(85세 이상)로 분류된다. 한국의 고령화 진행 속도는 빠르게 증가하여 2024년 통계청 자료에서 65세 이상 고령인구 19.2%이며, 기대수명 82.7세로 급격히 증가하여 2060년엔 43.9%로 추정하고 있다.[3)] 이와 같은 한국의 급속한 고령화와 식생활 등의 생활 습관 변화로 인해 각종 고혈압, 비만, 당뇨병, 고지혈증에 의한 심혈관 질환 등의 만성질환이 크게 증가하고 있다. 이러한 만성질환에 의한 건강의 악화는 신체활동의 감소로 일상생활 활동 능력에 악영향을 미쳐 독립적인 생활을 하지 못하게 되어 결국 요양병원에 입원하게 되는 악순환을 겪게 하며 국민건강을 위협하고 막대한 의료비용이 증가하는 결과를 초래한다.

이 장은 노인과 노화 과정에 들어선 사람들을 위한 운동 방법을 소개한다. 노화에 따른 신체적 특징을 시작으로 구체적인 운동 방법에 대해 알아보자.

2. 노화에 따른 신체적 특징

세계보건기구는 2021년 근감소증sarcopenia을 질병으로 정의했다. 허벅지 두께 46cm 이하, 종아리 두께 32cm 이하, 발목의 저측 굴근과 배측 굴근이 20° 이하를 근감소증으로 진단한 것이다. 인간의 근육량은 20~30세에 최고치, 40세 이후부터 10년에 8%씩 감소하며, 70세 이후부터는 10년에 10% 정도씩 감소한다. 즉, 개인차가 있지만 50세까지 근육량이 크게 줄진 않더라도 50세부터 남녀 모두 1년에 근육이 12% 정도 감소, 80세엔 근육량이 약 40~60% 주는 근감소증(sarco:살 penia:없다)을 겪는다는 뜻이다. 근감소증은 다음의 방식으로 평가한다.

1) 근육량 평가

- DXAdual energy X-Ray absortionmetry: 남자 〈7.0kg/m², 여자 〈5.4kg/m² 이하
- BIAbioelectrical impedence analysis: 남자 〈7.0kg/m², 여자 〈5.7kg/m² 이하

2) 악력평가

남자 28kg 미만, 여자 18kg 미만

3) 신체 수행능력 평가

- 2019년 아시아 지침에서 6m 보행속도 측정 기준 남.여 1.0m/sec 미만
- 5회 연속해서 의자에서 가능한 빨리 일어났다 앉았다 반복하기(남녀: 12초 이상)

이상의 근육량 평가, 악력 평가, 신체 수행력 평가를 통해 근감소증을 진단할 수 있으며, 노화에 따른 근력과 근파워는 감소하게 된다. 또한 등척성, 구심성, 원심성 근력은 40대 이후에 감소하기 시작해 65-70세 급격하게 감소하며, 상체보다 하체 근력에서 빠르게 감소한다. 다리 근육에서 근섬유수와 크기가 감소한다. 서근보다 백근의 감소가 빠르며, 근육 kg당 산화 능력이 감소한다. 또한 대사적 변화로서 기초 대사량과 근육 단백질 생성률과 지방산화가 노화에 의해 감소한다.

4) 그 밖에 신체 나이 측정법

① 균형감각 테스트[4]: 두 팔을 벌리고 한 발을 들은 후 눈을 감고 자세를 유지한다.

[표 10.1] 균형감각 테스트 평가 기준(초)

성별	연령대	매우 낮음	낮음	보통
남자	20-29	19	20-43	44-140
	30-39	15	16-30	31-101
	40-49	11	12-20	21-20
	50-59	7	8-15	16-49
	60-69	3	4-11	12-33
여자	20-29	19	20-42	43-138
	30-39	15	16-30	31-101
	40-49	11	12-21	22-71
	50-59	7	8-15	16-49
	60-69	3	4-11	12-33

출처: 국민체육진흥공단

② 30초 앉았다 일어나기 실시 방법[4]: 두 발을 어깨너비로 벌리고 양손을 반대 팔에 올린 후 의자에 앉았다 일어나기를 반복한다.

[표 10.2] 30초 앉았다 일어나기 평가 기준(횟수)

연령대	여자(개수)	남자(개수)
18-29	26(23-29)	27(25-30)
30-39	24(22-27)	27(25-30)
40-49	25(23-27)	29(27-32)
50-59	24(22-26)	25(23-27)
60-69	21(18-23)	24(22-27)
70-79	17(16-19)	19(17-21)
80-89	14(13-16)	17(15-18)

출처: 국민체육진흥공단

3. 노인의 심혈관 기능의 변화

노인의 심장 기능은 휴식 시 심박수 감소, 휴식 시 수축기 및 이완기 혈압 증가, 최대 운동 시 심박수 감소, 최대 운동 시 동정맥 산소차 감소, 최대 운동시 박출량 변화 없음, 최대 운동 시 산소소비량 감소, 최대심박수, 최대박출량 및 최대심박출량이 감소한다. 또한 운동 시 느린 심박수 반응을 보인다. 좌심실 박출량이 감소하며, 운동 강도에 따른 심박수 변화가 감소한다.

[표 10.3] 노화에 따른 일반적 변화

변인		일반적 변화
근육 기능	근력과 파워	• 등척성, 구심성, 원심성 근력은 40세 이후 감소하기 시작하여 65~70세 이후 급격하게 감소 • 상체보다 하체 근력에서 더 빠르게 감소 • 파워가 근력보다 빠르게 감소
	근지구력	• 근지구력 감소
	균형	• 감각적, 운동적, 인지적 변화는 기본동작인 앉기, 서기, 움직임 변화
	운동수행 및 조절	• 수행시간이 증가 • 단순하고 반복적인 움직인 속도 감속 • 단순동작보다 복잡한 동작이 더 영향
	유연성	• 70세 이후 특히 여성의 고관절(20~30%) 및 발목(30~40%) 유연성 감소 • 근육의 힘줄 탄력이 감소
심혈관 기능	심장 기능	• 최대심박수, 최대박출량 및 최대심박출량이 감소 • 운동 시 느린 심박수 반응 • 좌심실 박출률이 감소 • 운동강도에 따른 심박수 변화가 감소
	혈관 기능	• 대동맥 관련 주요 혈관의 유연성 감소 • 동맥에서 혈관 확장능력과 내피 의존성 혈관조절 감소
	혈압	• 휴식시 혈압 특히, 수축기 혈압이 증가 • 최대 및 최대하 운동시 혈압이 특히 노인 여성에게서 증가
	혈류	• 휴식, 최대하, 최대 운동시 다리 혈류가 감소
	산소추출	• 최대 및 최대하 운동시 동일하고, 최대운동시 약간 감소
	혈액량 구성	• 전체 혈액량 및 혈장량이 감소 • 헤모글로빈 농도가 감소

출처: 한국운동생리학회[5)]

혈관 기능으로 대동맥 관련 주요 혈관의 유연성이 떨어진다. 대부분의 동맥에서 혈관 확장 능력과 내피endothelium의존성 혈관 조절이 감소한다. 휴식 시 혈압 특히, 수축기 혈압도 증가하고, 최대 및 최대하 운동 시 혈압이 젊은 사람에 비해 높아진다. 또한 휴식, 최대하, 최대 운동시 다리 혈류가 감소하고, 전체 혈액량 및 혈장량이 감소하며, 헤모글로빈 농도도 감소한다.

폐 기능 가슴벽의 유연성이 감소하여 환기 능력이 줄어든다. 호기 능력이 감소하면서 폐에서 산소와 이산화탄소 교환 면적도 감소한다. 최대산소섭취량 또한 매년 0.4-0.5ml/kg/min 감소하면서 10년에 약 9% 준다. 노인의 유연성 변화 70세 이후 특히 여성에서 고관절(20-30%), 척추(20-30%), 발목(30-40%)의 유연성이 감소하며, 근육과 힘줄의 탄력성이 상실된다. 나아가, 노인의 뼈 밀도도 감소하는데, 뼈의 양은 20대 중반에 가장 많고, 40세 이후 뼈밀도가 매년 0.5% 감소하며, 여성은 폐경 이후 더 빨리 2~3%/년씩 감소한다.

4. 노인의 신체 기능적 변화

우선 최대산소 섭취량이 감소한다(0.4~0.5ml/kg/min/년) 10년에 9% 감소한다. 산소섭취동역학으로 인해 운동 시 젊은 사람에 비해 노인의 체내 산소섭취 동역학kinetic이 감소하고, 사전 준비운동은 노화로 인한 차이를 감소시킨다. 반대로 젖산과 환기역치는 노화에 따라 증가함과 동시에 최대 젖산 생성, 내성 및 운동 후 제거율은 감소한다. 최대하 효율성은 주어진 속도에서 걷기운동의 대사적 비용이 증가하고, 산소부채가 휴식시 증가한다. 걷기의 역학적인 변인으로 걷기 속도와 보폭이 감소하며, 두 발에 의한 지지 시간이 증가한다.

5. 노인의 신체조성 및 대사의 변화

신장은 40~50대에 키가 10년에 약 1cm씩 감소하고, 60세 이후에 급격히 감소한다. 체중은 30, 40, 50대 동안 꾸준히 증가하고 70세까지 유지한 후 감소한다. 근육량 크기의 변화는 전체 근육량은 50대 이후에 감소하고 65~70세 이후 급격히 감소한다. 특히, 다리 근육이 빠르게 감소하며, 다리 근육의 근섬유 수와 크기는 서근섬유 보다 백근섬유가 크게 줄어든다. 근육의 질적인 변화로 지방과 콜라겐 양이 증가한다. 서근섬유의 근육량은 증가하고 백근섬유의 근육량은 감소한다. 또한 근육의 kg당 산화능력이 감소한다. 지방의 분포 변화는 체지방량의 경우 30~50대까지 복부 내장지방이 축적되고 특히, 남성 70세 이후에는 온몸의 지방이 감소한다. 뼈 밀도도 변하는데, 뼈 양은 20대 중반에 가장 많고, 40대 이후에는 뼈밀도는 1년에 0.5% 감소한다. 대사적 변화로는 기초대사량, 근육단백질 생성률과 지방산화가 노화에 의해 감소한다.

6. 노인을 위한 운동 방법

1) 노인의 운동 전 평가 및 설문지

많은 노인이 노쇠하여 낙상의 위험이 있고 일상적인 생활을 하는 데 신체적 제약을 지닌다. 때문에 운동 전 안전을 위해 반드시 검사를 받아야 한다. 노인들은 중간강도(3~6^{METs}, 40~60^{VO2max})의 운동을 사전 운동검사 없이 실시할 수 있다. 이를 위해 노인들은 〈표 10.4〉와 같이 운동 전 사전 검사를 위해 설문지를 작성해야 한다. 설문지 응답 중 하나 이상 '예' 라고 답했을 때 담당 의사 처방을 받아야 한다.

2) 노인을 위한 운동검사 항목

심혈관 검사로 트레드밀과 에르고미터를 이용하며, 프로토콜은 안전한 상태를 위해 낮은 증가율에 의한 저강도로 실시하며, 임상 검사 항목으로 수정된 METs 또는 peakVo2, 심박수, ECG, 혈압 등을 고려하여 운동처방을 결정하며, 저녁보다 아침에 검사하는 것이 좋다(노인들을 대상으로 운동검사를 오전에 하는 게 좋은 건 늦은 저녁에 비해 이른 오전이 노인들에게 덜 피곤한 시간이기 때문이다).

근력 검사는 무게 도구를 사용하여 측정하고 일상생활 활동 중심의 수정된 1RM으로 반복 들기를 실시하여 민첩성, 균형, 협응력과 걷기 이상도를 체크한다.

[표 10.4] 노인용 운동 전 설문지

번호	질문	예	아니오
1	당신은 휴식할 때나 운동할 때 가슴 통증이 있습니까?		
1-1	'예' 라고 대답했다면, 당신은 그와 관련하여 의사를 만난 적이 있습니까?		
2	당은 심장마비 경험이 있습니까?		
2-1	만약 '예' 라고 대답했다면, 심장마비가 최근 1년 이내에 발생했습니까?		
3	당신은 고혈압이 있습니까?		
3-1	만약 고혈압의 여부를 모른다면, 혈압이 150/100이상 입니까?		
4	당신은 저강도 움직임이나 또는 휴식 및 취침 시 호흡하기 곤란합니까?		
5	당신은 발 부위에 상처가 나지 않는 궤양이나 상처가 있습니까?		
6	당신은 지난 6개월 이내에 체중이 4.5kg 이상 감소하였습니까?		
7	당신은 걸을 때 엉덩이나 다리 뒷부분(허벅지와 종아리)에 통증이 있습니까?		
8	당신은 휴식시 자주 빠르고 불규칙한 심장박동이나 매우 느린 심장 박동을 경험했습니까?		
9	당신은 현재 심장이나 혈관 관련 질환(혈관질환, 뇌졸중, 협심증, 고혈압, 울혈성심부전, 다리혈액순환장애, 심장판박증, 혈전, 폐질환 등)이 있습니까?		
10	당신은 이전에 골절(엉덩이, 척추, 손목 등)경험이 있습니까?		
11	당신은 이전에 두 번 이상 낙상한 경험이 있습니까?		
12	당신은 당뇨병이 있습니까?		

출처: 한국운동생리학회[5]

유연성 검사는 각도계로 엉덩이, 발목, 무릎, 어깨, 팔꿈치, 종아리와 햄스트링의 움직임 각도를 측정하며, 관절에 제한된 유연성은 일상생활 활동의 수행력과 관련이 있고 운동검사 능력에 영향을 주는 정신적 및 지적 이상을 평가 할 수 있다.

노인은 일반적으로 비만, 골다공증, 고혈압, 낮은 유산소성 체력 수준, 나쁜 균형, 신경계 이상, 시각이나 청각 장애의 위험에 노출되어 있다. 따라서 노인들을 대상으로 트레이닝할 때는 이러한 노인들의 특성을 잘 파악해야 한다. 한 예로, 걷기는 대부분의 운동처방 및 트레이닝에서 가장 적절한 운동이다. 또한 노인이 트레드밀 운동을 할 때는 반드시 균형을 위한 핸드레일 지지대를 준비해야 한다. 그리고 자전거는 균형이나 걷기에 어려움이 있는 노인들에게 좋은 운동이다.

노인들을 대상으로 한 점증 부하 운동검사 시 최대운동강도는 7METs 이상이 되지 않도록 한다. 일반적으로 낮은 운동강도 프로토콜에서 낮은 부하 증가율은 단계별 1.0~2.0METs를 노인에게 적용한다.

3) 노인 건강을 위한 운동 지침[5)]

- 매일 30분 이상 움직여라. 팔다리를 모두 움직이는 신체활동을 하루에 총 30분 이상 실시한다. 5분이나 10분씩 나눠도 좋다.
- 매일 스트레칭 체조를 해라. 균형감각, 근력, 유연성을 높일 수 있는 맨손체조가 효과적이다. 태극권, 단전호흡 등 전통 운동도 좋다.
- 매일 산책하라. 하루 한 번 외출을 생활화한다. 햇빛을 봐야 한다. 집안에서 있으면 우울증이 올 수 있다. 가까운 슈퍼, 친구 집, 노인정 등에 갔다 오는 것만으로도 도움이 된다.
- 물을 많이 마셔라. 노인들은 기온 변화에 민감하지 못하다. 더울 때 운동하면 탈수 위험이 크다. 체온 유지를 위해 운동 전과 중간, 그리고 운동 후에 자주 물을 마셔야 한다.
- 체온 변화가 급격한 시간대를 피하라. 추울 때는 해가 떠 있는 동안 운동한다. 온도가 낮을 때 운동하면 혈관이 수축되고 혈압이 올라 뇌출혈 위험이 높아진다. 더울 때는 새벽이나 저녁 시간에 운동한다.
- 여럿이 함께 운동하라. 운동 중 응급상황이 발생할 수 있기에 주변에 사람이 있어야 하며 운동을 재미있게 지속하기도 쉬워진다.
- 준비운동과 정리운동을 30분 정도 철저히 하라. 준비운동은 근육으로 가는 혈류를 증가시킨다. 근육과 관절을 풀어줘 운동 중 부상을 줄여준다. 정리운동은 호흡수, 혈압 등을 운동 이전 상태로 천천히 되돌려 준다.

4) 노인의 근육을 지키기 위한 TIP[6)]

- 매일, 매끼 단백질 식품을 계란 크기만큼 먹는다.
- 비타민 D는 영양제로 먹는다.
- 1주일에 두세 번 등푸른 생선을 먹는다.
- 유산소 운동반, 근력운동 반을 병행한다.
- 아플 때 잘 먹는다.

[표 10.5] 노인 대상 신체활동 프로그램 실행

단계	권고사항	고려사항	도구
안전을 위한 진단	· 안전을 위한 진단 및 의사로부터 허락이 필요한지 여부(현재 질병, 부상 또는 심각한 상태악화 증상이 있는 경우)	· 현재 건강 상태: 장애가 있거나 심혈관계, 폐 또는 대사질환의 존재 및 징후나 보행보조기 사용 여부? · 건강 상태나 부상 이력? · 운동 금기사항 탐색	· 운동 전 위험도 검사 · PARmed-X · 미국심장협회/ 미국스포츠의학회 건강/피트니스 시설 참여 전 설문지 · 고지된 동의
탐색 및 교육: 동기와 목표, 건강 신념 및 선호도에 대한 논의	· 건강 신념에 대해 논의하고 노인 대상 신체활동의 중요성에 대한 교육을 제공	· 신체활동 참여는 유의미하고, 접근 가능하며 변경할 수 있어야 함	· 의사결정 대차대조표 · 변화의 단계 · 목표설정 워크시트 및 장애 요인 극복을 위한 신체활동 일정표
테스트	· 대부분의 노인들은 중강도 운동 프로그램을 시작하기 전에 운동 검사를 필요로 하지 않음 · 알려진 위험 요소를 가진 사람들이 대상인 경우 임상 운동 검사가 권고됨 · 인정받은 표준 데이터로 테스트 활용	· 반드시 검사 환경이 안전하고 필수 조력이 제공될 것 · 러닝머신의 난간의 설치가 요구될 수 있음 · 균형감이 부족한 사람들을 위해 사이클 에로고미터 테스트가 권고될 수 있음 · 그에 따른 작업량 조정할 것	· 운동검사 및 처방을 위한 미국스포츠의학회 지침을 참조
운동처방 및 계획 실행	· 안전한 운동 환경을 확립 · 신체활동 중재를 실행하고 이행을 위한 적절한 도구를 사용	· 주로 앉아서 하는 활동을 줄이는 노력을 기울일 것 · 접근가능한 활동들을 계획하고 필수적인 지원과 지침을 제공할 것 상태 악화가 심한 노인들의 경우, 강도와 지속기간이 시작때부터 낮을 것 · 안전을 위해 초기 근력강화 훈련을 감독 할 것	· 신체활동일지 · 사회적 지지를 권장 · 자기효능감을 촉진
적극적으로 평가하고 진전	· 개인 및 집단별 후속조치 · 즐거움을 위한 진단 · 필요할 때 진전 · 지속적 격려와 피드백 제공	· 금기사항과 이동성이 제한된 경우 느린 속도로 진행 · 진전은 항상 개인에게 맞추어져야 하고 고객의 만족을 충족해야 함	

출처: 고광욱 외 18인[7]

[표 10.6] 노인 대상 신체활동 중재 중재와 전략 및 노인 대상 신체활동 중재

중재	방법	결과	실질적 전략
노인에서의 신체활동 행동의 장기적 추구관리	· 6개월의 무작위, 통제된 신체활동 시도 후, 참가자들은 주재 2년 및 5년 후에 평가되었다. · 주요한 결과는 일정 시간 경과 후의 신체활동 수준을 평가하는 것이었다. · 연구자들은 이전의 행동, 자기효능감 및 효과를 조사했고 이들 요인들이 어떻게 미래의 신체활동 참여에 영향을 끼쳤는가를 조사했다.	· 2년째의 신체활동은 5년째 신체활동의 강력한 예측인자였다. · 2년째의 자기효능감 및 정서는 또한 5년째의 신체활동과 연관성이 있었음	· 자기효능감 및 긍정적인 자기 정서(self-affect)를 촉진시키는 전략을 실행할 것 · 고객들에게 이행의 중요성과 이행이 미래의 신체활동 참여를 촉진시킬 수 있다는 것을 교육할 것
노인에 의한 신체활동을 촉진키려는 중재		· 연구는 신체활동 및 이행을 촉진시키기 위한 환경적인 중재의 중요성을 나타내고 있다. 접근 가능하고, 매력적이고, 안전한 환경과 낮은 비용이 신체활동 이행의 촉진에서 가장 최선이라고 보고 된다.	· 접근 가능한 작업 환경에서 신체활동을 촉진시키는 표지판 및 정보를 게시하도록 도움을 줄 것 · 자전거 타기나 오솔길을 따라 걷기를 원하는 사람들을 위한 사용하기 쉬운 지도를 제공할 것

출처: 고광욱 외 18인[7)]

[표 10.7] 노인 대상 신체활동 권고사항

요소	주 단위 빈도, 강도 및 시간	형태 예시
유산소 운동	중강도 활동: 하루에 30~60분씩 일주일에 적어도 5일, 일주일에 총 150~300분	· 걷기, 골프, 사이클, 정원 가꾸기, 집 청소
	고강도 활동: 하루 적어도 20~30분 일주일에 적어도 3일 동안 총 일주일에 75~100분	· 조깅, 댄스, 유산소 운동이나 수중 유산소 운동, 수영, 사이클을 포함하는 활동 · 테니스와 같은 게임
근력강화 운동	저항 훈련을 시작하는 노인을 위해서 중강도(60%~70% 1RM) 또는 저강도(40%~50% 1RM)로 일주일에 적어도 2일	· 밀고 당기기, 체중부하를 포함하는 활동 · 프리웨이트, 웨이트 머신, 저항 밴드를 사용하는 운동 · 체중을 사용하는 저항 운동이나 건강체조 형태 운동 · 식료품을 나르거나 의자 또는 바닥에 앉았다 일어나는 것을 포함하는 일상생활 활동
평형성 운동	하루에 최소 60분 활동으로 포함하여 일주일에 적어도 3일	· 점진적으로 지지 기반을 줄이는 운동, 무게중심에 도전하는 역동적인 움직임, 자세근육을 강조하는 운동 또는 감각 입력을 줄이는 운동(예: 눈을 감고 서거나 균형 잡기) · 한 다리로 균형 잡기, 발가락 또는 발뒤꿈치로 균형 잡기 · 뒤로 또는 제자리 걷기와 같은 활동 · 요가나 태극권과 같은 활동
유연성 운동	일주일에 적어도 2일	· 눕거나, 앉거나 선 자세로 정적 스트레칭 · 적어도 30~60초 동안 스트레칭을 유지하고 불편 점 아래로 스트레칭 유지하기

출처: 고광욱 외 18인[7]

[표 10.8] 노인들의 신체활동 이행 및 유지를 개선하는 기술

요소	이행/유지 기술
개인	· 항상 신체활동 이력, 개인적 능력, 질병 상태, 선호도 및 개인적인 자원을 고려할 것 · 노인은 운동 중에 안전하고 잘 모니터링된다고 느껴야 함
행동	· 노인으로 하여금 현실적이고 성취가능한 신체활동 목표를 설정하도록 권장할 것 · 일단 활동 목표가 도달되면 보상을 계획할 것 · 노인 스스로 자기 모니터링 기술을 연습하도록 권장할 것(예: 일지작성, 일정표 지키기)
환경	· 안전하고, 접근가능하며 할 여력이 되는 활동을 촉진할 것 · 집단 기반 활동 권장함으로써 사교적 측면이 책임과 즐거움 향상 가능
프로그램	· 노인으로 하여금 지루함을 방지하고 전반적인 체력을 향상시키기 위해 다른 형태의 활동들을 시도하도록 권장할 것

출처: 고광욱 외 18인[7]

6) 노인을 위한 유산소 운동

노인을 대상으로 한 유산소 운동은 일반적으로 한 번에 30분, 일주일에 적어도 5일, 중강도 〈 70% HRR[Heart Rate Reserve] 또는 보고 척도 10~13 수준 운동/ 한 번에 20분, 일주일에 3일, 고강도 운동을 권장한다.

[표 10.9] 노인들을 위한 유산소 운동

구분	내용
종류	자주할 수 있는 운동: 걷기, 자전거 운동, 일상생활운동 자주할 수 없는 운동: 조깅, 수영, 유산소 댄스
빈도	중강도 운동: 일주일에 5회 고강도 운동: 일주일에 3회 일반적 신체활동은 매일 수행
강도	일상생활활동: 편한속도로 저강도: 40% HRR 또는 보그척도 10미만 중강도: 50~70% HRR 또는 보그척도 10~13 고강도 〉70% HRR 또는 보그척도 10~13
시간	저, 중강도 지속적으로 30분~60분. 고강도 운동 시 20분 실시 운동 중 휴식시간은 10분 이내
고려사항	처음에는 짧은 시간씩 시작하여 30분까지 지속적으로 실시 고강도 운동은 평소 좌식 생활 노인에게 어렵기에 처음에는 저, 중강도 운동으로 시작 초기에는 적응을 향상시키기 위해 점진적으로 시간과 빈도를 증가 노인들의 관절염, 골다공증 및 심장질환을 고려하여야 함

출처: 한국운동생리학회[5]

7) 노인을 위한 저항성 운동

근력 트레이닝은 노인들의 기능적 능력과 삶의 질을 향상하는 데 매우 효과적이다. 하지만 저항성 운동을 하기 전에 고혈압, 관절염, 골다공증이 있는 노인들은 의사에게 상담을 받아야 한다. 일반적인 노인들은 저항성 운동을 위해 8~10개의 서로 다른 저항성 운동을 한 번에 10~15회 반복으로 일주일에 적어도 두 번 연속 실시해야 한다. 운동강도는 보고 척도 이용 시 중간 강도 10~13, 고강도는 14~16에서 실시하고 근지구력 증가를 위해 20회 이상의 RM이나 무게의 양을 줄여 실시한다.

[표 10.10] 노인들을 위한 저항성 운동

종류	자주 할 수 있는 운동: 다양한 스테이션을 유지한 기기 유형: 탄성밴드, 핸드웨이트 자주 할 수 없는 운동: 프리웨이트(free weights)
빈도	일주일에 2회 또는 그 이상
강도	중강도: 보그 척도 10~13 고강도: 보그 척도 14~16
시간	근력 향상을 위해 10~15회 세션당 20~30분 근지구력 향상을 위해 20회까지 고려
고려사항	프리웨이트는 어렵기 때문에 보조자의 도움이 필요 일상생활에 필요한 대근육(어깨, 다리 등)에 초점을 두어 실시

출처: 한국운동생리학회[5)]

8) 노인을 위한 유연성 운동

유연성 운동은 노인의 체력 관리를 위해 반드시 필요하다. 일반적으로 노인을 위한 유연성 운동은 일주일에 적어도 2일, 각각 적어도 10분간, 보고 척도 10~13의 중강도 수준에서 실시한다. 이 유연성 운동은 다른 형태의 운동에 비해 매일 자주 수행할 수 있고, 특히 유산소 운동과 저항성 운동과 함께 수행하는 게 효과적이다.

[표 10.11] 노인들을 위한 유연성 운동

종류	정적 스트레칭 낙상방지를 위한 균형 운동
빈도	최소한 일주일에 2회 최대 매일 실시하거나 유산소 또는 저항성 운동 이후 실시
강도	노인은 고통 유발 없이 가벼운 스트레칭을 실시, 점진적으로 범위 증가
시간	전체 5-30분으로 각각의 근육근에 30초씩 실시 모든 대근육군(목, 어깨, 팔, 하체, 넓적다리, 햄스트링, 종아리, 발목)에 실시
고려사항	지나친 동적 스트레칭이나 호흡에 지장을 주는 스트레칭은 피함. 유산소 또는 저항 트레이닝 전후의 유연성 트레이닝은 근육군 위주로 실시 전반적인 트레이닝 시간은 20-30분간 실시

출처: 한국운동생리학회[5)]

유연성 운동의 목적은 관절의 가동범위ROM를 증가시키거나 유지하고 관절의 경직을 감소시키는 데 있다. 또한 유연성 운동은 노인들의 일상생활에서의 낙상을 방지하고 독립적인 생활을 유지하는 데 매우 효과적이다. 이러한 유연성 운동을 하기 전에는 가벼운 유산소 운동에 의한 준비 시간이 필요하다. 준비운동 후 유연성 운동은 신체의 큰관절(엉덩이, 등, 어깨, 무릎, 몸통, 목 부위)에 초점을 두어 실시한다.

유연성은 노인의 기능 체력을 유지하는 중요한 요소이다. 나이가 들어감에 따라 기능적으로 독립적인 활동을 유지하기 위해 일상생활 활동을 안전하게 수행하는 것이 필요하기 때문이다. 유연성이야말로 자동차나 의자에 앉고 내리는 것 옷을 입는 것, 그리고 목욕을 하는 등, 일상생활에서 필요한 필수 활동을 가능하게 한다.

노인 체력검사Senior Fitness Test에는 노인의 유연성을 측정하는 두 가지 방법, 의자에 앉아서 윗몸 앞으로 굽히기 검사와 등 뒤로 팔 뻗기 검사가 포함되어 있다.

(1) 의자에 앉아서 윗몸 앞으로 굽히기 검사(sit-and reach test)

노인들은 앉아서 윗몸 앞으로 굽히기 검사를 수행하는 데 어려움을 겪는다. 기능적인 제한(요통과 ROM저하)으로 인해 바닥에 잘 서지 못하기 때문이다. 오직 한 다리 검사가 척추와 허리의 부담을 줄인다는 점에서 의자에 앉아서 윗몸 앞으로 굽히기 검사가 고안되었다. 이 검사방법의 목적은 하체의 뒤넙적다리근의 유연성을 측정하기 위함이고, 계단 오르기나 차와 의자, 욕조 등에 들어가고 나오는 활동을 통한 ADL수행 능력을 측정한다. 측정 장비는 끝이 앞으로 기울지 않는 17인치(43cm)높이 의자와 18인치(46cm) 길이의 자로 측정한다.

검사 절차는 안전을 고려하여 의자를 벽에 맞대어 위치시키고 측정 대상자는 앞쪽 모서리 부분에 앉는다. 측정 대상자의 바닥에 있는 발의 뒤꿈치와 발목이 거의 90도가 되도록 하고 검사하는 다리는 엉덩이 앞으로 뻗는다. 검사하고 있지 않은 다리는 발이 몸체의 중간선 쪽에서 6~12인치(15-30.5cm) 떨어져 있는 바닥 위에 평평하게 있도록 구부린다. 가능한 한 펴는 다리는 일직선으로 뻗고 두 손을 포개서 엉덩이 관절에서 앞쪽으로 천천히 구부린다. 이때 척추는 가능한 한 쭉 펴고, 머리는 척추와 일렬이 되게 유지한다. 손이 발끝에 닿도록 노력하면서 손을 다리 쪽으로 뻗는 자세를 2

초 동안 유지한다. 신발의 맨 끝에서 중간 지점은 0점을 의미하고, 발끝보다 짧게 가면 마이너스 점수이고 발끝을 넘어서면 플러스 점수다.

[표 10.12] 의자에 앉아서 윗몸 굽히기 검사 기준치*

백분율등급	60~64세		65~69세		70~74세		75~79세		80~84세		85~89세		90~94세	
	여성	남성	여성	남성	여성	남성	여성	남성	여성	남성	여성	남성	여성	남성
95	8.7	8.5	7.9	7.5	7.5	7.5	7.4	6.6	6.6	6.2	6.0	4.5	4.9	3.5
90	7.2	6.7	6.6	5.9	6.1	5.8	6.1	4.9	5.2	4.4	4.6	3.0	3.4	1.9
85	6.3	5.6	5.7	4.8	5.2	4.7	5.2	3.8	4.3	3.2	3.7	2.0	2.5	0.9
80	5.5	4.6	5.0	3.9	4.5	3.8	4.4	2.8	3.6	2.2	3.0	1.1	1.7	0.0
75	4.8	3.8	4.4	3.1	3.9	3.0	3.7	2.0	3.0	1.4	2.4	0.4	1.0	-0.7
70	4.2	3.1	3.9	2.4	3.3	2.4	3.2	1.3	2.4	0.6	1.8	-0.2	0.4	-1.4
65	3.7	2.5	3.4	1.8	2.8	1.8	2.7	0.7	1.9	0.0	1.3	-0.8	-0.1	-1.9
60	3.1	1.8	2.9	1.1	2.3	1.1	2.1	0.1	1.4	-0.8	0.8	-1.3	-0.7	-2.5
55	2.6	1.2	2.5	0.6	1.9	0.6	1.7	-0.5	1.0	-1.4	0.4	-1.9	-1.2	-3.0
50	2.1	0.6	2.0	0.0	1.4	0.0	1.2	-1.1	0.5	-2.0	-0.1	2.4	-1.7	-3.6
45	1.6	0.0	1.5	-0.6	0.9	-0.6	0.7	-1.7	0.0	-2.6	-0.6	-2.9	-2.2	-4.2
40	1.1	-0.6	1.1	-1.1	0.5	-1.2	0.2	-2.3	-0.4	-3.2	-1.0	-3.5	-2.7	-4.7
35	0.5	-1.3	0.6	-1.8	0.0	-1.8	-0.3	-2.9	-0.9	-4.0	-1.5	-4.0	-3.3	-5.3
30	0.0	-1.9	0.1	-2.4	-0.5	-2.4	-0.8	-3.5	-1.4	-4.6	-2.0	-4.6	-3.8	-5.8
25	-0.6	-2.6	-0.4	-3.1	-1.1	-3.1	-1.3	-4.2	-2.0	-5.3	-2.6	-5.3	-4.4	-6.5
20	-1.3	-3.4	-1.0	-3.9	-1.7	-3.9	-2.0	-5.0	-2.6	-6.2	-3.2	-5.9	-5.1	-7.2
15	-2.1	-4.4	-1.7	-4.8	-2.4	-4.8	-2.8	-6.0	-3.3	-7.2	-3.9	-6.8	-5.9	-8.1
10	-3.0	-5.5	-2.6	-5.9	-3.3	-5.9	-3.7	-7.1	-4.2	-8.4	-4.8	-7.8	-6.8	-9.1
5	-4.0	-7.3	-3.9	-7.5	-4.7	-7.6	-5.0	-8.8	-5.0	-10.2	-6.3	-9.3	-7.9	-10.7

*점수는 인치로 측정(인치를 cm로 변환하기 위해서는 표 안의 수치에 2.54를 곱함)

출처: 김재호 외 11인[8)]

(2) 등 뒤로 팔 뻗기 검사(the back scratch test)

상체 특히 어깨 관절의 가동 범위가 제한될 경우, 옷을 입고 벗는 등의 평범한 활동에도 고통을 당할 수 있고, 다칠 가능성이 크다. 등 뒤로 팔 뻗기 검사는 60~90세 집단의 어깨 유연성 저하를 간파하는 능력이 증명되어 타당성이 높다.

[표 10.13] 등 뒤로 팔 뻗기 검사 기준치*

백분율 등급	60~64세		65~69세		70~74세		75~79세		80~84세		85~89세		90~94세	
	여성	남성	여성	남성	여성	남성	여성	남성	여성	남성	여성	남성	여성	남성
95	5.0	4.5	4.9	3.9	4.5	3.5	4.5	2.8	4.3	3.2	3.5	1.7	3.9	0.7
90	3.8	2.7	3.5	2.2	3.2	1.8	3.1	0.9	2.8	1.2	1.9	-0.1	2.2	-1.1
85	2.9	1.6	2.6	1.0	2.3	0.6	2.2	-0.3	1.8	-0.1	0.8	-1.2	0.9	-2.2
80	2.2	0.6	1.9	0.0	1.5	-0.4	1.3	-1.3	0.9	-1.2	-0.1	-2.2	-0.1	-3.2
75	1.6	-0.2	1.3	-0.8	0.8	-1.2	0.6	-2.2	0.2	-2.1	-0.9	-3.0	-1.0	-4.0
70	1.1	-0.9	0.7	-1.6	0.3	-2.0	0.0	-2.9	-0.4	-2.9	-1.6	-3.7	-1.8	-4.7
65	0.7	-1.5	0.2	-2.2	-0.2	-2.6	-0.5	-3.6	-1.0	-3.6	-2.4	-4.3	-2.5	-5.3
60	0.2	-2.2	-0.3	-2.9	-0.8	-3.3	-1.1	-4.3	-1.6	-4.3	-2.8	-5.0	-3.2	-6.0
55	-0.2	-2.8	-0.7	-3.5	-1.2	-6.9	-1.6	-4.9	-2.1	-5.0	-3.3	-5.6	-3.8	-6.6
50	-0.7	-3.4	-1.2	-4.1	-1.7	-4.5	-2.1	-5.6	-2.6	-5.7	-3.9	-6.2	-4.5	-7.2
45	-1.2	-4.0	-1.7	-4.7	-2.2	-5.1	-2.6	-6.3	-3.1	-6.4	-4.5	-6.8	-5.2	-7.8
40	-1.6	-4.6	-2.1	-5.3	-2.6	-5.7	-3.1	-6.9	-3.7	-7.1	-5.0	-7.4	-5.8	-8.4
35	-2.1	-5.3	-2.6	-6.0	-3.2	-6.4	-3.7	-7.6	-4.2	-7.8	-5.7	-8.1	-6.5	-9.1
30	-2.5	-5.9	-3.1	-6.6	-3.7	-7.0	-4.2	-8.3	-4.8	-8.5	-6.2	-8.7	-7.2	-9.7
25	-3.0	-6.6	-3.7	-7.4	-4.2	-7.8	-4.8	-9.0	-5.4	-9.3	-6.9	-9.4	-8.0	-10.4
20	-3.6	-7.4	-4.3	-8.2	-4.9	-8.6	-5.5	-9.9	-6.1	-10.2	-7.7	-10.2	-8.9	-11.2
15	-4.3	-8.4	-5.0	-9.2	-5.7	-9.6	-6.4	-10.9	-7.0	-11.3	-8.6	-11.2	-9.9	-12.2
10	-5.2	-9.5	-5.9	-10.4	-6.6	-10.8	-7.3	-12.1	-8.0	-12.6	-9.7	-12.3	-11.2	-13.3
5	-6.4	-11.3	-7.3	-12.1	-7.9	-12.5	-8.8	-14.0	-9.5	-14.6	-11.3	-14.1	-13.0	-15.1

*점수는 인치로 측정(인치를 cm로 변환하기 위해서는 표 안의 수치에 2.54를 곱함)

출처: 김재호 외 11인[8)]

등 뒤로 팔 뻗기 검사의 측정 목적은 어깨 관절의 유연성을 측정하기 위해서며, 머리 빗기, 옷 입기, 자동차 안전벨트에 손 뻗기 등과 관련한 ADL 수행 능력을 평가한다. 검사 절차는 측정 대상자에게 주로 쓰는 손을 어깨 위로 뻗어 손바닥은 아래로, 손가락은 편 채 여러 번 시행착오를 거쳐 가장 좋아하거나 선호하는 손을 선택한다. 두 번의 연습 과정을 거친 후에 두 번의 검사를 한다. 측정 점수는 양손의 중지 사이의 겹친 정도가 플러스 점수이고, 벌어진 정도를 줄자로 측정한다. 만약 손가락이 서로 닿기만 한다면 0으로 기록한다.

현재 65세 이상 노인의 60% 이상은 주당 150분의 중강도 활동이 충족되지 않고 있다. 노화의 자연스러운 일부로서 활동 감소가 존재하지만, 문헌은 활동의 촉진이 노인에게 성공적일 수 있고, 하락하는 건강 및 기능적인 독립성을 포함하는 노화와 관련된 많은 부정적인 부작용들이 완화될 수 있다는 것을 지지하고 있다. 규칙적인 신체활동 참여는 노인의 심혈관 기능을 향상하고, 질병 상태와 연관된 위험 요인들을 줄이며, 체성분 및 골격 건강을 증진할 뿐 아니라 삶의 질과 인지능력을 개선하며, 평균 수명을 연장한다.

노인에게서 신체활동 중재를 촉진하는 두 번째 이유는 우리의 노화 인구 집단의 증가에서 기인한다. 노인들은 어떠한 연령 집단보다 신체적으로 가장 덜 활동적이지만 2030년까지는 두 배가 될 것으로 예상되며 가장 빠르게 늘어나는 연령 집단이다. 중강도 유산소 활동, 근력 강화, 유연성, 평형감 및 위험관리를 촉진하는 집단적인 중재를 만들어 내는 것이 이 인구 집단 대부분에서 유의미하다.

권고사항으로 65세 이상 연령대는 매주 150~300분의 중강도 활동에 참여하도록 권고한다. 또한 노인들은 매주 75~100분의 고강도 활동을 축적할 수 있다. 이러한 유산소 운동에 추가로 2일 이상의 근력 강화 활동들이 권고된다.

노인 대상 신체활동 프로그램 실행은 효과적인 중재와 실질적인 증거를 기반으로 행동 변화를 단계별 전략적으로 실시하여야 한다. 노인들 사이에서의 신체활동 참여에 대한 장애요인은 과거의 비활동적 라이프스타일, 신체활동 유익성에 대한 이해 감소, 신체적 약점 또는 이동성을 제한할지도 모르는 건강 이슈들, 부상이나 낙상에 대한 두려움 그리고 교통비용 또는 운동 시설에 대한 접근 등을 포함할 수 있다. 또한 노인들이 장기 요양 시설에 거주한다면 운동 공간 및 장비 등에 대한 접근을 포함하는 신체활동 장애요인에 직면할 수 있다.

참고 문헌

1) Sinclair DA, Laplante MD. Lifespan: Why We Age--And Why We Don't Have to. 이한음 translater. 서울: ㈜부키, c2020. 624p.
2) 정희원. 느리게 나이드는 습관. 서울: 한빛라이프. c2023. 320p.
3) 통계청. 장례인구추계. KOSIS 국가통계포털. [cited 2024 Jun 2]. Available from: https://kosis.kr/statisticsList/statisticsListIndex.do?menuId=M_01_01&vwcd=MT_ZTITLE&parmTabId=M_01_01&statId=1994044#A_6.2
4) 국민체육진흥공단. 국민체력 100. 2023 [cited 2024 May 31]. Avaliable from: https://nfa.kspo.or.kr/reserve/0/selectMeasureGradeItemListByAgeSe.kspo#
5) 한국운동생리학회. 스포츠 트레이닝 제2판. 서울: ㈜라이프사이언스. c2018. 384p.
6) Power SK, Howley ET, Quindry J. Exercise Physiology: Theory and Application to Fitness and Performance 11th ed. 최대혁, 소위영. translator. 서울: ㈜라이프사이언스. c2018. 620p
7) Nigg CR. ACSM's Behavioral Aspects of Physical Activity and Exercise. 고광욱, 공성아, 구학모, 김혜경, 김혜숙, 박수현, 박아현, 서용하, 손애리, 육영숙, 이경숙, 이돈형, 이무식, 이온, 이용수, 이재현, 이혜진, 임경민, 진정권 translator. 서울:(주)바이오사이언스. c2021. 295p.
8) Heyward VH. Advanced Fitness Assessment and Exercise Prescription 6th ed. 김재호, 강익원, 김원중 translater. 서울:도서출판한미의학. c2011. 469p.

11

운동상해 예방 및 응급처치

1. 들어가며
2. 운동상해 예방
3. 운동상해 응급처치
4. 심폐소생술
5. 기도폐쇄

핵심 point

√ 스포츠 손상을 예방하는 행동을 이해한다.
√ 스포츠 손상 시 적절한 응급처치 행동을 수행한다.
√ 응급상황 시 응급처치 행동 수칙을 이해하고 실행한다.

1. 들어가며

사람들은 왜 운동에 참여하는가? 신체적 건강의 증진 및 질병 예방, 스트레스 해소, 몸매 관리 및 체중조절, 대인관계를 위한 사회적 활동 등 여러 가지 이유가 있다. 이러한 운동의 긍정적인 측면 이외에 운동 상해라는 부정적인 면도 존재한다. 한국스포츠안전재단의 안전사고 실태조사를 보면,[1] 운동 중 경미한 부상에서 심한 부상을 경험한 사람이 64.3%에 달하는 것으로 나타났다. 건강을 위해 운동했다가 부상 후유증으로 인해 스포츠활동이 61.1% 감소했다는 것이다. 이러한 부상 원인은 보호장구 착용 및 안전사고 예방법이나 대처 방법이 미숙하고, 준비 및 정리운동과 같은 스포츠활동 습관이 좋지 않은 경우가 높았다.

건강한 스포츠 활동을 위해서는 각 활동에 맞는 적절한 준비 및 정리운동, 충분한 휴식, 종목에 맞는 복장 및 안전 용품 착용, 그리고 부상 시 응급처치 방법 등을 숙지해야 한다.[2] 대부분의 운동 상해는 생사와 관련된 응급상황이 아니지만 이렇게 다쳤을 때 즉각적인 응급처치는 부상악화를 개선하거나 회복에 도움을 준다.

2. 운동상해 예방

스포츠 활동(운동) 과정에서 부상 및 사고를 예방하고 적절히 대처하는 것은 매우 중요하다. 우리나라의 경우, 생활스포츠 참가자 중 약 80%가 운동 전 부상예방법을 숙지하고 있다고 한다.[1] 그러나 준비운동을 하는 사람은 59.3%, 정리운동을 하는 사람은 38.4%에 밖에 되지 않는다. 또한 종목에 맞는 복장과 안전 기구를 착용하는 이는 50.3%에 그치고 있다.[2]

올바른 운동 습관으로 운동하는 것이 운동 상해를 예방하는 지름길이다. 운동을 시작하기 전, 운동 상해를 예방하기 위해 준비 및 정리운동, 장비 점검, 그리고 수분 섭취에 대해 알아보고자 한다.

1) 준비운동과 정리운동

적절한 준비운동은 활발한 신체활동을 위해 인체를 준비하는 운동 과정이다. 준비운동은 활동 전 10~15분 정도 실시해야 한다.

- 일반적인 신체 준비운동Warm-up: 5~10분 동안 가볍게 걷거나 조깅한다. 이는 심폐계를 자극(심박수와 호흡수의 증가)해 운동하는 근육으로 혈류를 증가시켜 근육 온도를 증가시킨다. 이것은 격렬한 활동을 하기 위한 심장, 폐, 근육 및 힘줄의 준비를 도와주며, 궁극적으로 운동수행력의 향상과 손상 예방에 도움이 된다.
- 스트레칭Stretching: 일반적인 신체 준비운동 이후 주로 활동할 근육군을 스트레칭해준다. 스트레칭은 정적 스트레칭과 동적 스트레칭으로 구분되며, 정적이나 동적 스트레칭의 효과는 차이가 없는 것으로 알려져 있다. 일반적으로 정적 스트레칭은 근육이 적절히 당겨질 정도로 10~15초 동안 유지한다.

본 운동이 종료되면 심박수와 호흡수가 안정 시 수준으로 떨어질 때까지 운동강도를 서서히 줄여야 한다. 갑작스러운 운동 중지는 회복을 방해하고 기절과 같은 문제를 유발할 수도 있다. 정리운동은 5~10분 동안 걷기나 가벼운 달리기를 포함한다. 이후 스트레칭을 통한 정리운동으로 마무리한다. 2~3분 동안 각 스포츠 종목에서 사용한 근육별 스트레칭을 해준다. 정리운동에서 스트레칭은 운동 후 근육통을 줄여주는 효과도 있다. 정리운동 기간은 운동 후 근육의 온도가 올라가 있어서 보다 쉽게 근육이 이완되고 그렇게 이완된 자세를 보다 오래 유지할 수 있다. 따라서 이때가 유연성을 향상할 수 있는 최적의 시기이다. 장기간의 유연성 향상을 원한다면 보다 많은 시간을 할애하면 된다.

2) 적절한 운동자세와 운동장비

운동할 때, 적절한 운동 자세와 적절한 운동장비 및 기구를 사용하는 것이 중요하다. 스포츠 종목에 맞는 운동장비를 착용하고, 운동기구의 올바른 사용법을 배우고, 안전장치를 올바르게 사용하는 것이 부상을 예방하는 데 도움이 된다.[3) 4)]

- 올바른 운동 자세: 운동 동작 기술을 올바르게 익히고, 올바른 자세로 운동해야 한다. 자세가 부정확하거나 기술이 부족할 경우 부상 위험이 커진다.
- 신발: 스포츠 종목에 맞는 신발을 착용해야 한다. 예를 들면, 조깅화는 가볍고 충격 흡수와 지지력을 제공하는 쿠션 패드가 있는 모델을 선택하는 것이 좋고, 농구화는 바닥의 마찰력과 발목 지지력이 중요하기에 높은 발목 지지력을 제공하는 중족이나 고족의 신발이 적합하고, 마찰력이 우수하고 발바닥 충격 흡수 패드가 장착된 신발을 선택하는 것이 좋다. 테니스는 하드 코트나 클레이 코트에 따라 신발 바닥과 뒤꿈치가 다르게 설계되어 있어 주의해야 한다. 스포츠 종목에 맞는 운동화 착용은 운동 상해 예방에 필수적이다.
- 의류: 운동 시 움직임이 자유롭고 땀 흡수 및 배출이 뛰어나고 통기성이 우수한 소재의 의류를 선택하는 것이 좋다. 이는 운동 시 체온 조절에 도움을 준다.

3) 수분섭취

수분 섭취는 운동 시 체온 조절에 매우 중요하다. 근육이 수축하면 대사열이 증가하여 체온이 상승한다. 1% 탈수당 0.1~0.2°C 체온이 상승한다. 탈수 현상은 체질량 대비 2% 이상 체수분이 부족한 상태이다. 특히 습한 환경에서 운동 시 땀이 증발되지 않기 때문에 냉각 효과가 떨어져 체온이 더 상승하기 쉽다.[5)]

일반적으로 운동 전 10~15분 전에 200~300ml 물, 운동 중에는 10~20분마다 200~300ml의 시원한 물 또는 스포츠음료, 운동 후에는 480~720ml의 물 또는 스포츠음료 섭취가 권장된다.[3)] 운동 중 체중 감소는 땀 손실을 의미하기에, 체중이 2% 이상 감소(수분 손실 2%)하지 않도록 운동 중 꾸준히 물을 섭취해야 한다.

4) 적절한 휴식과 회복

충분한 휴식과 회복 시간을 충분히 확보해야 한다. 과도하게 장시간 운동을 하거나, 피로한 상태에서 운동할 경우 부상의 위험성이 증가한다.

3. 운동상해 응급처치

운동손상은 다양한 원인과 기간에 따라 분류된다. 일반적으로 운동손상은 압박compression, 긴장tension(장력) 및 엇갈림shearing(전단)에 의해 나타난다. 압박은 특정 신체 부위에 대한 충격(충돌)손상으로 타박상이나 골절 등이 이에 속한다.[3) 4)] 긴장은 조직이 정상적인 한계를 넘어 이완되어 발생하는 손상으로 점프 후 착지 동작에서 햄스트링이나 종아리 근육이 늘어나는 경우다. 엇갈림은 두 표면(예, 지면과 피부)에서 발생하는 마찰 손상으로 야구 슬라이딩 시 피부가 손상되며 발생한다. 손상 시간의 경과에 따라 손상은 급성 손상(손상 후 2주 이내)과 만성 손상(수 주 이상)으로 구분되며, 본 장에서는 운동 시 흔하게 발생하는 급성 손상에 대한 응급처치법을 다룰 것이다.

1) 일반적인 응급처치법: RICES

이 방법은 운동 현장에서 발생할 수 있는 일반적인 손상에 대해 전문적인 의료인의 치료 전에 즉각적이고 효과적인 처치 방법이다.[3) 4)] 심각한 손상일 경우, 전문적 의료 진료가 필요할 수 있으며, 의사의 지시를 따라야 한다.

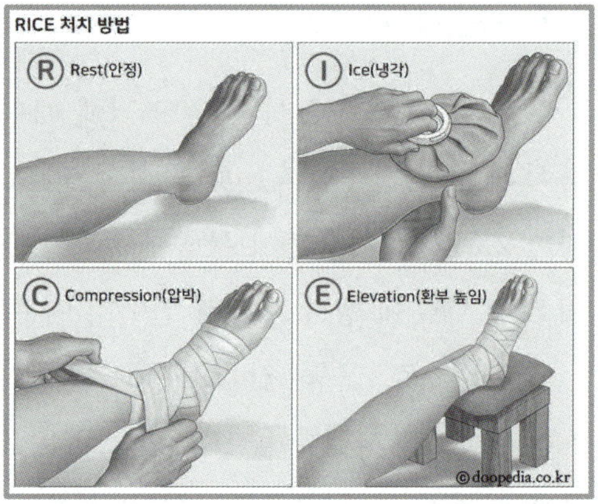

[그림 11.1] RICE 처치 방법

- **휴식**Rest: 손상 부위에 대한 휴식은 초기에 매우 중요하다. 휴식은 추가적인 손상의 방지, 신경과 근육의 긴장 완화 및 염증 감소에 도움을 준다. 처치 방법은 다친 부위를 움직이지 않도록 한다.

- **얼음찜질**Icing : 얼음찜질은 운동 손상 후 약 72시간까지 손상 부위의 혈관을 수축시켜 조직 내부의 혈액 순환을 감소시키기 때문에 부종, 염증 및 통증을 완화시킨다. 처치 방법은 손상 부위에 거즈나 천(의복)을 깔고 피부 손상을 예방한 후 얼

음이나 찬 물건으로 손상 부위에 대준다. 얼음주머니의 경우 15~20분간, 얼음덩어리의 경우 5~10분간 부상 부위에 천 등을 피부에 깔고 직접 대주고, 2시간마다 실시한다.

- 압박Compression: 압박은 혈관 내 압력을 증가시켜 혈액이 손상된 부위 주변으로 누출되는 것을 방지하고, 이로 인해 부종을 완화한다. 적절한 압력을 유지하는 게 중요하며, 너무 강한 압박은 혈액 순환에 부정적인 영향을 줄 수 있다. 처치방법은 압박 붕대를 이용하여 부상 부위의 먼 부위(심장에서 먼 부위)부터 압박을 시작하고, 심장 쪽으로 나선형으로 겹치게 감되 처음에는 압력을 주어 감고, 상처 부위에서는 느슨하게 감는다. 주기적으로 신경이나 동맥이 압박되지 않았는지 확인한다(피부 색깔, 및 감각 확인).

- 거상Elevation: 중력의 작용을 이용하여 혈액이 손상된 부위 주변으로 적게 이동하도록 유도함으로써, 출혈을 줄이고 부종을 감소시킬 수 있다. 처치방법은 부상 부위를 72시간 이상 심장보다 높게 위치시킨다.

- 지지Support: 지지는 지지대(고정 장비 등)를 사용하여 관절을 안정시켜 부상 부위의 움직임을 제한하기 때문에 손상된 조직을 보호하고 추가적인 손상을 예방할 수 있다. 처치 방법은 지지대를 이용하여 손상 부위를 고정한다.

2) 흔하게 발생하는 운동 상해 응급 처치법

(1) 삠(염좌, sprain)

삠은 관절이 정상적인 한계 움직임의 범위를 벗어나면서 관절 주변 인대가 늘어나거나 찢어지는 인대 손상이다. 인대손상은 일반적으로 3단계로 구분된다. 1도 삠 손상은 인대 섬유가 일부 늘어나거나 약간 찢어진 상태로 약간의 통증과 부기가 나타나지만 움직임 손실은 일어나지 않는다. 2도 삠은 인대섬유 일부가 늘어나고 보다 많은 섬유가 찢어진 상태지만 인대는 분리되지 않고 온전하다. 이런 손상은 일부 통증과 부기가 있고, 관절 움직임의 손실이 나타난다. 3도 삠 손상은 인대가 완전히 찢어진 상태로 극심한 통증과 광범위한 부기가 나타나고, 관절 기능 손실이 나타난다.

운동 현장에서 이러한 삠이 발생하면, 일반적인 응급처치법인 휴식(R), 얼음찜질(I), 압박(C)을 처치하고 필요에 따라 거상(E)과 지지(S)를 수행한다. 인대는 치유기간이 6~12주가 소요되고, 한번 늘어난 인대는 손상 전 상태로 완전히 돌아갈 수 없기에 초기 응급처치는 향후 치료와 회복에 매우 중요하다.

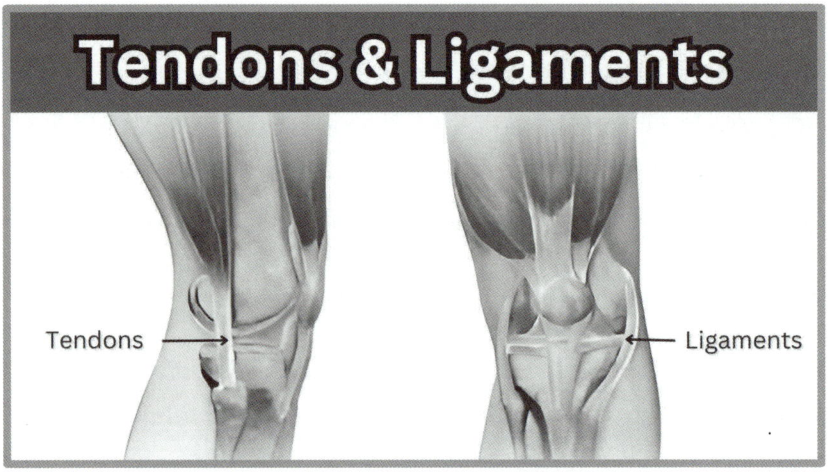

[그림 11.2] 건(tendon)과 인대(ligament)의 차이

(2) 근육 긴장(좌상, strain)

근육 긴장은 근육이 갑작스러운 큰 저항에 의해 과도하게 짧아지거나 늘어나는 손상으로 근섬유나 건(힘줄, tendon)이 늘어나거나 찢어진 상태다. 근육 긴장은 손상 정도에 따라 1도, 2도, 3도 손상으로 구분되며, 인대 손상(삠) 구분과 유사하다. 응급치료는 휴식, 얼음찜질, 압박을 수행하고, 필요시 거상과 지지를 처치한다(그림 4). 종아리 근육과 햄스트링 손상이 가장 빈번하게 발생하고 치료는 6~8주 정도 소요된다.

(3) 열경련(근육경련, muscle spasms)

운동을 할 때 신체는 휴식을 취할 때보다 몇 배의 열이 생성되지만, 거의 대부분 제거된다. 열경련(근육경련, 쥐)은 운동성 더위의 일종으로 탈수, 전해질(나트륨, 칼륨) 손실, 근육으로의 혈류량 감소 및 피로가 원인이다. 열경련은 운동 중 주로 넙다리네갈래근, 햄스트링, 종아리 근육에서 근육 경련이 나타나고, 심하면 통증이 함께 나타난다. 응급처치는 휴식을 취하고, 경련이 발생한 근육을 스트레칭하며, 나트륨이 함유된 스포츠 음료를 마시도록 한다. 경련이 멈추고 절뚝거리지 않고 통증이 없이 달리고 점프할 수 있으면 스포츠 현장으로 복귀가 가능하다.[3)]

(4) 골절(bone fracture)

골절은 보통 폐쇄 골절과 개방 골절로 구분된다. 폐쇄 골절은 부러진 뼈가 피부로 돌출되지 않은 경우로 스포츠 현장에서 일반적으로 나타나는 골절이다. 개방 골절은 부러진 뼈가 피부조직 밖으로 돌출된 경우로 감염 가능성이 크다. 따라서 골절의 상태에 따라 응급처치가 다를 수 있다. 폐쇄 골절의 경우, 일반적으로 휴식, 얼음찜질, 부목을 대주면 된다. 개방골절의 경우, 감염 가능성이 있기에 얼음찜질 처치는 금지이다. 반드시 응급의료지원을 요청하고 의료 전문가 지시를 따라야 한다.

(5) 타박상(멍, contusions)

타박상은 외부 대상물에 직접적으로 부딪힘으로 인해 발생하여 연부조직(근육, 건, 피부, 지방)이 손상된다. 이로 인하여 통증, 부기 및 피부 변색(반상출혈)이 나타난다. 외부 충격이 강하면 근육 내 모세혈관이 터져 조직 속으로 출혈이 발생한다. RISES를 이용한 초기 응급처치가 출혈 방지에 매우 중요하다. 초기에 안정과 얼음찜질을 하는 것만으로도 회복에 큰 도움이 된다. 타박상은 대부분 통증은 며칠 내, 피부 변색은 몇 주 내에 사라진다.

4. 심폐소생술CPR

응급처치는 다친 사람이나 급성 질환자 등에게 현장에서 전문적인 의료기관의 치료를 받기 전이나 응급구조원이 도착하기 전까지 즉각적이고 임시적으로 적절한 처치를 하는 것을 말한다. 특히 심장 응급상황은 심장발작, 협심증 및 급성심근경색증 등에 의해 발생한다.[6)] 심정지는 심장 박동이 멈춘 상태로써 심장마비가 발생하면 온몸으로의 혈액 순환이 중단되기 때문에, 바로 조치하지 않으면 사망하거나 심각한 뇌

손상이 일어날 수 있다. 뇌는 4~5분만 혈액 공급이 중단되어도 영구적으로 손상될 수 있다. 심폐소생술Cardio Pulmonary Resuscitation: CPR은 심정지 환자를 응급의료서비스에 인계할 때까지 필요한 일련의 응급처치이다.

1) 응급처치 전 알아두어야 할 사항

(1) 동의

부상 당한 사람을 도와주고 싶을 때, 응급처치를 하기 전에 환자의 동의(허가)를 받아야 한다. 동의 없이 다른 사람을 만지는 행위는 불법이므로 응급처치 전에 항상 동의를 받아야 한다. 만약 처치를 거부한다면 처치를 해서는 안 된다. 동의는 명시적 동의와 묵시적 동의가 있다(표 11.1).

[표 11.1] 의식여부에 따른 동의방법

구분	내용
명시적 동의	• 환자의 의식이 있는 경우 • 처치자는 자신의 이름과 신분을 말하고 앞으로 행할 응급처치에 대해 설명
묵시적 동의	• 환자의 의식이 없는 경우 • 환자가 응급처치에 동의할 것이라고 가정하고 처치

(2) 선한 사마리아법

선한 사마리아법은 본인이 특별한 위험에 빠지지 않음에도 응급상황이나 위험에 처한 타인을 구조하지 않고 외면한 사람에게 징역이나 벌금을 부과하는 법률조항이다(프랑스, 독일 및 미국의 일부 주에서 적용 중). 우리나라는 2008년 6월 13일자 일부 개정된 응급의료에 관한 법률 제5조 2항에 의거하여, '선한 사마리아법'을 간접적으로 도입했다. 즉 도덕적 의무(응급처치)를 이행하다가 예기치 않은 피해가 발생하더라도 고의나 중대 과실(기준을 벗어나 응급처치를 실시함으로써 대상자의 질병이나 손상 상태를 악화시킨 경우)이 없을 때엔 민·형사상 책임을 면하는 걸 의미한다.

3) 응급 상황 시 행동요령: 3C

응급상황 발생 시 현장조사[Check], 119신고[Call], 처치 및 도움[Care] 순으로 행동한다(그림 11.3). 특히 최초 목격자에 의해 심정지 환자의 소생이 결정된다는 점에서 응급상황에 맞는 행동 요령이 매우 중요하다.[6]

응급상황 발생시 행동요령				
현장조사(Ckeck)		119신고(Call)		처치 및 도움(Care)
• 현장은 안전한가? • 긴박한 위험이 있나? • 사고의 유형은? • 환자의 수와 상태 파악 • 도움을 줄 사람은 있나?	→	• 전화거는 사람의 이름 • 사고 유형, 다친 사람, 부상상태 • 응급사고 발생장소	→	• 신분을 밝히고 동의를 구한다 • 환자를 안심시킨다 • 편안한 자세를 취한다 • 환자의 의식, 호흡, 심장상태를 확인하고 처치한다 • 2차 손상에 주의한다

[그림 11.3] 응급 상황 시 행동 요령

3) 심폐소생술(CPR)

심정지는 심장 박동이 정지되는 것으로 심장 박동이 정지되면 조직으로의 혈류가 중단되어 조직의 기능이 정지된다. 이 상태가 지속되면 결국 사망에 이르게 된다.[6] 심정지 환자를 소생시키기 위한 응급처치를 심폐소생술이라 한다. 움직이지 않는 사람을 발견했을 때, 위급상황을 인지하고 응급상황 행동 요령(3C)에 따라 행동하면서, 심폐소생술을 실시한다. 심폐소생술은 2020년 한국심폐소생술 가이드라인[7]을 따른다(표 11.2).

(1) 환자의 반응 확인 및 신고

- 반응 확인: 환자의 반응을 확인하기 위해서 어깨를 살짝 두드리면서 "괜찮으세요?/도와줄까요?"라고 물어본다.
- 환자가 반응이 없으면 즉시 119에 신고하고 주위 사람에게 도움을 요청한다.
  - 도움 요청 및 119 신고 : 환자가 의식이 없다면 즉시 큰 소리로 주변 사람에게

도움을 요청하고, 도와줄 사람이 있으면 구체적으로 지목하여 119 신고와 자동제세동기AED를 가져다 달라고 요청한다. 혹은, 혼자일 경우엔 최초 목격자가 119에 신고하고 즉시 응급처치를 시행한다.

(2) 환자의 호흡 확인(Breathing)

- 환자의 얼굴과 가슴을 관찰하여 환자의 가슴이 규칙적으로 움직이며 호흡하는지 확인한다(보고-듣고-느낀다).
- 관찰은 10초 이내로 시행하고, 호흡이 없으면 즉시 가슴압박을 실시한다.

(3) 가슴압박(Compressions)

- 자세 교정: 환자가 엎드려 있을 경우, 자세를 교정한다.
- 가슴 압박:
  - 환자 옆에서 무릎 꿇은 자세를 취하고 환자의 의복을 느슨하게 푼다.
  - 손꿈치를 환자의 가슴 중앙에 위치한 후, 다른 손을 포개어 놓고 체중을 이용하여 5cm 깊이로 분당 100~120회의 속도로 30회 압박한다. 이때 칼돌기와 갈비뼈를 누르지 않도록 한다.

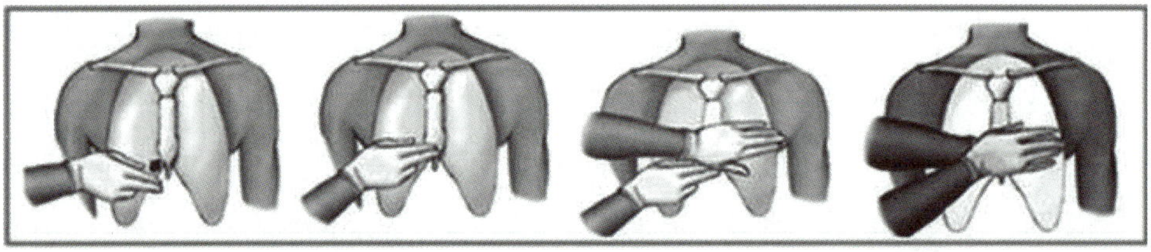

[그림 11.4] 가슴압박 위치 찾기 및 손의 자세
출처: 질병관리청

- 가슴압박 자세
  - 두 팔을 곧게 펴고 손꿈치로 압박
  - 어깨와 허리의 힘으로 압박
  - 팔과 환자의 정중선과 수직이 되도록 자세 설정
  - 손가락 끝은 흉곽에 붙이지 않도록 주의

- **소아의 경우**(1~8세): 한손 혹은 두손으로 압박 깊이가 가슴두께의 1/3(5cm) 정도 압박한다. 나머지는 성인과 동일하다.
- **영아의 경우**(1세 미만): 두 손가락으로 압박 깊이가 가슴두께의 1/3(4cm) 정도 압박한다. 나머지는 성인과 동일하다.
- **가슴압박소생술**Hands only CPR: 심폐소생술 과정 중 인공호흡을 생략하고 가슴압박만 실시해도 된다.

(4) 기도유지(Airway)

- 한 손으로 환자의 이마를 누르고 다른 손으로 턱을 들어 올리는 방법(머리기울임-턱들어올리기, head tilt-chin lift)을 사용하여 기도를 개방한다(그림 11.5).

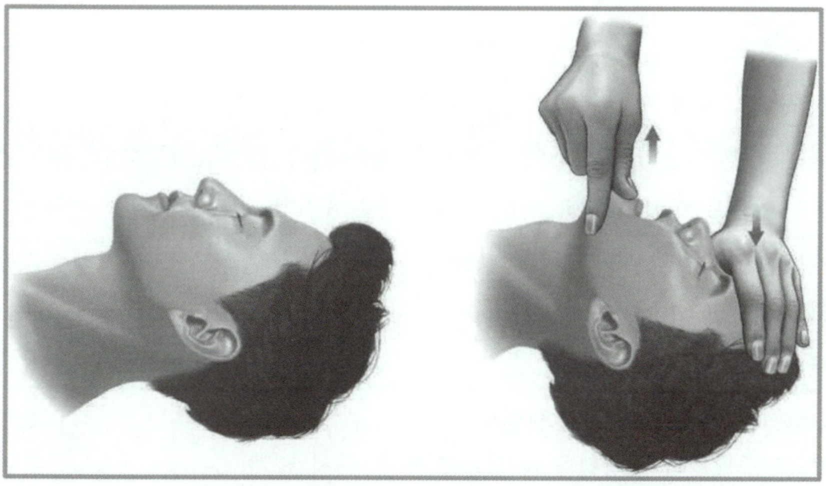

[그림 11.5] 머리기울임-턱들어올리기방법 일러스트
출처: 질병관리청

(5) 인공호흡(Breaths)

- 30회 가슴압박 후 바로 인공호흡 2회를 실시한다.
- 인공호흡 방법
  - 한 손으로 코를 막고 입으로 환자의 입을 완전히 덮고 일회호흡량으로 1초 동안 가슴이 충분히 올라올 정도로 2회 불어넣는다. 이때 환자의 가슴이 올라오는 것을 확인한다.

- 숨을 불어 넣자마자 입을 떼고 막았던 코를 놓아주어 공기가 배출되도록 한다.
- 영아는 코와 입으로 동시에 불어 넣어도 된다.

● 영아와 소아는 심장에서 기인한 심장정지보다 질식성 심장정지가 훨씬 흔하므로 인공호흡이 매우 중요하다.[7)]

● 인공호흡 시 주의 사항
- 구조자의 입을 완전히 밀착시키지 않아서 공기가 옆으로 샌다.
- 환자가 호기 시에도 계속 코를 잡고 있다.
- 환자에게 호기할 시간을 주지 않는다.
- 환자 흉곽의 움직임을 확인하지 않는다.
- 과도한 압력으로 인공호흡을 한다.

● 인공호흡 2회 실시 후에도 회복되지 않으면, 심폐소생술 5주기(30:2 가슴압박과 인공호흡 5회)를 시행한다.
● 다른 구조자가 있는 경우에는 한 구조자는 가슴압박을 시행하고 다른 구조자는 인공호흡을 맡아서 시행하고, 심폐소생술 5주기(30:2 가슴압박과 인공호흡 5회)를 시행한 뒤에 서로 역할을 교대한다.
● 가슴압박과 인공호흡(30:2)은 119구급대원이 도착할 때까지 반복 실시한다.

- 환자가 심장 기능을 회복했을 때
- 응급의료요원이 도착했을 때(상황설명 후 즉시 인계)
- 처치자의 안전이 위협받을 때(처치자 안전 우선)
- 처치자가 너무 지쳐서 계속할 수 없을 경우, 다른 사람에게 요청하고 환자의 가슴압박이 10초 이상 중단되지 않도록 한다

[그림 11.6] 심폐소생술의 종료

(6) 회복자세

● 심폐소생술 시행 도중 환자가 반응이 없더라도 순환과 호흡이 나타나면 회복자세를 취해주는 것이 권고된다.

- 회복 자세는 환자를 옆으로 돌려 눕힌 자세로써 혀나 구토물로 인해 기도가 막히는 것을 예방하고 흡인의 위험성을 줄이는 방법이다.
- 회복 자세를 취한 후, 119가 도착하기 전까지 환자의 반응과 호흡을 관찰한다.

[표 11.2] 심폐소생술(CPR) 절차

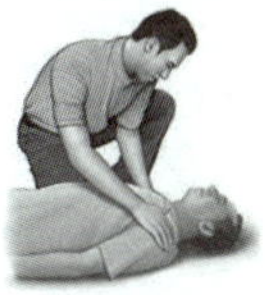	[반응의 확인] • 현장의 안전을 확인 후, 환자의 어깨를 가볍게 두드리며, 큰 목소리로 "여보세요, 괜찮으세요?" 라고 물어본다. • 의식이 있다면 환자는 대답을 하거나 움직이거나 신음 소리를 내는 것과 같은 반응을 나타낸다. 반응이 없다면 심정지의 가능성이 높다고 판단해야 한다.
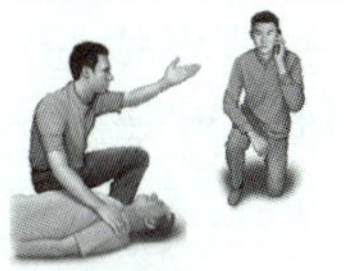	[119 신고] • 환자의 반응이 없다면 즉시 큰 소리로 주변 사람에게 119 신고를 요청한다. • 주변에 아무도 없는 경우에는 직접 119에 신고한다. 만약 주위에 심장충격기(자동제세동기)가 비치되어 있다면 즉시 가져와 사용해야 한다.
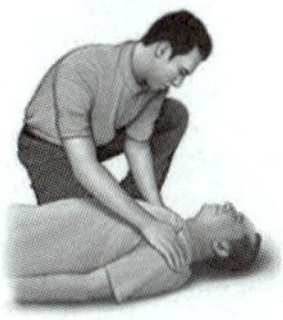	[호흡 확인] • 쓰러진 환자의 얼굴과 가슴을 10초 이내로 관찰하여 호흡이 있는지를 확인한다. 환자의 호흡이 없거나 비정상적이라면 심정지가 발생한 것으로 판단한다. • 비정상적인 호흡 상태를 정확히 평가하기 어렵다면, 응급 의료 전화상담원의 도움을 받는 것이 바람직하다.
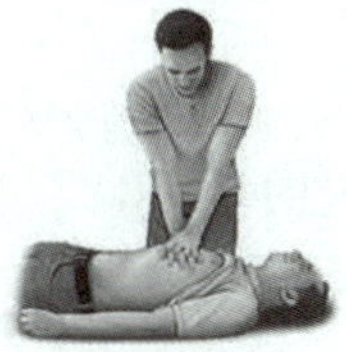	[가슴압박 30회 시행] • 환자를 바닥이 단단하고 평평한 곳에 눕힌다. • 가슴압박을 '하나', '둘', '셋', ..., '서른' 하고 세어가면서 30회 실시한다. 분당 100~120회 속도로 실시한다. - 성인: 두 손으로 약 5cm 깊이 - 소아: 한 손 혹은 두 손으로 약 4~5cm 깊이 - 영아: 두 손가락으로 약 4cm 깊이 • 압박된 가슴은 완전히 이완되도록 한다.
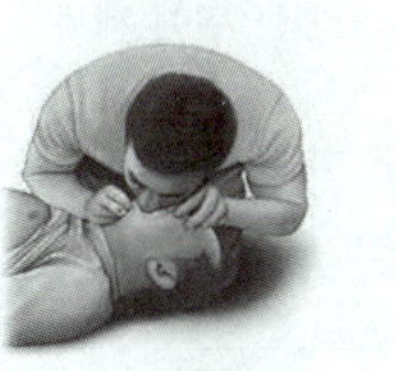	[인공호흡 2회 시행] • 환자의 머리를 젖히고, 턱을 들어 올려 환자의 기도를 개방시킨다. • 1초에 걸쳐서 숨을 불어넣는다. 숨을 불어넣을 때에는 환자의 가슴이 부풀어 오르는지 눈으로 확인한다. 인공호흡을 하지 못할 경우, 가슴압박만 시행 • 자동제세동기는 2분마다 심장리듬 분석을 반복해서 시행하며, 이런 시행은 119 구급대가 현장에 도착할 때까지 지속한다.
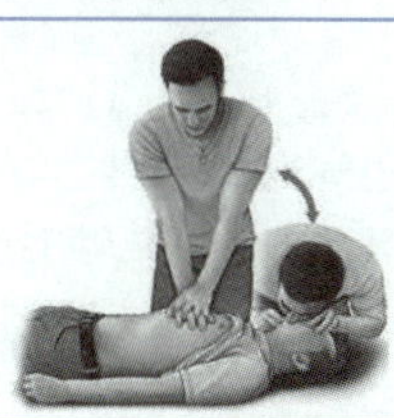	[가슴압박과 인공호흡의 반복] • 30회 가슴압박과 2회 인공호흡(30:2)을 5주기 반복해서 시행한다. 119 구급대원이 현장에 도착할 때까지 시행한다. • 다른 구조자가 있는 경우에는 한 구조자는 가슴압박을 시행하고 다른 구조자는 인공호흡을 맡아서 시행하며, 심폐소생술 5주기(30:2 가슴압박과 인공호흡 5회)를 시행한 뒤에 서로 역할을 교대한다.

출처: 질병관리청[7]

(7) 자동심장충격기(자동제세동기, Automated External Defibrillator)

심정지의 70% 이상은 심실세동[ventricular fibrillation]에 의해 나타나는데, 자동심장충격기는 흉벽을 통해 강한 전류를 전달하여 심실세동의 심장이상을 교정할 수 있는 기기이다(그림 11.8). 사용방법은 〈표 11.3〉에 제시되어 있다. 위급상황 시 〈그림 11.8〉에 제시된 전체적인 심폐소생술 순서대로 시행하면 된다.

[표 11.3] 자동심장충격기 사용 방법

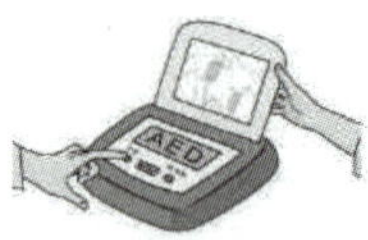	[전원 켜기] • 심폐소생술 시행 중에 자동제세동기가 도착하면 먼저 자동제세동기를 심폐소생술에 방해가 되지 않는 위치에 놓은 뒤에 전원 버튼을 누른다.
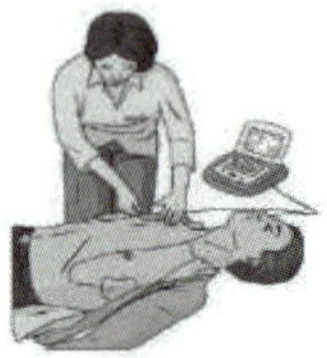	[두 개의 패드 부착] - 패드 1: 오른쪽 빗장뼈 바로 아래 - 패드 2: 왼쪽 젖꼭지 아래의 중간 겨드랑이선 • AED 패드 부착부위에 이물질이 있다면 제거하고, 패드와 제세동기 본체가 분리되어 있는 경우에는 연결한다.
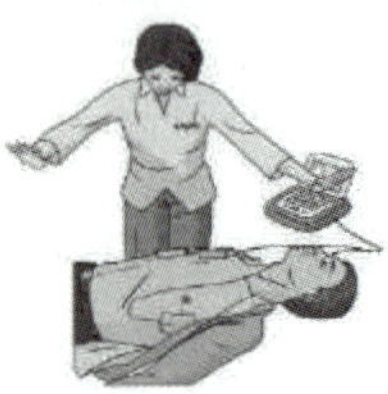	[심장리듬 분석] • "분석 중…" 이라는 음성 지시가 나오면, 심폐소생술을 멈추고 환자에게서 손을 뗀다. • 제세동이 필요한 경우라면 "제세동이 필요합니다" 라는 음성 지시와 함께 자동제세동기 스스로 제세동 에너지를 충전한다.
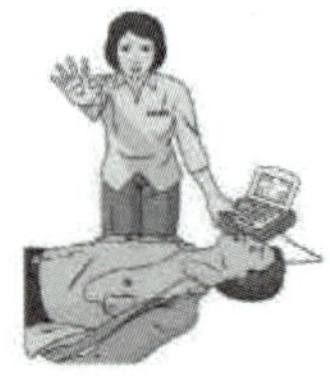	[제세동 시행] • '제세동 버튼을 누르세요' 라는 음성 또는 화면지시가 나오면, 안전을 위하여 심장정지 환자와 접촉한 사람이 없음을 확인한 뒤에 제세동 버튼을 누른다. • 제세동이 필요 없는 경우에는 "환자의 상태를 확인하고, 심폐소생술을 계속하십시오" 라는 음성 지시가 나온다. 이 경우에는 즉시 심폐소생술을 다시 시작한다.
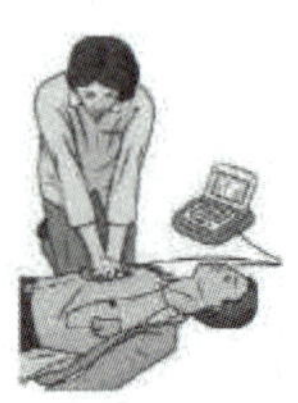	[즉시 심폐소생술 다시 시행] • 제세동을 실시한 뒤에는 즉시 가슴압박과 인공호흡 비율을 30:2로 심폐소생술을 다시 시작한다. 가슴압박 중단시간을 최소화해야 한다. • 자동제세동기는 2분마다 심장리듬 분석을 반복해서 시행하며, 이러한 자동제세동기의 사용 및 심폐소생술의 시행은 119 구급대가 현장에 도착할 때까지 지속한다.

출처: 질병관리청[7]

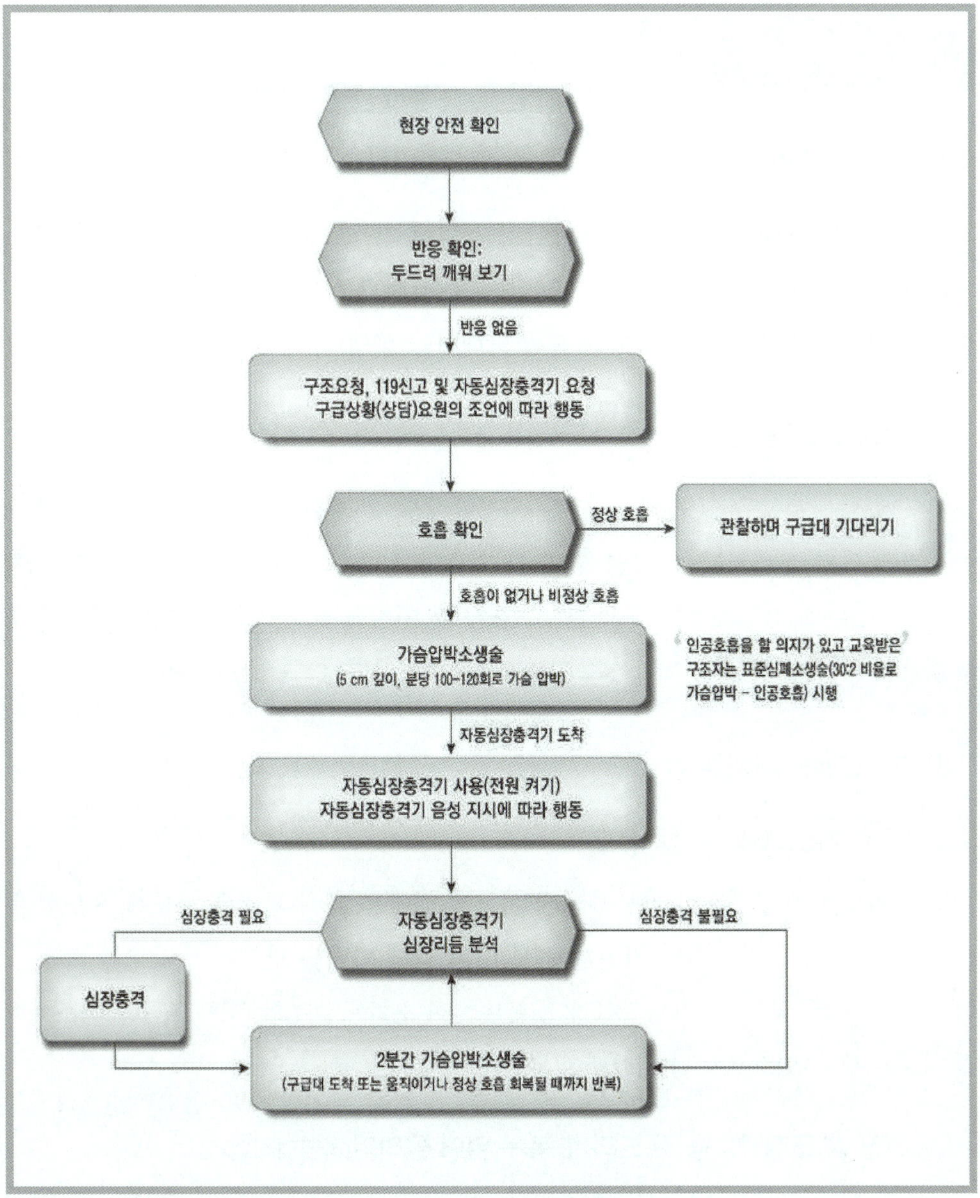

[그림 11.8] 심폐소생술 순서
(2020 한국심폐소생술 가이드라인)

5. 기도폐쇄

1) 기도폐쇄란

호흡은 코와 입을 통해 공기가 폐로 전달되어 가스교환이 이루어지는 과정이다. 사람은 모든 종류의 물체에 질식될 수 있다. 기도폐쇄는 이물질(사탕, 땅콩 등)이 기도를 부분적으로 혹은 완전히 막아 호흡을 방해하는 상태다.

2) 기도폐쇄 증상

기도폐쇄는 '부분 기도폐쇄'와 '완전 기도폐쇄'로 분류된다. 부분 기도폐쇄는 흔히 이물질에 의해 폐쇄되는데, 숨을 쉴 수는 있으나 호흡 시 색색거리고 지속적인 기침이 나온다. 완전 기도폐쇄는 주로 대화, 호흡 및 기침을 할 수 없고, 호흡곤란으로 청색증이 유발되며, 목을 움켜쥐는 동작(쵸킹 사인)이 나타날 수 있다(그림 11.10).

3) 기도폐쇄 처치방법

(1) 부분 기도폐쇄: 기침 유도

부분 기도폐쇄는 호흡이 가능하기에 이물질 배출을 위해 기침을 하도록 유도한다. 중요한 건, 환자의 자발적인 기침과 숨을 쉬기 위한 노력을 방해하지 않도록 하는 것이다. 이때 적극적인 처치(등 두드리기, 복부 밀어 올리기, 가슴압박)는 오히려 기도폐쇄를 악화시킬 수 있으므로 주의한다.[8)]

(2) 완전 기도폐쇄: 등 두드리기-복부 밀어 올리기(하임리히법)

미국심장학회[AHA]나 한국질병관리청 및 대한심폐소생협회 가이드라인[7)]은 완전 기도폐쇄의 경우, 등 두드리기[Back Blows]와 복부 밀어 올리기[Abdominal Thrusts, Heimlich maneuver](하임리히법)를 병행할 것을 권고한다.[8)] 환자가 완전 기도폐쇄 징후(호흡곤란, 기침 불가능, 대화불가능, 청색증, 쵸킹사인)를 보이면, 먼저 견갑골(어깨뼈) 사이를 5회 등 두드리기를 실시하고, 이물질 제거가 실패하면 등 두드리기와 복부 밀어내기를 5회씩 번갈아 실시한다(그림 11.11).

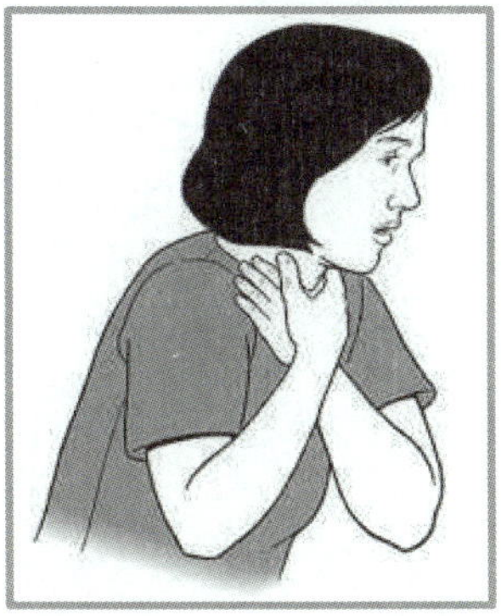

[그림 11.10] 쵸킹사인

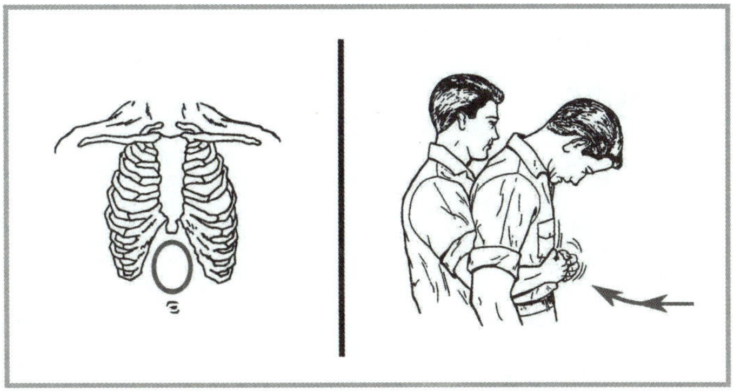

[그림 11.11] 복부밀어내기 방법

임산부나 고도 비만 환자의 경우에는 등 두드리기를 시행한 후, 이물이 제거되지 않으면 복부 밀어내기 대신 가슴 밀어내기chest thrust를 시행한다. 1세 미만 영아는 복강 내 장기 손상이 우려되기에 복부 밀어내기가 권고되지 않는다.[7] 만약 성인 환자가 의식을 잃으면 구조자는 환자를 바닥에 눕히고 심폐소생술을 시행한다. 응급처치로 회복이 되면, 응급구조전문가가 도착하기 전까지 회복 자세를 취하도록 한다.

[표 11.4] 5회 등 두드리기-5회 복부밀어내기

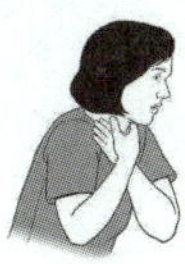	[초킹사인, Chocking Sign] • 환자가 목을 움켜잡은 징후를 보이면, "목에 뭐가 걸렸나요?" 라고 물어본다. • 환자가 말을 하지 못하고 고개를 끄덕이면 심각한 상태의 기도폐쇄로 판단하고 즉각 처치한다. [119 신고]
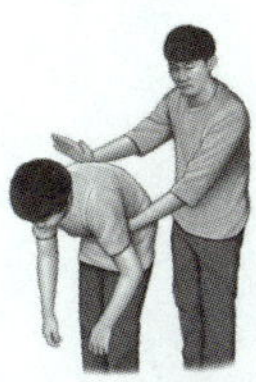	[5회 등두드리기] • 성인: 환자의 상체를 약간 굽히고 환자의 어깨뼈(견갑골) 사이를 5회 손바닥으로 두드린다. • 영아: 검지와 나머지 손가락을 영아의 턱을 대고 머리와 목을 받쳐서 영아의 머리가 바닥을 향하게 한 후 한 손으로 영아의 어깨뼈(견갑골) 사이를 5회 두드린다.
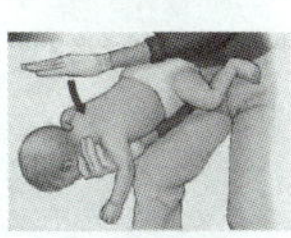	[복부 밀어내기] • 등 두드리기를 5회 연속 시행해도 효과가 없으면 5회 복부밀어내기(하임리히법)를 시행한다.
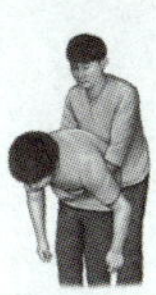	[5회 등두드리기-5회 복부밀어내기 반복] • 기도폐쇄의 징후가 해소되거나 환자가 의식을 잃기 전까지 계속 등 두드리기와 복부 밀어내기를 5회씩 반복한다.

참고 문헌

1) 스포츠안전재단. 2019 스포츠행사 안전사고 통계연보, 스포츠안전재단 안전사업부 공제사업팀. 서울:대원인쇄(주), c2020. 167p.
2) 스포츠안전재단. 스포츠행사 안전사고 실태조사 주요결과 및 사고예방 가이드, 스포츠안전재단 안전사업부 공제사업팀. 서울:대원인쇄(주). c2020. 6p.
3) Flegen MF. Sport first aid 5th ed. 김태수, 박인성, 변용현, 변재종, 오봉석, 이병기, 이상준, 이상기, 임용택, 황부근 translater. 서울:도서출판 한미의학, c2017. 328p.
4) Prentice W. Principles of Athletic Training: A Competency-Based Approach 15th ed. 대한운동교육평가원 translater. 서울:대한미디어, c2022. 662p.
5) American Colleage of Sport Medicine. ACSM's guidelines for exercise testing and prescription. 김완수. translator. 서울:한미의학;c2022. 424p.
6) 대한적십자사. 심폐소생술. 2019.
7) 질병관리청 · 대한심폐소생협회. 2020년 한국심폐소생술 가이드라인. 2021 [cited 2024 Jun 3]. Available from: www.kdca.go.kr/injury. 2021.
8) AAOS, ACEP, Thygerson AL. Standard First Aid, CPR, and AED 8th ed. 사단법인 대한응급구조사협회 translater. 서울:도서출판 한미의학, c2022. 160p.

저자소개(가나다 순)

강성훈

· 강원대학교 스포츠과학과 교수
· 한국운동생리학회 상임이사
· 대한운동학회 부회장

남상우

· 충남대학교 스포츠과학과 교수
· 한국스포츠사회학회 상임이사
· 前) 한국스포츠정책과학원 선임연구위원

박성태

· 서원대학교 레저스포츠학과 교수
· 대한운동학회 이사

박세윤

· 충남대학교 스포츠과학과 교수
· 한국스포츠심리학회 학술이사

박희근

· 대전스포츠과학센터 센터장
· 前) 충남대학교 체육과학연구소 학술연구교수
· 前) 대전광역시 대덕구보건소 운동처방사

신기옥

. 동아대학교 체육학과 교수
. Kyoto University 박사
. University of Tennessee, Knoxville 방문교수

윤대현

· 충남대학교 스포츠과학과 교수
· 한국스포츠심리학회 연구윤리위원장
· 前) 한국스포츠심리학회 학술이사

이상기

· 충남대학교 스포츠과학과 교수
· 한국운동생리학회 이사
· 한국운동영양학회 이사

이왕록

· 충남대학교 스포츠과학과 교수
· 대한운동학회 부회장
· 대한노인건강운동협회 부회장

전병환

· 경성대학교 스포츠건강학과 교수
· 대한운동학회 부회장

정덕조

· 서원대학교 체육교육과 교수
· 한국운동생리학회 부회장
· 대한운동학회 회장

현광석

· 충남대학교 체육교육과 교수
· 한국사회체육학회 부회장
· 前) 충남대학교 교육연수원장